Ursel Bühring

# Heilpflanzen-Kuren

KÖRPER UND SEELE PFLEGEN UND GESUND ERHALTEN

Ulmer

# Inhalt



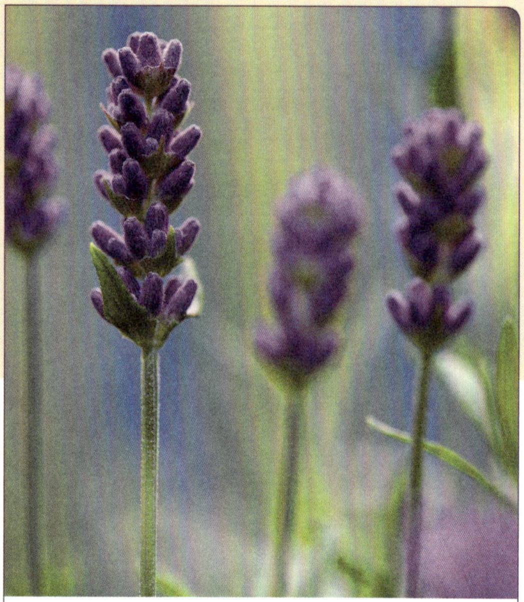

## Frühling



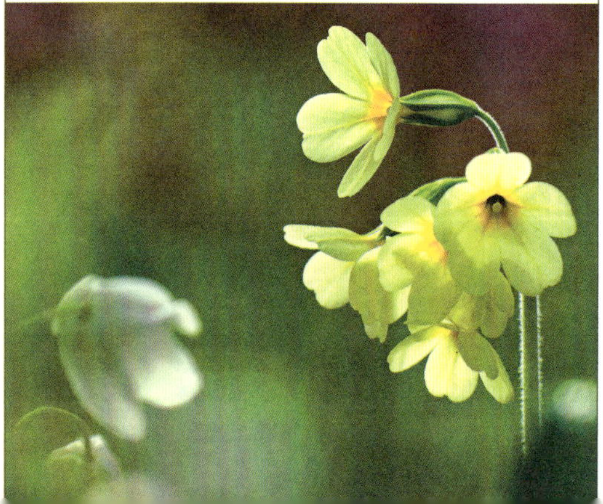

## Sommer

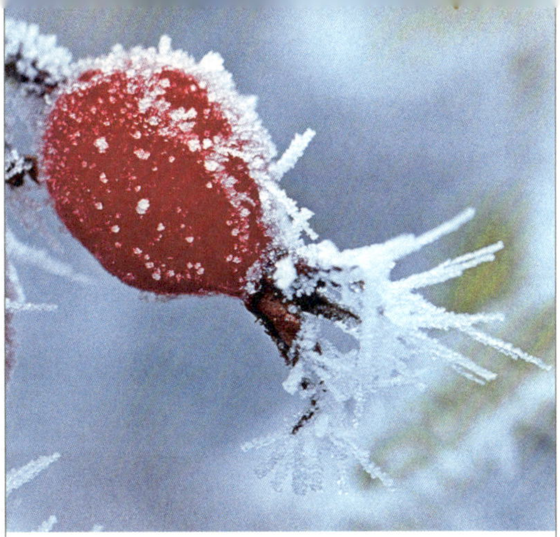

## Herbst



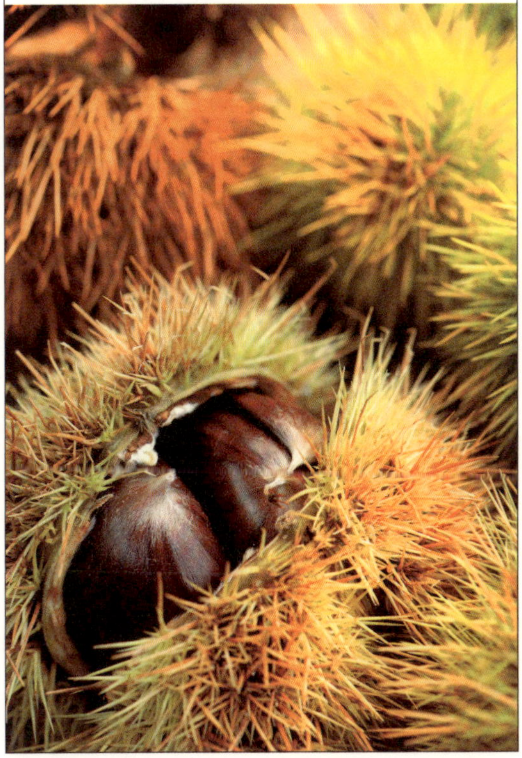

## Winter



## Service

# Gesund sein – ein Jahr mit Heilpflanzen

So wie Sie ...

- » Ihr Auto regelmäßig in die Inspektion bringen und waschen,
- » im Frühjahr Großputz machen, alle Schränke auswaschen und die Fenster putzen,
- » auf dem Computer immer wieder den Papierkorb leeren,
- » Ihren Körper regelmäßig ins Fitnessstudio, aufs Fahrrad oder auf den Wanderweg bringen,

... so können Sie auch Ihr Inneres, Ihre Organe pflegen und auf Vordermann bringen. Am wirkungsvollsten ist es, wenn Sie sich regelmäßig im Jahr eine bestimmte Zeit lang auf einen Bereich Ihres Körpers konzentrieren, sich also kurweise um Leber, Herz, Nerven und Co. kümmern.

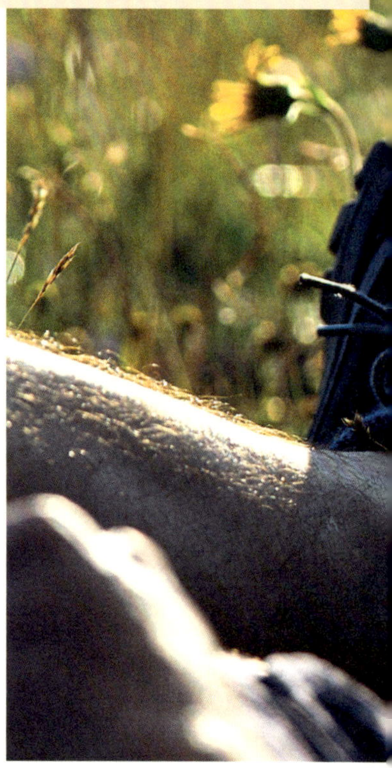

Gesund von Kopf bis Fuß – das versuche ich mir zu erhalten.

Ich mache solche Kuren, seitdem ich ungefähr 30 Jahre alt bin – einfach so, nebenbei und immer mit Freude. Anders als nebenbei ging es auch gar nicht. Ich hatte immer viel zu tun, war alleinerziehend und musste Geld verdienen, nebenher für meinen Abschluss lernen und dann meine berufliche Selbstständigkeit aufbauen, später die so schnell groß gewordene Heilpflanzenschule halten. Alles wäre ohne Gesundheit gar nicht gegangen!

So bin ich auch aufgewachsen: Gesund bleiben war mir immer wichtig, aber es durfte nie fanatisch sein. Auch als ich 1982 meine Ausbildung zur Heilpraktikerin begann war mir die Gesundheit der wichtigste Impuls dazu. Und mehr noch als heilen wollte ich die Menschen beim Gesundbleiben unterstützen. Dafür nutze ich die kräftigenden, entgiftenden, aufbauenden, nährenden, oft wohlschmeckenden Kräfte der Heilpflanzen.

Mit zunehmendem Alter wird man bewusster und die Gesundheit bekommt einen höheren Stellenwert. Was früher als Selbstverständlichkeit galt – gesund sein – gehört jetzt zur Lebensaufgabe: gesund bleiben! Diese kurweise Pflege meines Inneren ist also schon viele Jahre ein regelmäßiger Bestandteil meines Lebens.

Ich habe weder mehr noch weniger Zeit als andere Menschen. Mein Erfolgsrezept liegt darin, dass die Anwendung der Kuren, die ich Ihnen in

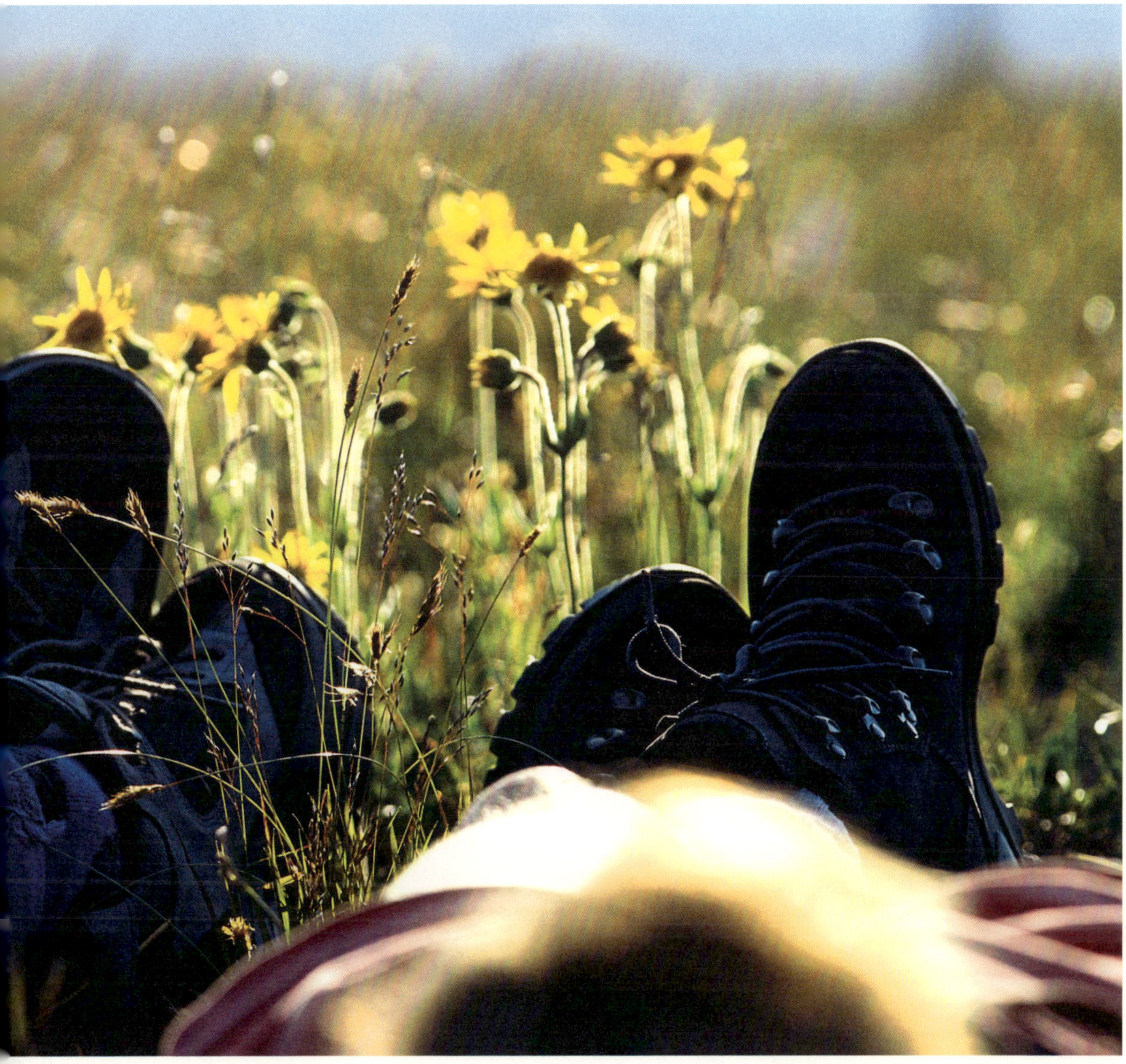

diesem Buch vorstellen möchte, so einfach ist, gar nicht zeitaufwendig und auch nicht teuer. Das hilft beim Überwinden des „inneren Schweinehundes", sodass ich es auch wirklich tue! Ich glaube, der Trick ist auch, dass ich mir jeden Monat nur ein Organ beziehungsweise einen Organkomplex vornehme. Würde ich versuchen, mich auf alle Organe gleichzeitig zu konzentrieren, würde es im Alltag sicher nicht funktionieren. Aber mit dem Fokus auf einen Bereich meines Körpers gelingt es mir schon seit 30 Jahren, die Organpflege im Alltag einzubinden. Ich will es mir einfach nur gut gehen lassen – indem ich mir etwas Gutes tue.

Vorbeugen, so mein Zauberwort, muss einfach sein und wie gesagt nebenher gehen. Es soll Spaß machen und gut schmecken, mir Ruhe oder Aktivität, Mußestunden und Innehalten oder spürbare Kraft und Erleichterung schenken – sprich: Zufriedenheit. Und das tut es wirklich, versprochen.

Ihre Ursel Bühring

# Auf leichte Art gesund bleiben

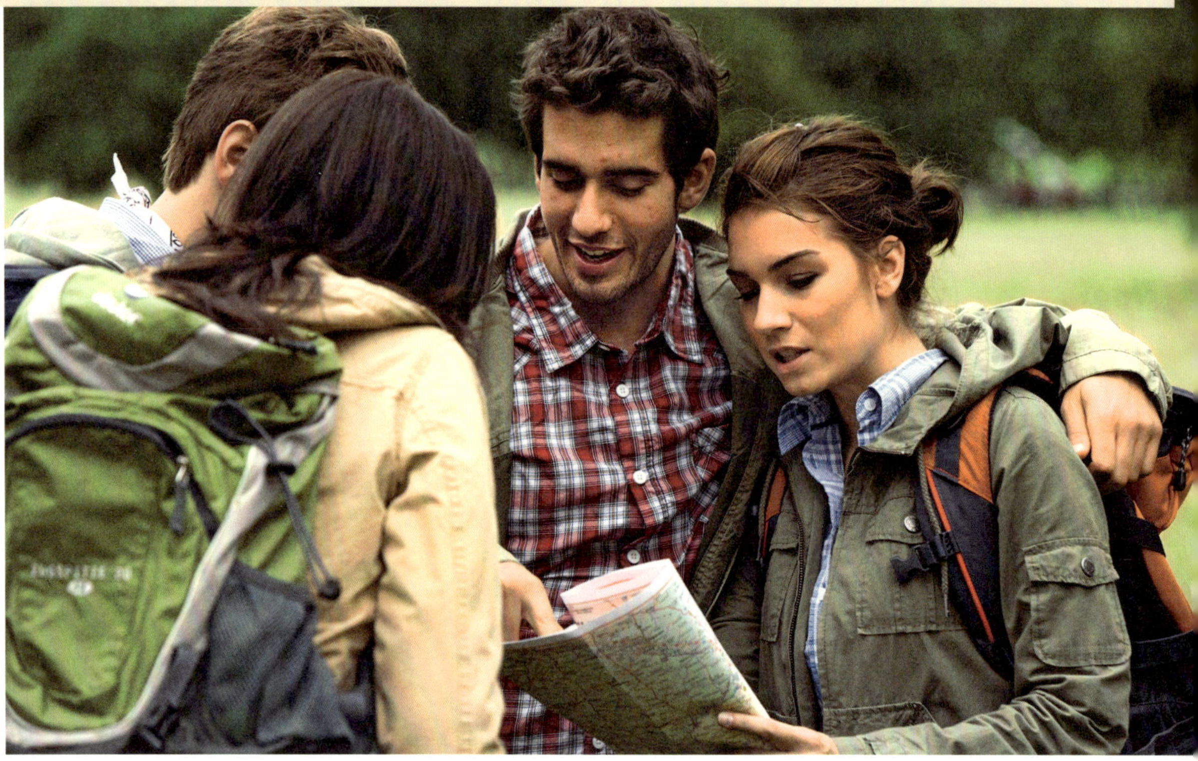

Los geht's, die Richtung stimmt ...

Ich erlebe das Kuren zur Pflege meiner Organe als eine sehr schöne Art und Weise, mir selbst etwas Gutes zu tun und mich gesünder und vitaler zu fühlen.

Im Laufe der Jahre habe ich mich sehr mit der Gesunderhaltung des Menschen beschäftigt, besonders mit der Organpflege, denn die Organe haben lebenswichtige Aufgaben im Körper und gleichzeitig große Auswirkungen auf mein gesamtes Wohlbefinden. Durch Ausprobieren habe ich eine einfache Methode entwickelt, mich gesund zu halten, ohne dass ich mich in irgendeiner Weise einschränken oder sehr disziplinieren muss. Auch dieses Buch möchte Ihnen keine Zwänge auferlegen. Ich zeige Ihnen, welche Möglichkeiten Sie haben, leicht und doch so wirkungsvoll etwas für Ihre Gesundheit zu tun.

## *Fühlen Sie sich frei*

Nehmen Sie dieses Buch zur Hand wie eine Wanderkarte: Sie wandern durch die Natur, in der die Pflanzenwelt zu Hause ist; und Sie wandern durch den eigenen Körper, in dem das reibungslose Zusammenspiel von Organen für ein gesundes Leben sorgt. Wanderkarten zeigen stets verschiedene Wege. Suchen Sie sich den Weg, den Sie gehen möchten, selbst aus: Welche Region Ihres Körpers hat im Moment die meiste Fürsorge nötig? Lauschen Sie einmal in sich hinein, die Antwort spürt man häufig sehr genau.

Fragen Sie sich: Möchten Sie gleich die ganze Wegstrecke durchwandern oder nur eine Teilstrecke, die Sie besonders anspricht? Das bedeutet im übertragenen Sinn: Wollen Sie sich jeden Monat einem neuen Organ zuwenden oder sich erst einmal einem Bereich widmen und vielleicht in zwei, drei Monaten einem weiteren? Genauso frei wie Sie hier bei der Entscheidung sind, sind Sie es auch bei der Gestaltung Ihrer Kuren. Deshalb nein, Sie müssen nicht 12 Monate lang nach einem strikten Plan leben. Suchen Sie sich das heraus, was Ihr Körper Ihnen sagt.

Aber vielleicht wollen Sie ja gerade ein Jahr lang bewusst die Jahreszeiten mit ihren spezifischen Heilpflanzen „durchwandern" und sich dabei nach und nach um alle Organe Ihres Körpers kümmern? Vielleicht wollen Sie Monat für Monat ein anderes Organ mit einer Heilpflanze stärken und sich dabei, je nach Zeit und Lust, mit praxisnahen Anwendungen und Pflanzenbeschreibungen, dem Ernten einer Pflanze und ihren Wirkstoffen beschäftigen? Manchen hilft das, einen besseren Bezug zu sich selbst zu bekommen, die eigenen Wurzeln wieder zu entdecken und den Blick für die Natur zu schärfen.

## *Es geht los*

Wege gibt es viele – nur gehen müssen Sie selbst! Es gibt wie so oft mehrere Möglichkeiten, und ich will Ihnen hier einige aufzeigen, die so unterschiedlich sind wie es die Menschen auch sind. Alles ist erlaubt und wird Ihnen guttun.

*Sie möchten erst einmal schnuppern und sich zunächst einem bestimmten Organ widmen?*
Dann wählen Sie einfach einen Teil der Wegstrecke, sprich das Organ aus, mit dem Sie sich nun näher beschäftigen wollen. In meinem Kurplan für zwei Jahre auf Seite 8 finden Sie eine gute Übersicht über alle Organe mit ihren zugehörigen Pflanzen.

*Sie wollen es gleich richtig angehen und ein Jahr lang Ihrem Körper etwas Gutes tun? Leider haben Sie immer zu wenig Zeit und möchten statt ausführlicher Anleitungen lieber direkt starten?*
Schauen Sie ebenfalls zuerst auf Seite 8 nach, welches Organ mithilfe welcher Pflanzen am besten gestärkt wird. Ich schlage pro Organ immer zwei Pflanzen vor, wählen Sie eine davon

### SCHÄTZE DER NATUR SELBST SAMMELN

- » Hier finden Sie einen kleinen „Sammelfahrplan" für die im Buch vorgestellten Pflanzen:
- » **Im Frühjahr:** Bärlauch, Brennnessel, Spitz-Wegerich, Weißdorn.
- » **Im Sommer:** Acker-Schachtelhalm, Acker-Stiefmütterchen, Buchweizen, Flohsamen, Frauenmantel, Goldrute, Steinklee, Johanniskraut, Kapuzinerkresse, Knoblauch, Mariendistel, Rosmarin, Thymian.
- » **Im Herbst:** Cranberry, Kürbiskerne, Sanddorn.
- » Ausführlicheres zu Sammelzeiten und Anwendungen finden Sie ab Seite 10.
- » Diese folgende Übersicht zeigt ein Beispiel eines Zwei-Jahres-Plans. Sie können ihm von Januar bis Dezember über ein oder zwei Jahre folgen – dann gehen Sie wirklich systematisch alle Organe durch. Oder Sie suchen sich das Beste und für Sie gerade Passende heraus und legen einfach los.

aus. Danach suchen Sie sich die für Sie passende Kur mit Präparaten heraus. Präparate haben den Vorteil, dass man sie fix und fertig kaufen kann. Dann heißt es nur: kaufen, einnehmen, erledigt. Nach der ersten Vier-Wochen-Kur kommt dann auf Wunsch die nächste dran.
Anstelle der Präparate- können Sie auch die Tee-Kuren wählen; das geht ähnlich unkompliziert. Oder Sie kombinieren die Kuren beliebig, wie es Ihr Körper sich von Ihnen wünscht. Wichtig ist, dass Sie die jeweils empfohlene Tagesdosis nicht überschreiten.

*Oder legen Sie Wert auf ganzheitliches Wohlbefinden und gehen gerne in die Natur? Gehören Sie zu den Genießern und freuen sich über selbst gesammelte Schätze?*
Dann nehmen Sie sich doch vorab die Zeit und schmökern in den diversen Zu- und Vorbereitungen ab Seite 10 – das wäre Ihr Rüstzeug. Mit diesem „Wanderrucksack" voller Informationen marschieren Sie dann durch die Jahreszeiten. Entweder nach den Erntezeiten der vorgestellten Pflanzen oder nach Ihrer persönlichen Wunschreihenfolge. Natürlich müssen Sie nicht alle Organe nacheinander „abhaken", wählen Sie einfach selbst aus, was Ihnen guttut.

## *Mein Kurplan für zwei Jahre*

| MONAT | ORGAN/KÖRPERREGION | PFLANZE | SEITE |
|---|---|---|---|
| Januar | Blutgefäße | Knoblauch | 156 |
| Februar | Gebärmutter | Frauenmantel | 168 |
| März | Lebe und Galle | Mariendistel | 30 |
| April | Darm | Bärlauch | 42 |
| Mai | Magen | Ingwer | 56 |
| Juni | Nieren und Blase | Goldrute | 68 |
| Juli | Haut | Acker-Stiefmütterchen | 80 |
| August | Bewegungsapparat | Brennnessel | 92 |
| September | Immunsystem und Lymphe | Kapuzinerkresse | 106 |
| Oktober | Lunge | Spitz-Wegerich | 118 |
| November | Nerven und Seele | Johanniskraut | 130 |
| Dezember | Herz-Kreislauf | Weißdorn | 144 |
| Januar | Blutgefäße | Buchweizen | 158 |
| Februar | Prostata | Kürbissamen | 170 |
| März | Leber und Galle | Gelbwurz | 32 |
| April | Darm | Flohsamen | 44 |
| Mai | Magen | Süßholz | 54 |
| Juni | Nieren und Blase | Cranberry | 70 |
| Juli | Haut | Sanddorn | 82 |
| August | Bewegungsapparat | Acker-Schachtelhalm | 94 |
| September | Immunsystem und Lymphe | Steinklee | 108 |
| Oktober | Lunge | Thymian | 120 |
| November | Nerven und Seele | Rosenwurz | 132 |
| Dezember | Herz-Kreislauf | Rosmarin | 146 |

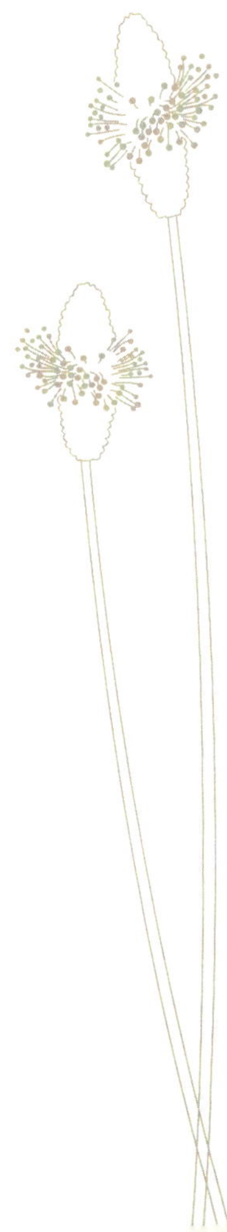

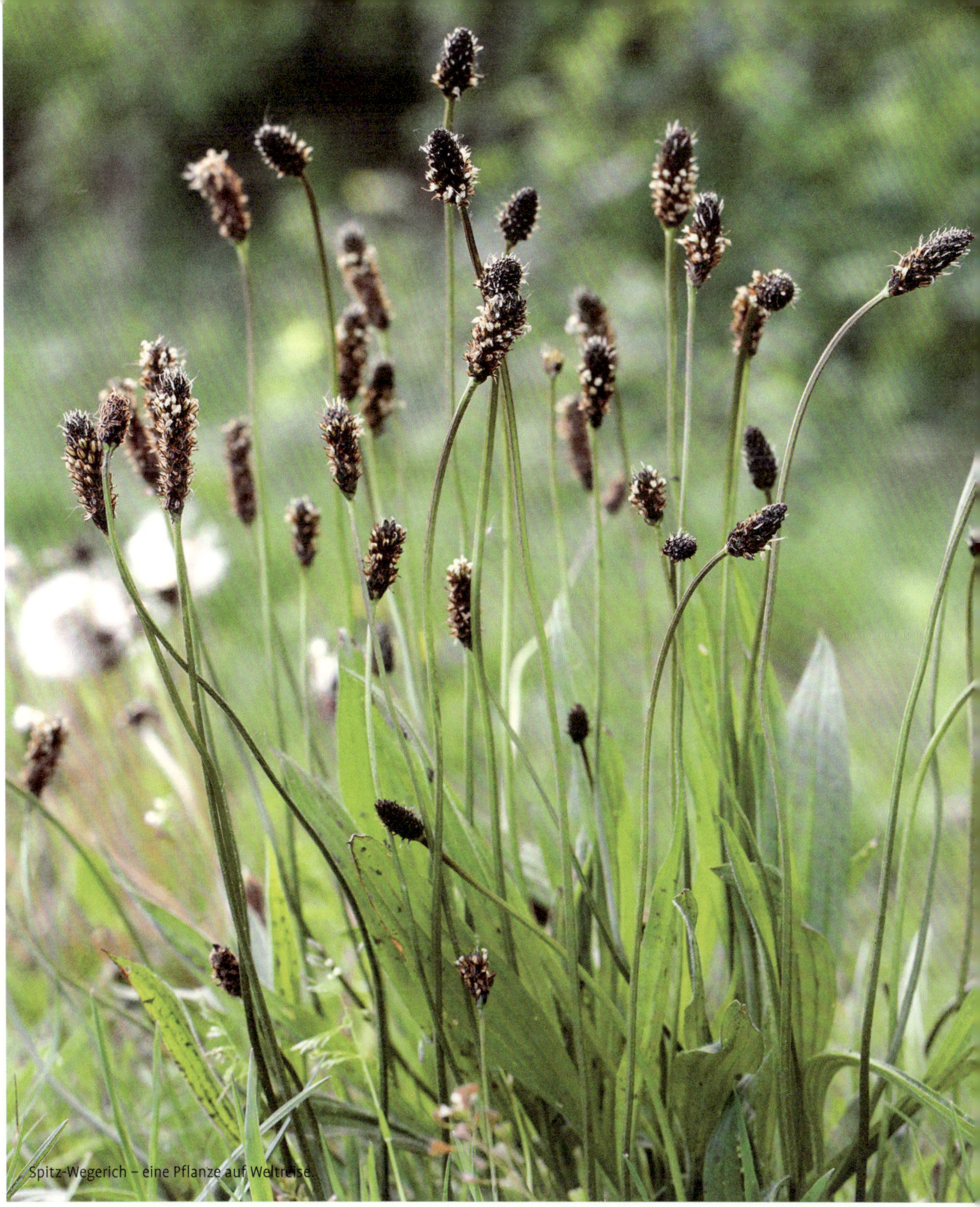

Spitz-Wegerich – eine Pflanze auf Weltreise.

*Sie wollen noch mehr für ein bestimmtes Organ tun?*

Wer zusätzlich etwas tun möchte, weil es irgendwo wirklich „zwickt und zwackt", findet am Ende eines jeden Organ-Kapitels sogenannte Plus-Kuren. Sie schenken Ihnen Zusatzinformationen, wenn Sie sich nicht krank, aber auch nicht richtig wohl fühlen. Rückenschmerzen oder Blähungen, ewig Stress oder eine Erkältung im Anmarsch – vielleicht alles noch keine Gründe, um zum Arzt zu gehen, aber viele Gründe, sich etwas Gutes zu tun. Für die kleinen Wehwehchen im Alltag bekommen Sie bei den Plus-Kuren wertvolle Hintergrundinformationen und wirksame Tipps.

# In der Natur ernten, in der Küche zubereiten

***Wer Pflanzen in freier Natur selbst sammelt, tut dies in alter Tradition: Seit Beginn der Menschheitsgeschichte sammelten hauptsächlich Frauen wilde Kräuter als Nahrung oder Medizin.***

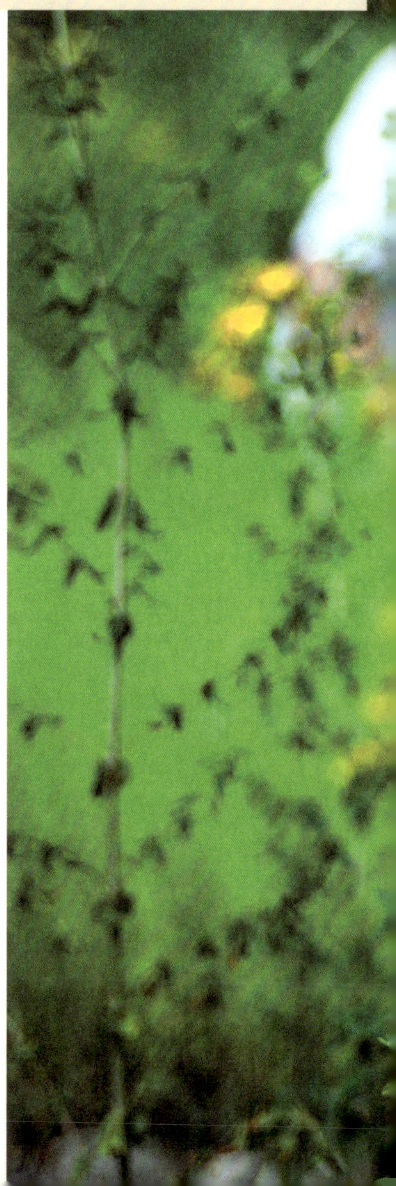

Pflanzen sammeln heißt, bei Sonnenschein in die Natur gehen, denn Sonne ist wichtig für eine wirkstoffreiche Ernte. Ich bewege mich an der frischen Luft, habe also gleich ein kleines Fitnessprogramm, und aktiviere alle Sinne: Düfte einatmen, dem Auge Farben schenken, Überraschendes fühlen, Würzig-Bitteres schmecken und Gedanken und Seele auf Reisen schicken. Weit weg sind Alltagsstress und Sorgen, ich regeneriere mich. Das ist schon der Anfang vom Gesundbleiben.

## *Heilkraft kaufen*

Selbst sammeln macht Spaß – aber ist es auch sinnvoll? Sind nicht standardisierte Präparate oder gekaufte Ware die sicherere Variante und die bessere Qualität? Meine Antwort auf die letzte Frage ist ein klares Ja für all diejenigen, die sich mit Heilpflanzen nicht auskennen und keine Zeit oder keine Lust haben (und das ist völlig in Ordnung), sich damit ausführlich zu beschäftigen.
Denn das ist die Voraussetzung zum Sammeln: Sie müssen die Pflanzen hundertprozentig richtig bestimmen können. Das lernen Sie auf Exkursionen, in Kursen oder Ausbildungen (mehr dazu finden Sie im Serviceteil ab Seite 184). Am besten festigen Sie Ihr Wissen noch durch ein Bestimmungsbuch, welches ich zum Beispiel immer in meiner Tasche habe.

## *Selber sammeln*

Es hat einen großen Vorteil, Heilpflanzen selbst zu sammeln – vorausgesetzt natürlich, Sie kennen sich aus. Durch sorgfältige und aufmerksame Handarbeit und das Sammeln in der freien Natur können Sie weitaus schonender ernten, als es riesige Pflückmaschinen auf den großen Feldern

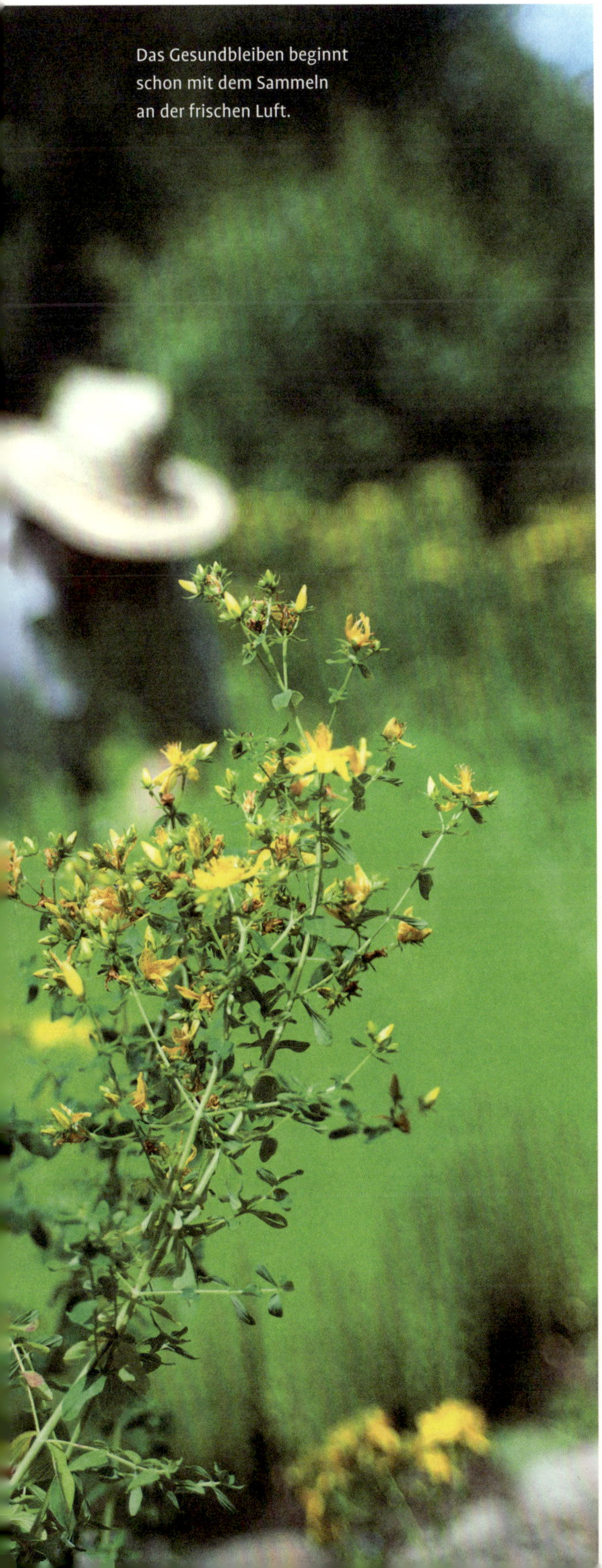

Das Gesundbleiben beginnt schon mit dem Sammeln an der frischen Luft.

mit Monokulturen je vermögen. Sie können die Pflanzen einzeln zum exakt richtigen Zeitpunkt ernten, Ihr Gesammeltes genau beschauen und Ungeeignetes gleich vor Ort aussortieren. Und Sie können die Blätter und Blüten direkt nach der Ernte frisch genießen oder zu qualitativ hochwertigen Ansätzen (Tinkturen, Öle, Salben) verarbeiten oder Ihre Tee-Schätze behutsam trocknen und aufbewahren.

Sehr viele auf diese Weise handgeerntete und unzerkleinerte Pflanzen, besonders Duftkräuter, haben dann einen Wirkstoffgehalt, der die vom Deutschen Arzneibuch (DAB) vorgeschriebene Mindestmenge um ein Vielfaches übersteigt! Sie schmecken es und Sie spüren es, wenn alle Aromen erhalten bleiben. Denn das ist das Beste: Die Pflanzen heilen unter anderem mit ihren Duft- und Farbstoffen. Selbst sammeln lohnt sich also in vielerlei Hinsicht. Einerseits haben Sie Pflanzen mit so vielen Wirkstoffen wie möglich und nebenbei konnten Körper und Seele in der Natur Energie tanken und entspannen. Und nicht zuletzt: Pflanzen sammeln ist kostbar, aber kostenlos.

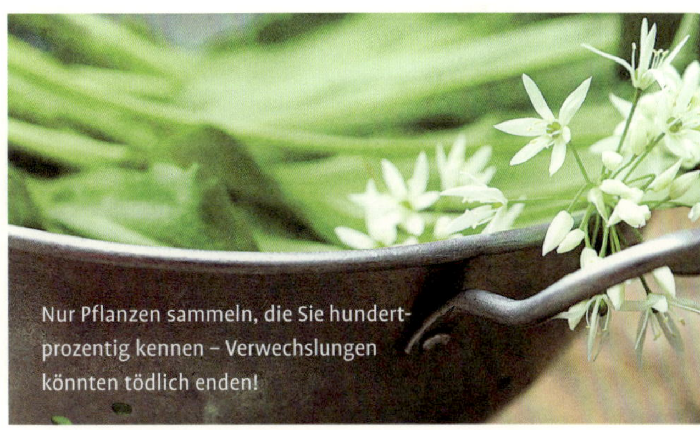

Nur Pflanzen sammeln, die Sie hundertprozentig kennen – Verwechslungen könnten tödlich enden!

MEINE SAMMEL-REGELN

» **Sammeln Sie nur Pflanzen, die Sie hundertprozentig kennen.** Pflücken Sie nur gesunde und saubere Pflanzen (denn Teepflanzen werden nicht gewaschen): im eigenen oder in Nachbars Garten, an Hecken, trockenen Hängen, Brachflächen, Waldlichtungen, an unbelasteten Feld-, Wald- und Wiesenrändern, Bach- und Flussufern. Bitte nur die Menge ernten, die Sie wirklich benötigen und immer genügend Pflanzen stehen lassen, damit sie sich weiter vermehren können.

- Zur **Sammelausrüstung** gehören Lupe und Bestimmungsbuch sowie Schere oder Messer zum Abschneiden harter Kräuter; weiche zarte Kräuter können Sie mit der Hand pflücken. Sammeln Sie am besten in einen flachen Korb, eine Stofftasche oder Papiertüte (nicht in Plastiktüten) und transportieren das Sammelgut rasch nach Hause. Dann entstehen kaum Druckstellen, die Oxidationsprozesse und Wirkstoffverluste fördern würden.
- **Bitte keine gefährdeten oder geschützten Pflanzen** und nicht in Naturschutzgebieten sammeln. Die „Rote Liste" gibt Auskunft darüber, welche Pflanzen geschützt sind. Informationen dazu finden Sie im Serviceteil auf Seite 178. Sie sollten auch keine Pflanzen mitnehmen, die mit Pestiziden behandelt wurden oder in der Nähe vielbefahrener Straßen oder Bahngleisen stehen.

BESONDERE SAMMELTIPPS FÜR DIE WILDKRÄUTERKÜCHE

- **1.** Nur so viele Pflanzen sammeln, wie Sie in den nächsten Tagen auch essen wollen und nur die Pflanzenteile, die Sie auch verzehren – bevorzugt natürlich junge, zarte Teile. Wenn Sie länger unterwegs sind, schlagen Sie die Wildkräuter in ein feuchtes Tuch ein, dann kommen sie frisch zu Hause an. Solchermaßen können Sie Wildgemüse auch einige Tage im Kühlschrank aufbewahren. Doch: je frischer, desto besser!
- **2.** Ein Tipp: Pflücken Sie gleich auf der Wiese sorgfältig und sauber, denn Gräser und Erde machen die Putzerei zu Hause mühsam und verderben schnell die Lust am Wilden Gemüse.
- **3.** Und auch hier gilt: Nur die Pflanzen sammeln, die Sie hundertprozentig identifizieren können. Es gibt durchaus tödliche Verwechslungen wie Bärlauch, den man mit Maiglöckchen, jungem Aronstab oder Herbstzeitlose verwechseln könnte.

## *Zur rechten Zeit ernten*

Sammeln Sie bei Sonnenschein, denn Sonne lockt Aromen hervor und fördert den Pflanzenstoffwechsel. Am besten während einer Schönwetterperiode; längerer Regen „wäscht" die Wirkstoffe teilweise aus.

Heilpflanzen sind dann „erntereif", wenn ihr Wirkstoffgehalt optimal ist – so wie auch eine Erdbeere erst dann vollmundig schmeckt, wenn sie rot und reif geworden ist. Wann genau welche Pflanze geerntet wird, ist nicht nur regional unterschiedlich und wetterabhängig, sondern auch von Pflanzenart zu Pflanzenart verschieden: Die einen werden bei Blühbeginn, andere zur Vollblüte geerntet, manche am Vormittag, andere in der Mittagshitze oder am Nachmittag. Für die Pflanzen aus diesem Buch gebe ich Ihnen die Erntezeiten alle einzeln an, sodass garantiert alle guten Wirkstoffe auch mit in Ihre Küche wandern.

Eine umfangreiche Übersicht zu den besten Erntezeiten, den zu sammelnden Pflanzenteilen und was man aus ihnen alles Wundervolles machen kann, finden Sie im Serviceteil ab Seite 178.

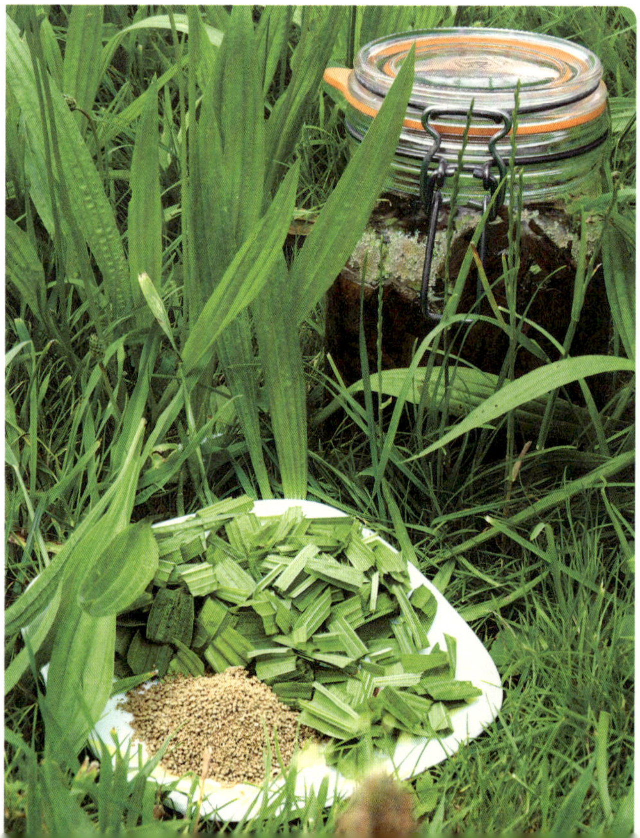

Erntereifer Spitz-Wegerich – jetzt setze ich meinen Sirup an.

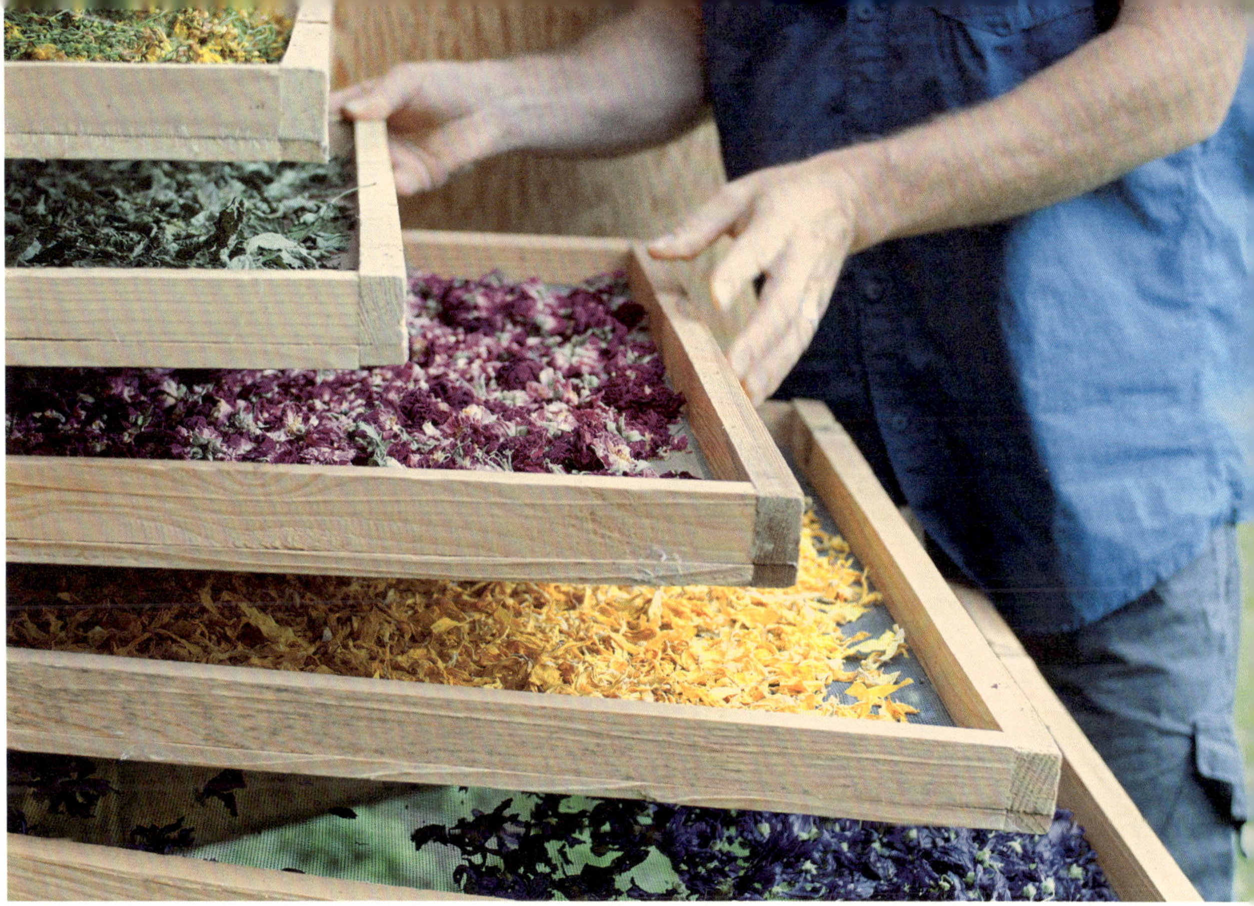

Richtig getrocknet bleiben heilkräftige Farben und Düfte enthalten.

## *Pflanzenschätze trocknen und aufbewahren*

Trocknen konserviert: Durch den Entzug von Wasser werden Teekräuter haltbar gemacht. Bitte nicht waschen, das könnte Zellen beschädigen und die Pflanze wirkstoffärmer machen. Damit Teekräuter ihre volle Wirksamkeit behalten, sollten die Blätter ganz bleiben: Denn an jeder Verletzung können Duftstoffe (ätherische Öle) freigesetzt werden oder es kommen wirkstoffmindernde Oxidations- und Abbauprozesse in Gang. Deshalb die Pflanzen bitte nicht zerkleinern. Ganze, also unzerkleinerte Blätter (sogenannte Ganzblattware) sind aus diesen Gründen auch doppelt so ergiebig, doppelt wirksam und sie können doppelt so lange aufbewahrt werden wie zerkleinerte Kräuter.

Am besten ist, Sie breiten die Pflanzen als ganze Blätter oder Blüten direkt nach der Ernte zum Trocknen flächig auf Holzgestelle, Wäschetrockner oder Dörrgeräte (bei 30 bis höchstens 40 °C) aus und lassen sie zügig im Schatten trocknen. Blätter von Melisse oder Pfefferminze sollten Sie ohne Stängel trocknen, das heißt die Blätter direkt nach der Ernte vom Stängel abzupfen. Nach 3–7 Tagen sind sie trocken – dann fühlt und hört es sich raschelig-knisternd an wie Cornflakes.
Sobald sie vollständig trocken sind, werden die Kräuter licht- und luftgeschützt trocken und kühl aufbewahrt. Das ist wichtig, weil Licht die Farbe verblassen ließe, und Farbe (Flavonoide, Anthozyane) ist Heilkraft! Dazu eignen sich dunkle Schraubgläser besonders gut.

Auf alle Fälle beschriften: Vermerken Sie die Pflanzenart mitsamt dem Sammeldatum, dann wissen Sie, ab diesem Zeitpunkt ist der Tee 2 Jahre lang medizinisch wirksam!

# Meine Medizin-Manufaktur

*„Der Tee überflutet die Seele unmittelbar wie eine Stimme. Seine feine Bitterkeit erinnert an den Nachgeschmack eines guten Rates.", schrieb Wang-Yü-Cheng, ein chinesischer Dichter.*
*Neben Tees nutze ich auch Tinkturen und Pflanzen-Presssäfte für meine Kuren.*

Auf den folgenden Seiten finden Sie eine kleine Anleitung zum Zubereiten von Tees, Tinkturen und Pflanzen-Presssäften, damit Sie den größtmöglichen Nutzen aus den Heilpflanzen ziehen können.

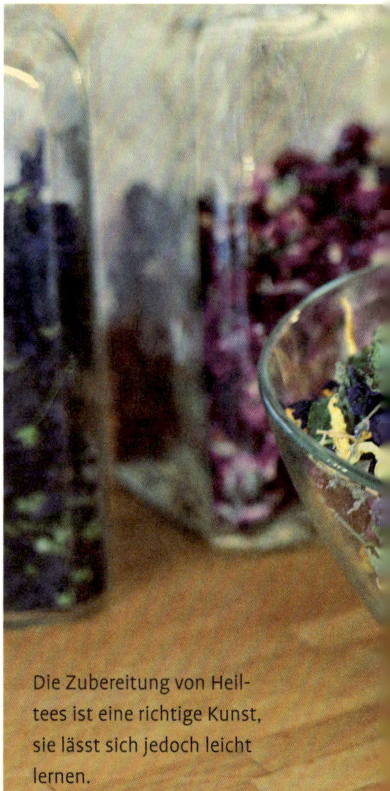

Die Zubereitung von Heiltees ist eine richtige Kunst, sie lässt sich jedoch leicht lernen.

## *Tees: Genuss und Heilkraft in der Tasse*

Tee ist nicht gleich Tee. Wie oft höre ich den Satz: „Ja, trink nur deinen Tee, er wird dir nicht schaden...", und der Blick sagt weiter:" ...aber auch nichts nützen". Das kann durchaus stimmen, denn wenn heilkräftige Tees nicht richtig zubereitet werden, dann „nützen" sie auch nichts. Wenn Aromen, das sind wirksame ätherische Öle, „totgekocht" werden, sodass mehr als die Hälfte davon in die Luft entwichen ist, anstatt sich in der Tasse zu befinden, oder wenn harte Wurzeln nur kurz mit heißem Wasser überbrüht und getrunken werden, lange bevor sich wirksame Inhaltsstoffe daraus lösen konnten – wie können Tees dann heilkräftig sein?

Die „normale Teezubereitung", das heißt: Wasser kochen, über die Teekräuter schütten, ziehen lassen und abgießen, ist bekannt – und vollkommen legitim für Genusstees. Nicht aber für Heiltees, da müssen wir unterscheiden.

So wie es in Japan die Kunst der Teezeremonie gibt, gibt es unter Heilpflanzenkundlern die „Kunst der Heiltee-Zubereitung". Und die geht so: Jede Teezubereitung beginnt mit der Vorbereitung der Teekräuter. Vorher jedoch wird das Teegefäß mit Deckel (!) bereitgestellt und Wasser aufgesetzt. Dann kann es mit den Kräutern losgehen: Sie erinnern sich, dass Sie den Tee als ganze Blätter aufbewahren sollten, damit die Wirkstoffe nicht entweichen können. Nun ist der Zeitpunkt der Zerkleinerung gekommen, damit sich die wirksamen Stoffe schnell im Wasser lösen und somit im Tee befinden können. Deshalb die Teekräuter erst jetzt kleinstmöglich zerbröseln, schneiden oder mörsern. Bei trockenen zarten Blättern geht das ganz leicht mit der Hand zwischen drei Fingern. Bei harten Wurzeln, Rinden, Samen oder Früchten müssen Sie das mit dem Wiegemesser oder dem Mörser machen.

### ICH MACHE UNS ERSTMAL EINEN TEE …

Die häufigste Teezubereitung ist die **Überbrühung**, in der Fachsprache Infus genannt. Dazu kochen Sie Wasser einmal kurz sprudelnd auf und überbrühen damit Blätter und Blüten.

#### TIPPS RUND UMS WASSER

Das Wasser nicht lange kochen lassen, sonst entweicht zu viel Sauerstoff und der Tee schmeckt fade.
Gute Heiltees brauchen gutes Wasser, um die Wirkungen der Teekräuter optimal herauszulösen. Dann entfaltet sich auch das Aroma bestmöglich. Haben Sie kein weiches, kalkarmes Wasser, können Sie Quellwasser verwenden. Bitte kein Mineralwasser nehmen, dessen Mineralsalze verändern den Geschmack.

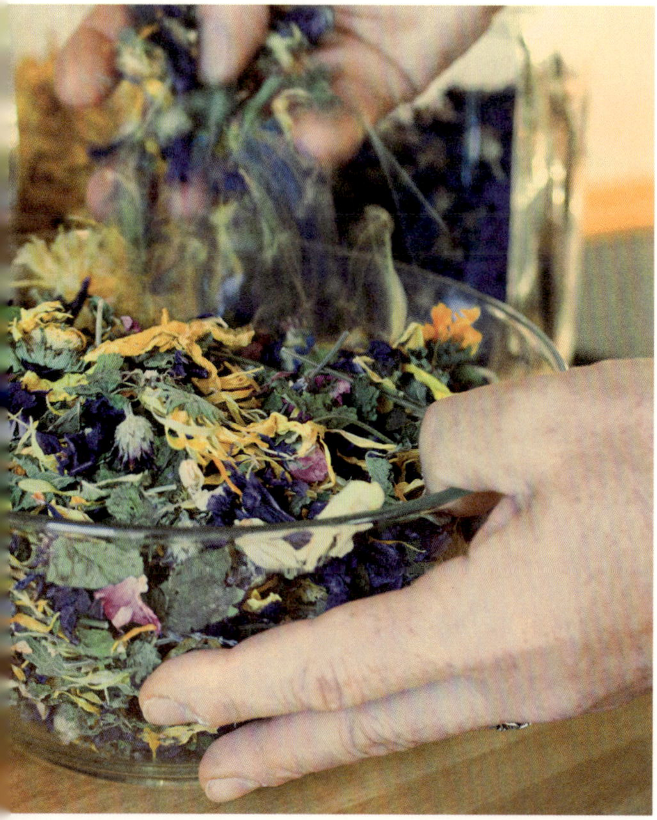

### KLEINE, FEINE UNTERSCHIEDE

» Haben Sie Teekräuter, deren Hauptwirkung sich durch ihre Düfte, also durch heilkräftige **ätherische Öle** auszeichnet (wie Ingwer, Rosmarin, Steinklee, Thymian), dann **lassen Sie das frisch aufgekochte Wasser 1–2 Minuten stehen** und übergießen erst dann die Teeblätter. In den Rezepten heißt es dann „mit heißem Wasser übergießen“, denn das Wasser hat dann nur noch etwa 95 °C und ist nicht mehr „kochend“.

» Besonders wichtig bei diesen „Aromatika“ genannten Ätherisch-Öl-Pflanzen ist, sofort nach dem Überbrühen den **Deckel aufsetzen**. Warum? Ätherische Öle sind leicht flüchtig, das heißt, sie verduften sich im wahrsten Sinne des Wortes. Es ist zwar schön, wenn die Küche nach Thymian duftet; aber alles, was an Duft in der Küche schwebt, haben Sie nicht mehr als wirksame Inhaltsstoffe in der Tasse. Also sofort nach dem Überbrühen Deckel aufsetzen!

» Nach dem Ziehen – und vor dem Ablegen des Deckels auf dem Tisch – die **Kondenstropfen an der Unterseite des Deckels ins Teegefäß abtropfen lassen**. Denn die sich unter dem Deckel angesammelten Tropfen sind voller ätherischer Öle, und diese sollen unbedingt in den Tee gelangen!

» Sind es jedoch **andere Wirkstoffe**, also keine ätherischen Öle, wie in Acker-Stiefmütterchen, Brennnessel, Buchweizen, Frauenmantel, Gelbwurz, Goldrute, Mariendistel, Johanniskraut, Spitz-Wegerich oder Weißdorn, die den Tee heilkräftig machen, dann überbrühen Sie diese Teekräuter **direkt mit dem noch sprudelnden Wasser**. Auch hier gilt: Deckel drauf und ziehen lassen. Welche Pflanzen welche Inhaltsstoffe haben, erfahren Sie bei den Beschreibungen der Pflanzen ab Seite 30.

» Die **Ziehdauer** beträgt normalerweise 5–10, manchmal 15–30 Minuten oder auch über Nacht – ich habe es bei jedem Teerezept einzeln dazu geschrieben. Zu kurz gezogene Tees sind weniger heilkräftig, weil die Wirkstoffe noch nicht optimal herausgelöst sind, zu lange gezogene Tees können sich in der Wirkung verändern oder sie schmecken unangenehm.

#### MEIN TIPP FÜR UNGEDULDIGE

Während des Ziehens den Tee öfter herumschwenken, das setzt die Wirkstoffe schneller frei.

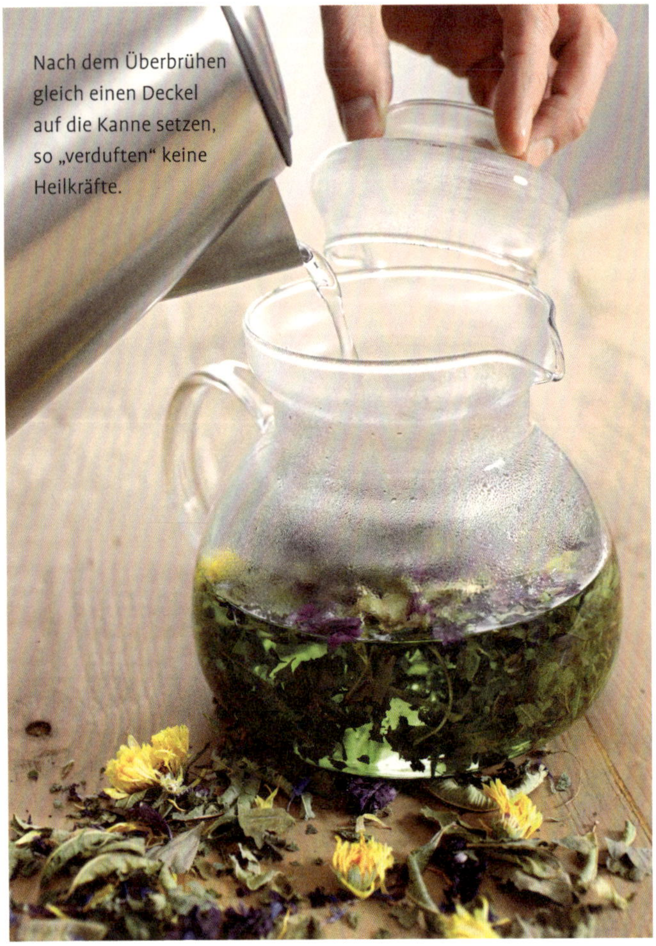
Nach dem Überbrühen
gleich einen Deckel
auf die Kanne setzen,
so „verduften“ keine
Heilkräfte.

BEISPIELE FÜR DIE VERSCHIEDENEN TEE-ZUBEREITUNGSARTEN

» **Überbrühung mit kochendem Wasser:** Acker-Stiefmütterchen, Brennnessel, Buchweizen, Frauenmantel, Gelbwurz, Goldrute, Johanniskraut, Mariendistel, Spitz-Wegerich und Weißdorn.
» **Überbrühung mit heißem Wasser:** Ingwer, Steinklee, Rosmarin und Thymian enthalten ätherische Öle und werden nur mit heißem, nicht mehr sprudelnd kochendem Wasser übergossen.
» **Abkochung:** Rosenwurz, Süßholz.
» **Kaltauszug:** Spitz-Wegerich.
» **Kaltauszug mit anschließender Abkochung:** Acker-Schachtelhalm.

### WENN ÜBERBRÜHEN NICHT GENÜGT

Manche heilsame Pflanzenbestandteile sind in harten Rinden, Früchten oder Wurzeln wie bei Rosenwurz oder Süßholz versteckt. Sie lösen sich nicht so einfach durch kurzes Überbrühen, das geht nur durch Aufkochen im Wasser. Unter Fachleuten sagt man auch **Abkochung** oder Dekokt dazu. Die Methode ist sehr einfach: Die besonders gut zerkleinerten Pflanzenteile in einen Topf mit kaltem Wasser geben, aufkochen und nach Angabe im jeweiligen Rezept ziehen oder eine Weile köcheln lassen.

### FÜR DIE GANZ HARTEN: ERST KALT AUSZIEHEN, DANN KOCHEN

Manchmal reicht auch kurzes Aufkochen nicht, um alle Inhaltsstoffe auszuziehen (beispielsweise bei Acker-Schachtelhalm oder Hagebutte). Dann muss noch ein Schritt vor der Abkochung erfolgen. Legen Sie die Pflanzenteile über Nacht in einen Topf mit Wasser. Das weicht die Pflanzenstrukturen auf. Man nennt das mazerieren, **kalt ausziehen**. Am nächsten Tag dann werden die Pflanzen im Einweichwasser aufgekocht; das ist dann wieder der eben beschriebene Dekokt. Nun haben Sie einen wirksamen Tee!

### KALT ERWISCHT

Und nicht zuletzt gibt es Pflanzen, deren wirksame Inhaltsstoffe sich durch Hitze abbauen. Pflanzen mit Schleimstoffen wie Malvenblüten, Eibischwurzeln oder Spitz-Wegerich-Blätter legt man deshalb lediglich 1–2 Stunden ins kalte Wasser. Das ist sozusagen eine Teezubereitung für Faule. Anschließend abgießen. Dieses kalte „Teewasser“ ist nun richtig samtig-schleimig und schützt trockene, gereizte Haut und Schleimhaut. Solch einen **Kaltauszug** nennt man, wie im vorhergehenden Abschnitt bereits erwähnt, auch Mazerat.

### WIE VIEL DARF ES SEIN – GRUNDREGELN ZUR DOSIERUNG

Normalweise nimmt man 1 Teelöffel (TL) bis 1 Esslöffel (EL) Tee auf 1 Tasse Wasser. Und falls Sie mal keinen Teelöffel zur Hand haben: 1 TL entspricht ungefähr der Menge, die Sie zwischen 3 Fingern halten können.

## *Presssäfte aus Pflanzen: frisch und hochwirksam*

Saft aus frischen Pflanzen herauszupressen ist nicht ganz einfach. Aber der Saft, der dabei herauskommt, ist äußerst wirkungsvoll. Denn Frischpflanzensäfte enthalten nicht nur die wasserlöslichen Inhaltsstoffe der Pflanzen in optimaler Konzentration, sondern auch bis zu 30 % an wasserunlöslichen Bestandteilen. Sie enthalten somit ein großes Wirkspektrum an vitalen Inhaltsstoffen. Diese sind in ihrer Gesamtheit und gelöst im Pflanzensaft, also in ihrer natürlichsten Form, für den Organismus bestmöglich verfügbar. Das ist auch einer der Gründe, weshalb Pflanzen-Frischsäfte einen besonders hohen Stellenwert bei der Vorbeugung von Krankheiten haben.

Die gute Nachricht für diejenigen, die keine Zeit oder keine Lust haben, diese Säfte selbst herzustellen: Bestimmte Frischpflanzensäfte (zum Beispiel Brennnessel, Birke, Löwenzahn, Artischocke, Kartoffel) können Sie in der Apotheke, im Reformhaus oder in Naturkostläden kaufen. Es gibt aber auch Pflanzensäfte, die es nicht zu kaufen gibt. Deshalb stelle ich Ihnen hier die diversen Arten der Herstellung vor. Es ist nicht wirklich schwierig, auch wenn es etwas umständlich und kompliziert erscheint. Probieren Sie es einfach einmal mit Muße aus.

### DREI VERSCHIEDENE VARIANTEN ZUM SELBERMACHEN

- » 3 EL klein geschnittene frische Kräuter in einem Mörser bestmöglich zerkleinern und im Verhältnis 1:5 mit Wasser oder Buttermilch auffüllen.
- » Oder 3 EL frische Kräuter und 1–2 EL Apfelsaft mit einem Stabmixer pürieren und durch ein Stofftuch geben, gut ausdrücken und wie oben beschrieben verdünnen.
- » Eine weitere Möglichkeit: Sie pürieren 3 EL frische Kräuter zusammen mit 1 Apfel oder Möhre im Mixer und geben ebenfalls im Verhältnis 1:5 Wasser oder Buttermilch hinzu.

Frischpflanzen-Presssäfte werden aufgrund ihrer hohen Konzentration immer verdünnt im Verhältnis 1:5 angewendet. Nehmen Sie dreimal täglich 1 EL Frischsaft ein, jeweils verdünnt mit 5 EL Wasser, Apfelsaft oder Buttermilch, so wie gerade beschrieben.

Oder Sie beginnen mit 1–2 EL Frischsaft pro Tag und steigern die Einnahme wöchentlich um 1 EL bis zur maximalen Tagesgabe von 6 EL. Sie können selbständig jederzeit die Dosis reduzieren, falls es zu anfänglichen Durchfällen kommt. Diese Durchfälle haben aber auch einen reinigenden Effekt und sind nicht besorgniserregend, solang sie nur von kurzer Dauer sind. Sie können aber auch jederzeit zu einer anderen Pflanze wechseln.

#### AUS DIESEN PFLANZEN KÖNNEN SIE FRISCHPFLANZEN-PRESSSÄFTE HERSTELLEN

Es gibt eine Vielzahl von Gewächsen, die sich für gesunde Presssäfte eignen. Folgende Pflanzen stelle ich Ihnen in diesem Buch genauer vor: Acker-Stiefmütterchen (Seite 80–81), Bärlauch (Seite 42–43), Brennnessel (Seite 92–93), Goldrute (Seite 68–69), Kapuzinerkresse (Seite 106–107), Spitz-Wegerich (Seite 118–119), Weißdorn (Seite 144–145).

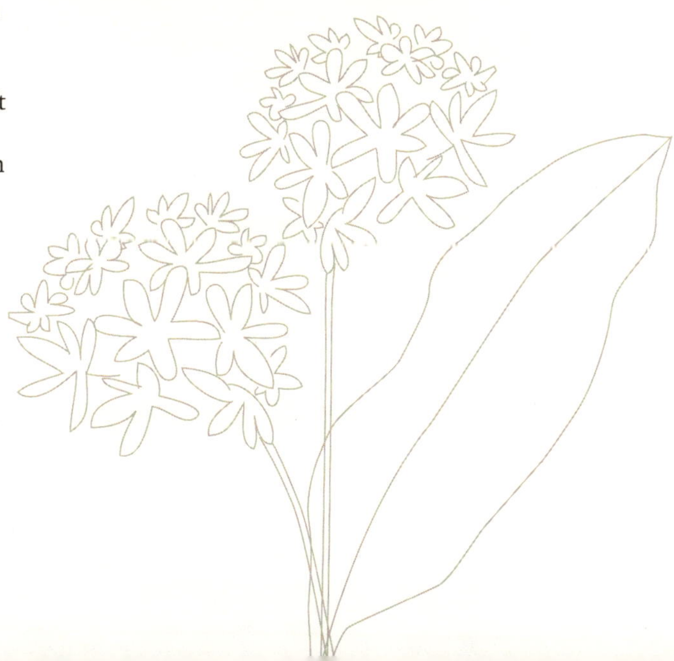

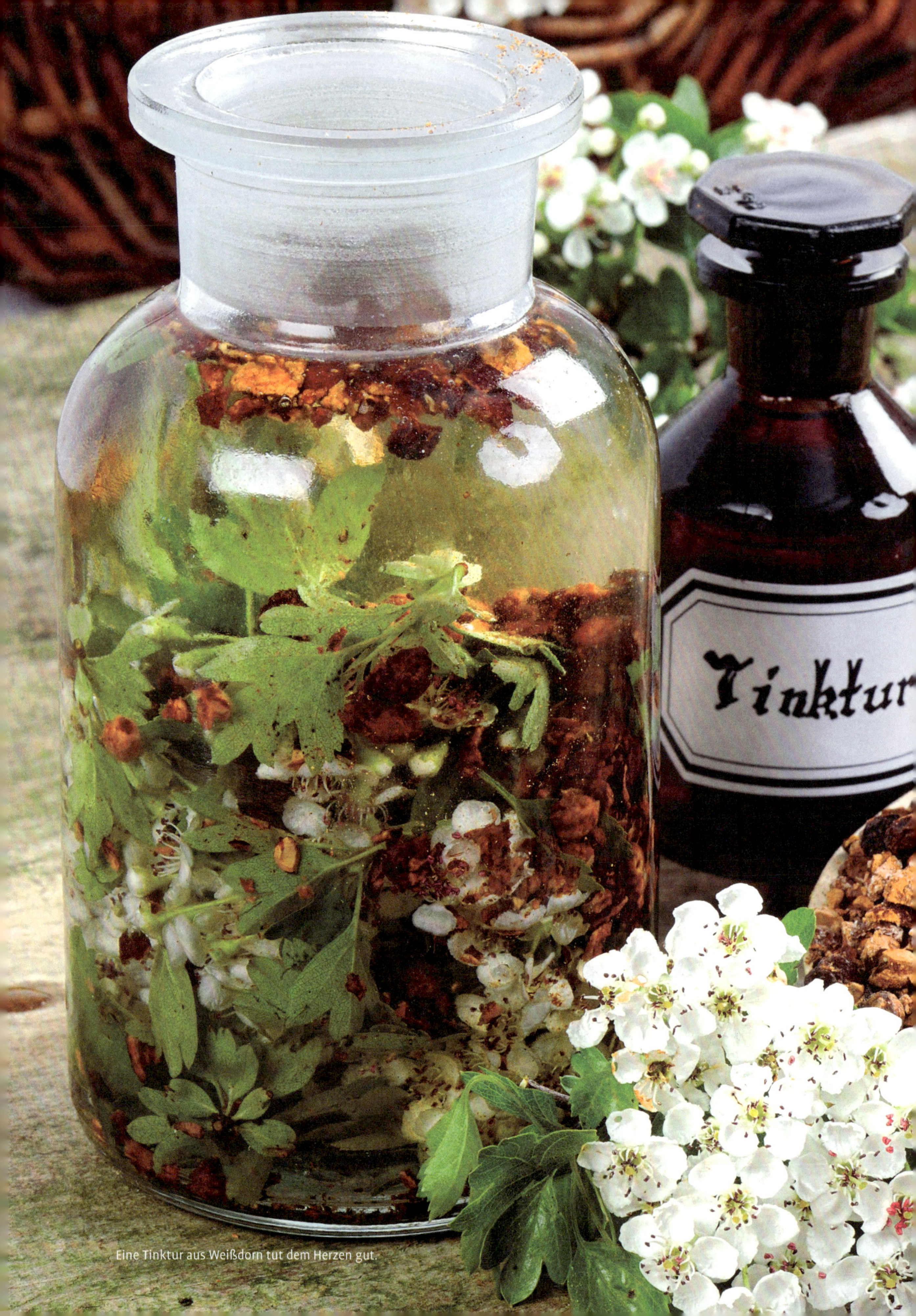


Eine Tinktur aus Weißdorn tut dem Herzen gut.

## *Tinkturen: Heilkraft in jedem Tropfen*

Nicht alle Wirkstoffe werden in Wasser (also im Tee) gut herausgelöst, manche lösen sich besser in Alkohol. Stoffe, die sich in Alkohol lösen, lösen sich aber immer auch in Wasser, weil man Alkohol in jeder Konzentration mit Wasser verdünnen kann. Das heißt, Alkohol kann sowohl alkohol- als auch wasserlösliche Inhaltsstoffe ausziehen. Das ist einer der Gründe, weshalb Tinkturen so beliebt sind.
Ein zweiter Grund ist, dass Alkohol konserviert, also haltbar macht. Es können auch frische Pflanzen in Alkohol gelöst werden.
Ein weiterer Grund der Beliebtheit von Tinkturen ist die praktische Handhabbarkeit: Ein Tinkturenfläschchen lässt sich überall hin gut mitnehmen und – im Gegensatz zur Teezubereitung – jederzeit einfach anwenden.
Tinkturen werden pur oder in Wasser oder Tee verdünnt eingenommen.

**ABER EINEN HAKEN GIBT ES**

Alkohol ist und bleibt Alkohol – auch wenn er in einer Tinktur steckt. Alkohol verträgt nicht jeder. Leberkranken oder Alkohol-Abhängigen ist er verboten.
Bei Kindern ab 3 Jahren werden Tinkturen vorsichtig dosiert: dreimal 1 Tropfen pro Lebensalter. Das heißt beispielsweise, dass ein Dreijähriger dreimal 3 Tropfen am Tag bekommen kann. Aber das gilt nur für die Therapie, bei Kindern sollte noch keine „Organpflege" zur Vorbeugung betrieben werden.

TINKTUREN SELBER MACHEN: SO GEHT ES

**Die Grundregel heißt 1:5 oder 1:10.** Das bedeutet 1 Teil Droge (getrocknete Pflanzenteile) auf 5 Teile Flüssigkeit (Alkohol) beziehungsweise 1 Teil Droge auf 10 Teile Alkohol. Beispielsweise 5 g Kräuter auf 25–50 g Alkohol. Dabei ist übrigens immer der Gewichtsanteil und nicht das Volumen gemeint.

Der Prozentgehalt des Alkohols ist individuell unterschiedlich, ich empfehle jeweils einen passenden Gehalt bei den Rezepten. Phytopharmafirmen müssen für jede Arzneidroge absolut exakte Vorgaben bei der Tinkturenherstellung erfüllen; das ist für die Therapie ernsthafter Erkrankungen auch sehr wichtig. Für die Hausapotheke und in der Selbstbehandlung zur Vorbeugung genügen einfachere Vorgaben.

SCHRITT FÜR SCHRITT:

» **1. Das Mengenverhältnis:** Wie gesagt, beträgt das optimale Verhältnis von Kräutern zu Alkohol 1:5 bis 1:10. Nehmen Sie also 10 g getrocknete Kräuter auf 50–100 ml 38–45%igen Trinkalkohol; Wodka oder Doppelkorn eignen sich am besten dazu. Pflanzen mit viel ätherischen Ölen, Harzen oder Gerbstoffen zieht man mit eher höherem Alkoholgehalt aus. Von frischen Kräutern nehmen Sie ungefähr das Doppelte an Gewichtsteilen.

» **2. Zerkleinern:** Je kleiner die Kräuter, desto besser der Wirkstoffauszug. Die Kräuter vor dem Ansetzen deshalb immer gut zerkleinern, also klein schneiden und optimalerweise noch zusätzlich mörsern, vor allem frische Kräuter.

» **3. Ausziehen:** Die Kräuter in eine durchsichtige oder helle Flasche geben und mit dem Alkohol übergießen. Etwa 3 Wochen lang stehen lassen (an einem Nordfenster oder einem anderen schattigen Platz) und täglich zweimal schütteln; das unterstützt den Wirkstoffauszug. Anschließend in dunkle Tropffläschchen von 30, 50 oder 100 ml Fassungsvermögen abfiltern. Die Fläschchen gibt es in der Apotheke oder im Internet.

» **4. Anwenden:** Normalerweise nimmt man 3–6 Wochen lang dreimal täglich 20–30 Tropfen ein – wenn ich im Rezeptteil nichts anderes angegeben habe.

AUS DIESEN PFLANZEN KÖNNEN SIE TINKTUREN HERSTELLEN

Brennnessel (Seite 92–93), Buchweizen (Seite 158–159), Frauenmantel (Seite 168–169), Goldrute (Seite 68–69), Johanniskraut (Seite 130–131), Kapuzinerkresse (Seite 106–107), Mariendistel (Seite 30–31), Rosenwurz (Seite 132–133), Rosmarin (Seite 146–147), Spitz-Wegerich (Seite 118–119), Thymian (Seite 120–121), Weißdorn (Seite 144–145)

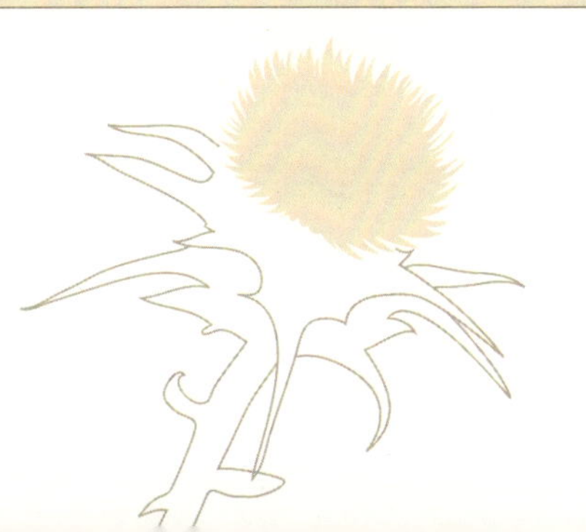

# Kuren für Körper und Seele

***Kuren wendet man über eine begrenzte Zeit an und fördert so die Erhaltung der Gesundheit. Damit gibt man dem Körper einen positiven Impuls – und der Seele eine Auszeit.***

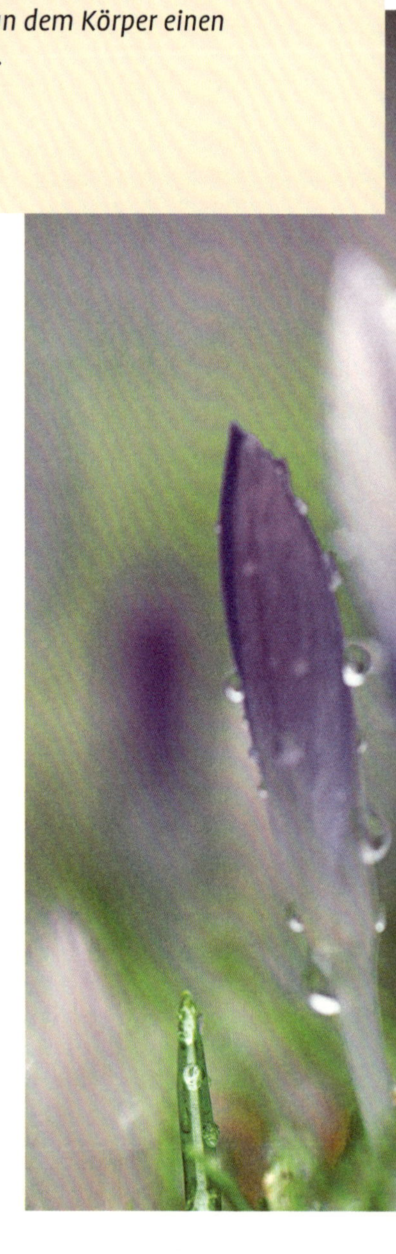

Kuren dienen dem weitgehend gesunden Menschen als Vorsorge oder demjenigen, der schon ernsthaft krank ist, zur Genesung. Dieses ganze Buch befasst sich mit Kuren, die Sie selbst anwenden können.

## *Kuren kann jeder Mensch für sich selbst*

Jeden Monat können Sie ein anderes Organ zusammen mit einer Arzneipflanze „zur Kur schicken". Diese milden Kuren können Sie sich je nach Lust und Laune „selbst verschreiben", wenn Sie sich etwas Gutes tun wollen. So werden die Organe, denen Sie sich besonders widmen wollen, in regelmäßigen Abständen gestärkt und unterstützt. Das dient der Vorbeugung von Krankheiten.
Kuren werden auch vom Arzt verordnet, besonders dann, wenn man schon krank ist oder wenn man einer ernsthaften Erkrankung vorbeugen möchte. Diese Kuren werden in dafür vorgesehenen Kurorten und Heilbädern angeboten und unter Umständen von der Kranken- oder Rentenkasse bezahlt. Besondere Kur-Formen sind die Anschlussheilbehandlung direkt nach einem Krankenhausaufenthalt, Mutter-Kind-Kuren und solche zur Rehabilitation. Sie dienen meist der Wiederherstellung der Arbeitskraft; deshalb ist der Hauptkostenträger die gesetzliche Rentenversicherung. Für Menschen, die nicht (mehr) im Arbeitsleben stehen, zahlen in der Regel die Krankenkassen. Hier sollte sich jeder Interessent von seiner Kranken- und Rentenkasse beraten lassen. In diesem Buch geht es um reine Vorbeugemaßnahmen in eigener Verantwortung.

## *Eine Frühjahrskur zum Start ins neue Jahr*

Die bekannteste Kur ist die Frühjahrskur, im Volksmund auch Blutreinigungs-, Entschlackungs- oder Entgiftungskur genannt. Man unterstützt die Entgiftungsorgane bei ihrer Arbeit und reinigt Blut und Gewebe von Giften und Stoffwechselendprodukten, sogenannten Schlacken. Indem Stoffwechsel- und Entgiftungsfunktionen aktiviert werden, wird der Körper vor Beschwerden geschützt und Erkrankungen verhindert. Das ist Vorsorge im besten Sinne! Man fühlt sich wie neu geboren.

Von einer Frühjahrskur profitieren besonders die Organe **Leber** und **Galle**, der **Darm**, **Blase** und **Niere**, der **Bewegungsapparat** und die **Haut**.

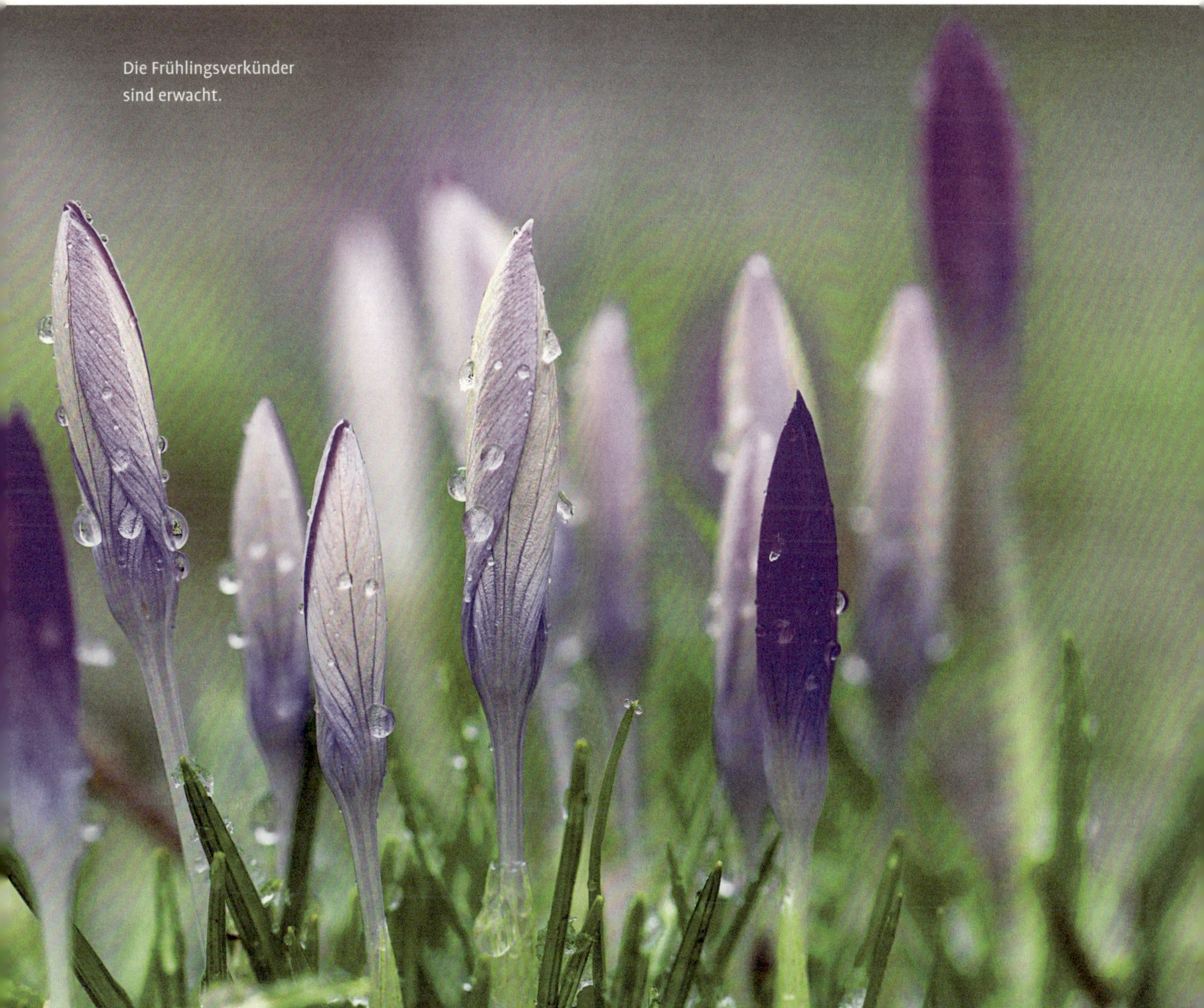

Die Frühlingsverkünder sind erwacht.

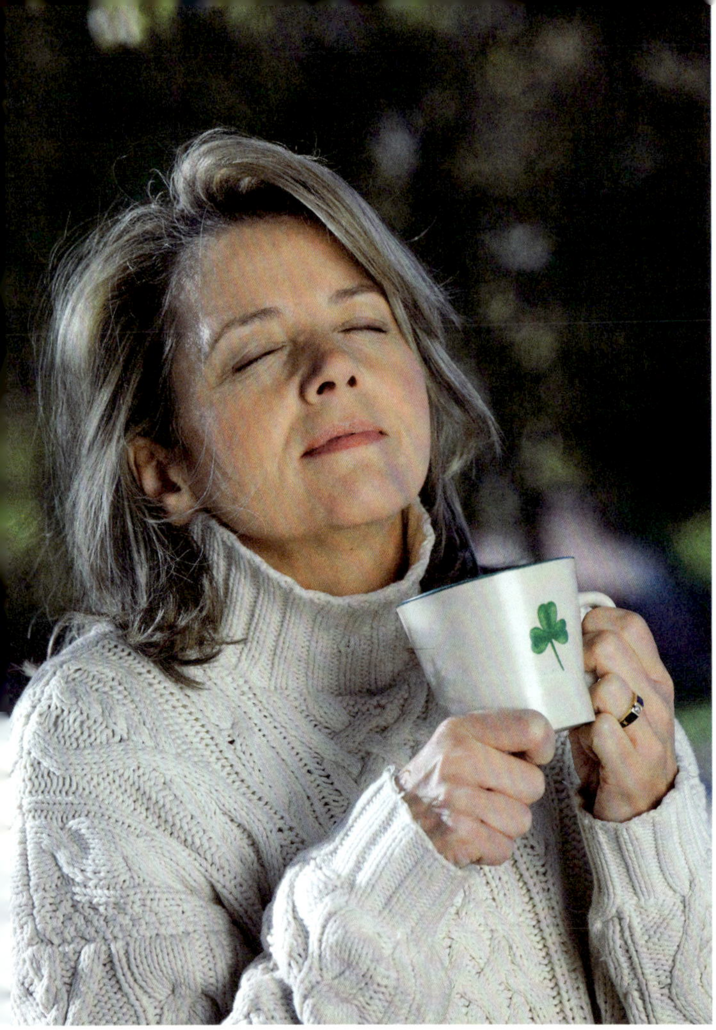

Nach der Entgiftung starten wir neu, mit neuer Spannkraft und Beweglichkeit, abwehrbereitem Immunsystem und spürbar neuer Lebensenergie.

### DEN KÖRPER VON SCHLACKEN BEFREIEN

Der Volksmund spricht von „Schlacken", von denen das Blut gereinigt werden muss. Das ist ein laienhafter, aber sinnvoller Begriff für Stoffwechselendprodukte wie Säuren und Gifte, die am Ende eines „winterträgen" Stoffwechselprozesses aus unterschiedlichen Gründen nicht ausgeschieden werden, sondern im Gewebe verbleiben und den Transport von lebensnotwendigem Sauerstoff und Nährstoffen einschränken. Zellen, Organe und Muskeln bekommen dann nicht ausreichend Energie. Man fühlt sich müde und schlapp und hat Beschwerden wie Schmerzen im Bewegungsapparat, schlechte Haut, Kopfschmerzen oder Verdauungsstörungen, Konzentrationsmangel oder Kreislaufbeschwerden. Die sogenannte Blutreinigung ist als Stoffwechselkur zu verstehen, die solche „Schlacken" ausscheiden hilft.

Die Deutsche Gesellschaft für Ernährung (DGE) kritisiert das Entschlacken als pseudomedizinischen Begriff ohne wissenschaftlichen Hintergrund. Aber wer einmal die vielseitigen Verbesserungen nach einer Frühjahrskur am eigenen Leib erfahren hat, wird sie Jahr für Jahr freiwillig wiederholen und schert sich nicht um Begrifflichkeiten.

### WARUM GERADE IM FRÜHJAHR?

Unser Leben ist geprägt von den Jahresrhythmen der Natur: dem Erwachen im Frühling, Erblühen im Sommer, Fruchten im Herbst und der Ruhe und dem Rückzug im Winter. Der Winter steht für Speichern und Zurückhalten. Vor langer Zeit konnte nur überleben, wer über genügend Nahrungsreserven verfügte. Das ist ein genetisch angelegtes Körperprogramm, das immer noch automatisch abläuft und uns eben auch den früher lebensnotwendigen Winterspeck beschert. Er hält sich leider ebenso hartnäckig wie die kleinen „inneren Schweinehunde". Wir bewegen uns im Winter weniger, bekommen weniger frische Luft und Sonnenstrahlen ab, weniger frische Kost; das Essen ist schwerer, kalorienreicher und vitalstoffärmer. Man fühlt sich häufig ausgelaugt und kraftlos, der Stoffwechsel läuft eher auf Sparflamme, Abbauprodukte lassen sich nicht so gut abtransportieren und haben sich so im Körper angesammelt. Das hinterlässt seine Spuren und macht sich bei Frühlingsbeginn bemerkbar in der bekannten **Frühjahrsmüdigkeit**. Dies ist keine Krankheit. Der Organismus braucht lediglich etwas Zeit, sich umzustellen, sich von überflüssigem Ballast zu befreien und mit der Natur langsam zu erwachen.

Gärtner wissen, wie wichtig gerade in der Wachstumsphase des Frühlings guter Boden ist, um im Sommer ertragsreiche Pflanzen zu haben. Die Wurzeln einer Pflanze nehmen ihre Nährstoffe aus dem Boden auf. Wenn Nährstoffe und Boden gesund sind, wird es eine gesunde Pflanze. Deshalb jäten sie vor dem Einsäen und Bepflanzen eines neuen Gartenbeetes zuerst Unkraut. So ähnlich ist es mit der Frühjahrskur beim Menschen. Ich wage einmal den Vergleich: Sind die „Wurzeln" des Menschen (der Darm samt

Immunsystem) gesund und der Boden (unsere Nahrung) ebenso, ist der Mensch gesund. Darum werden im Frühjahr die Entgiftungsorgane unterstützt, im Körper „Unkraut gejätet" sozusagen.

### DAS GEHÖRT ZU EINER FRÜHJAHRSKUR

Die Ausscheidungsorgane Nieren, Leber, Darm und Haut sind für das Ausscheiden von Giften und Stoffwechselendprodukten zuständig. Deshalb werden sie in ihrer Funktion unterstützt:

» Harntreibende, stoffwechselfördernde Pflanzen wie Acker-Schachtelhalm, Birke, Brennnessel und Löwenzahn helfen den **Nieren** beim Ausleiten von Giften.
» Das Hauptentgiftungsorgan **Leber** unterstützen Pflanzen wie Artischockenblätter, Mariendistelsamen oder Löwenzahnkraut, genauso ein Leberwickel mit Schafgarbe (Seite 39).
» Die Ausscheidung über den **Darm** regen bitter- und ballaststoffreiche Pflanzen wie Löwenzahn, Schafgarbe oder Chicoréesalat sowie Lein- oder Flohsamen an. Funktioniert die Verdauung gut, muss die Leber keine zusätzliche Entgiftungsarbeit leisten, denn bei Verstopfung bilden sich leberbelastende Fäulnis- oder Gärungsbakterien.
» Die **Haut** ist das größte Ausscheidungsorgan des Körpers. Durch Trockenbürsten oder Wechselduschen regt man Hautdurchblutung und -atmung an und unterstützt damit das Ausscheiden über die Haut. Schwitzen unterstützt ebenso, ob durch Bewegung als „Arbeitsschweiß", über die Sauna oder mithilfe schweißtreibender Pflanzen wie Ingwer, Holunder- und Lindenblüten.
» **Pflanzen mit Bitterstoffen** wie Löwenzahn, Schafgarbe, Wegwarte, Enzian oder Wermut regen die Verdauungssäfte an und sorgen für eine optimale Verdauung. Dadurch werden Blähungen und Gärungen im Vorfeld verhindert, die Gallenfunktion angeregt und die Leber unterstützt. Bitterstoffe sorgen durch die Anregung der Galle für einen besseren Stuhlgang und unterstützen auf diese Weise die Entgiftung über den Darm. Denn gelöste Stoffe werden hauptsächlich über den Darm (und über die Nieren) ausgeschieden. Bitterstoffe gehören in jede Teemischung dazu – sie wirken immer auch belebend, kräftigend und stimmungsaufhellend, was gerade im Frühjahr besonders willkommen ist.
» Begleiten Sie die Kur mit **Bewegung** an der frischen Luft (das Winterphlegma wird nur durch Bewegung bekämpft) sowie Kalt- und Warmwasseranwendungen. Sorgen Sie außerdem für ausreichend Schlaf und einen regelmäßigen Tagesablauf mit integrierten Entspannungspausen. Pfarrer Kneipp kannte das damals schon unter „Ordnungstherapie", heute nennen wir es Work-Life-Balance.
» Verzichten Sie in der Zeit der Kur weitgehend auf üppiges, schweres Essen und auf (zu viel) Genussgifte wie Alkohol, Nikotin und Kaffee.

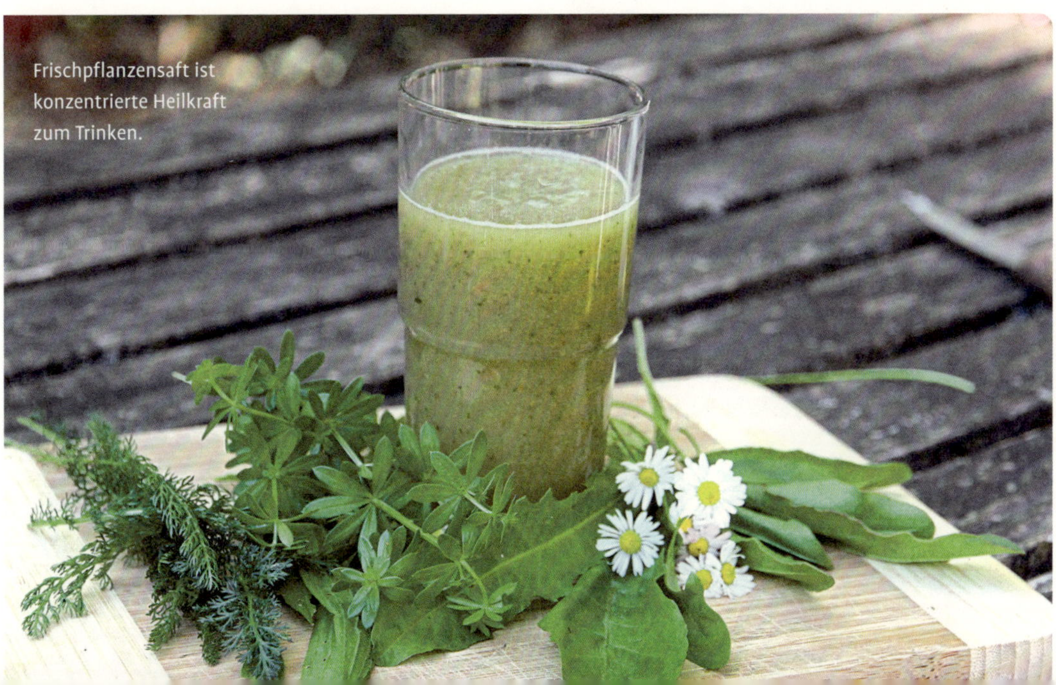

Frischpflanzensaft ist konzentrierte Heilkraft zum Trinken.

SO GEHT ES

» Der Begriff Frühjahrs-Kur zeigt, dass es sich um eine begrenzte Zeit handelt: 3 bis maximal 9 Wochen.
» **Teekuren**, **Frischpflanzensäfte** und **Wildkräuter** sind die Grundlage für eine gelungene Kurzeit. Im Folgenden möchte ich Ihnen ein paar erprobte und einfache Rezepte vorstellen.

MEINE EMPFEHLUNG

T Trinken Sie etwa 6 Wochen lang eine oder mehrere der Teemischungen, nehmen Frischpflanzensäfte zu sich und genießen, solange Sie möchten, dazu Wildgemüse.

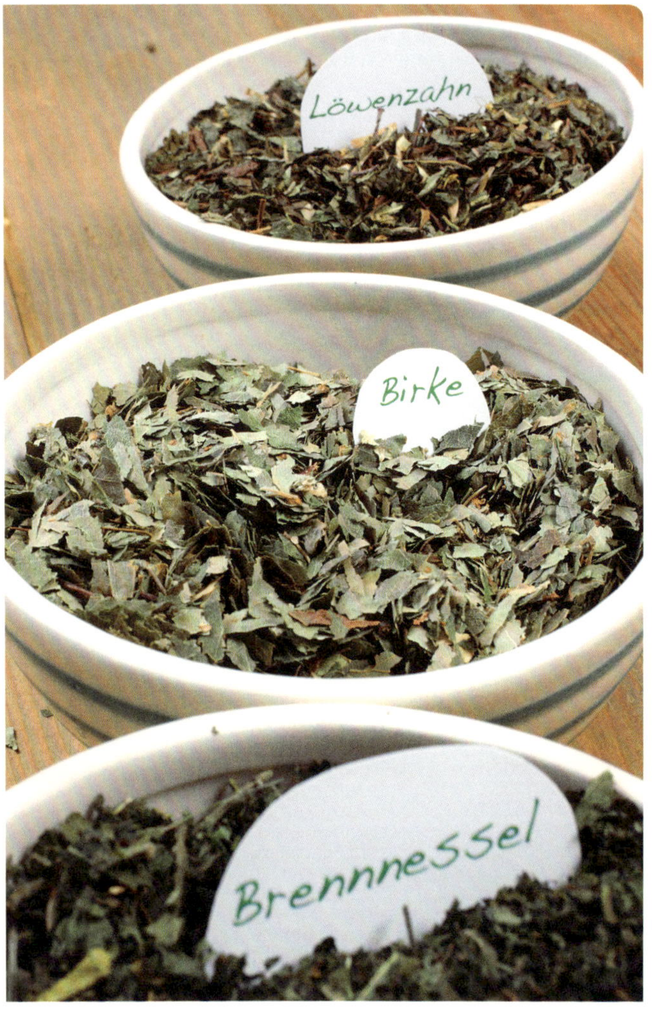


Die klassische Frühjahrskur-Teemischung: Brennnessel-, Birken- und Löwenzahnblätter.

DIE FRÜHJAHRS-TEEKUR

Teemischungen eignen sich besonders, den Stoffwechsel anzuregen. Sie helfen auf zwei Ebenen, zum einen durch die in ihnen enthaltenen Wirkstoffe und zum anderen durch die Flüssigkeitszufuhr, die Gifte ausscheiden hilft. Trinken Sie 2 Wochen Brennnessel-, 2 Wochen Birkenblätter- und 2 Wochen Löwenzahntee. Oder probieren Sie eine der folgenden Teemischungen aus:

» **Teemischung 1:** je 50 g Brennnessel-, Birken- und Löwenzahnblätter.
» **Teemischung 2:** je 30 g Brennnessel-, Birken-, Löwenzahnblätter, Schafgarbenkraut und Holunderblüten.
» **Teemischung 3:** je 30 g Schafgarben-, Brennnessel-, Acker-Stiefmütterchen- und Goldrutenkraut sowie Fenchelsamen.
» **Teemischung 4:** je 30 g Acker-Schachtelhalm- und Brennnesselkraut, Löwenzahnblätter, Gänseblümchen- und Holunderblüten.
» **Teemischung 5:** je 30 g Löwenzahnblätter, Gänseblümchen-, Veilchen- und Schlüsselblumenblüten und je 15 g Artischockenblätter und Fenchelsamen.

**Teezubereitung:** 1 TL mit 1 Tasse kochendem Wasser übergießen, 10 Minuten zugedeckt ziehen lassen, abgießen und drei- bis fünfmal täglich 1 Tasse trinken.

**Zusätzlich zur Teekur 2 l Flüssigkeit trinken:** Wasser, stark verdünnte Säfte oder dünne Kräutertees (1 EL Kraut auf 1 l Wasser). Diese „Neutralflüssigkeit" unterstützt die Ausscheidungstätigkeit der Niere.

DIE KUR AUS FRISCHPFLANZEN-PRESSSAFT

Frisch gepresste Pflanzensäfte wirken intensiver als Tees; man kann sie „solo" oder parallel zur Teekur einnehmen. Kaufen Sie eine Flasche aus dem Reformhaus oder der Apotheke oder bereiten Sie sich den Saft selbst zu (Anleitung Seite 17).

» Frischpflanzensaft (Artischocke, Bärlauch, Brennnessel, Birke, Löwenzahn) immer im Verhältnis 1:5 verdünnen, das heißt auf 1 EL Frischpflanzensaft 5 EL Wasser, Apfelsaft oder Buttermilch geben.

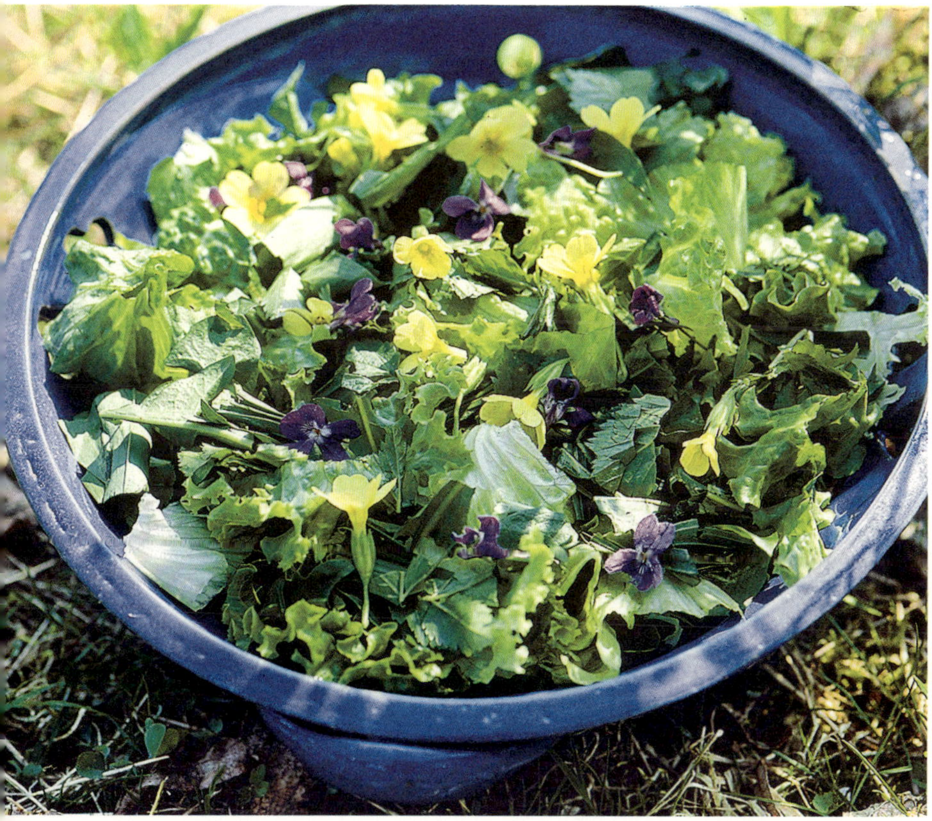

## Abkürzungen und Zeichen in diesem Buch

- **TL**: Teelöffel
- **EL**: Esslöffel
- **g**: Gramm
- **kg**: Kilogramm
- **ml**: Milliliter
- **l**: Liter
- **mm**: Millimeter
- **m**: Meter
- **km**: Kilometer
- **m²**: Quadratmeter

+ Plus-Kuren

T Tipp

! Achtung

✚ bei gesundheitlichen Problemen

So schmeckt der Frühling.

- Eine gut verträgliche **Dosierung** ist dreimal täglich 1 EL Frischsaft (verdünnt, siehe oben). Das entspricht etwa einer Flasche Frischsaft pro Woche.
- Oder Sie beginnen mit 2 EL Frischsaft pro Tag und steigern die Einnahme wöchentlich um 1 EL bis zur Tagesgabe von 6 EL.
- Kommt es zu anfänglichen Durchfällen, einfach die Dosis reduzieren oder zu einer anderen Pflanze wechseln.

### Die Wildkräuterkur für Geniesser

Wildkräutergerichte in jeglicher Form sind unglaublich vitamin- und mineralstoffreich, bereichern die Kur aufs Köstlichste und schenken eine gehörige Portion „Grünkraft". Ich freue mich schon immer darauf, im Frühling wilde Kräuter aus Garten, Feld, Wald und Wiese zu holen und in meinen Speiseplan einbauen zu können. Ich genieße sie als Wildkräutersalat, Gemüse, Auflauf, Quiche, aufs Butter- oder Käsebrot gestreut, in Quark und unter Joghurt oder Gemüse gemischt. Mir macht es Freude, die „neuen Wilden" in immer wieder anderen Kreationen auszuprobieren und die selbst gesammelten Kräuter genussvoll zuzubereiten. Wer weder Zeit noch Lust zum Kochen hat, holt sich Teekräuter aus der Apotheke und genießt Frühlingstees.

- Wildkräuter nur kurz abbrausen (nur bitte die Blüten nicht), trocken tupfen, klein schneiden.
- Als vitalstoffreiche Zutat unter normalen Salat oder andere Speisen mischen. Das Salat-Dressing bitte eher mild zubereiten, mit Honig oder Fruchtmark gesüßt und mit mehr Öl als Essig – damit Sie die Gesundheit auch schmecken!
- Für eine Frühjahrskur eignen sich ganz besonders: Bärlauch-, Birken-, Brennnessel-, Löwenzahn- und Gierschblätter, Gänseblümchen-, Veilchen- und Schlüsselblumenblüten, Vogelmiere, Spitz-Wegerich sowie Brunnenkresse. Die meisten dieser Pflanzen können Sie auch für einen Frühlingskräutertee verwenden.

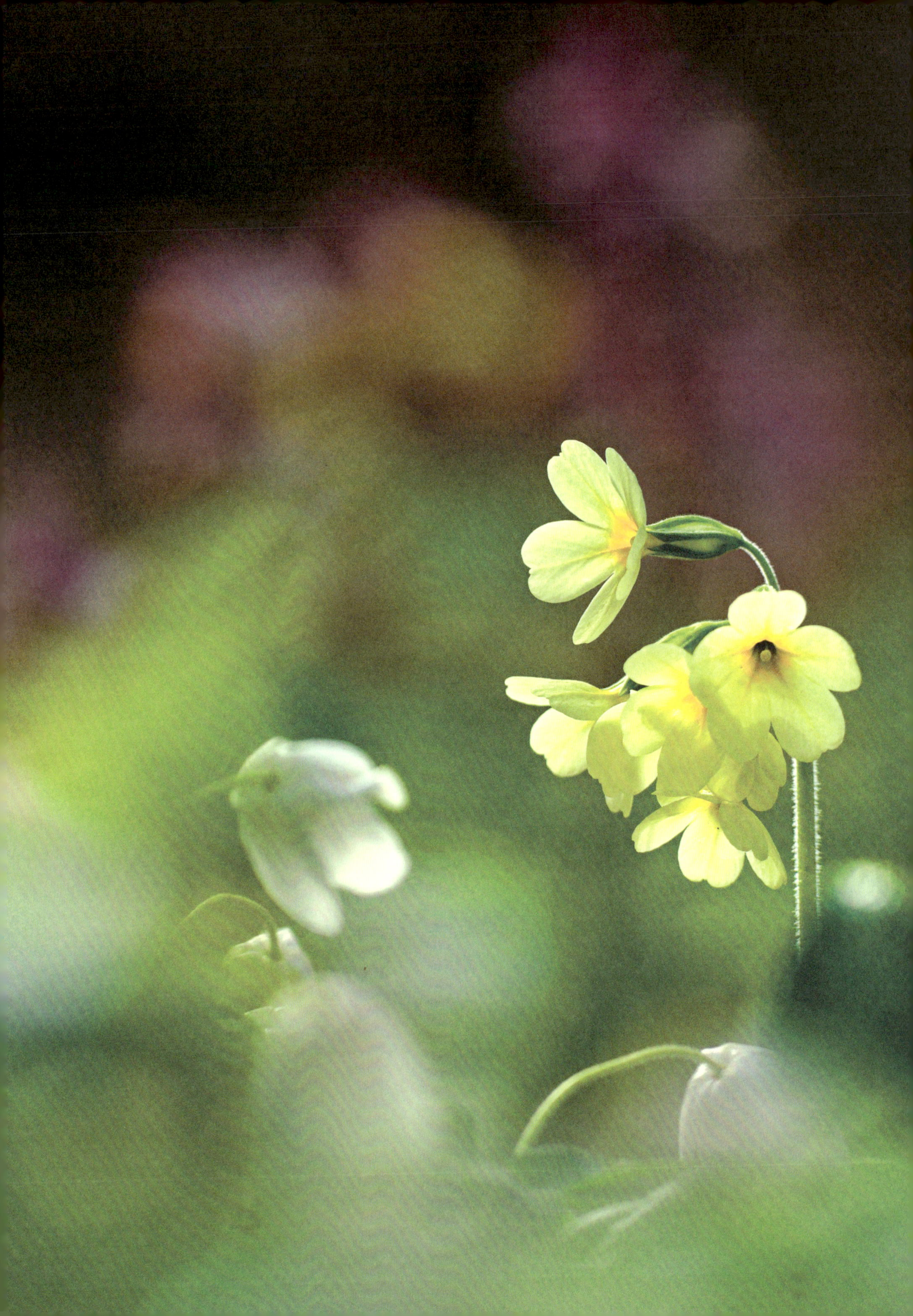

*Der Frühling erwacht. Nach der langen, dunklen Winterzeit freut sich mein Körper, wenn ich ihn unterstütze. Vor allem den Verdauungsorganen Leber und Galle, Magen und Darm tut eine Extraportion Zuwendung gut; sie haben außer den kleinen „Wintersünden" kulinarischer Art oft auch seelische Belastungen zu verdauen. Frühjahrskuren und auch Fasten haben daher in dieser Zeit Tradition in allen Kulturen.*

# Frühling

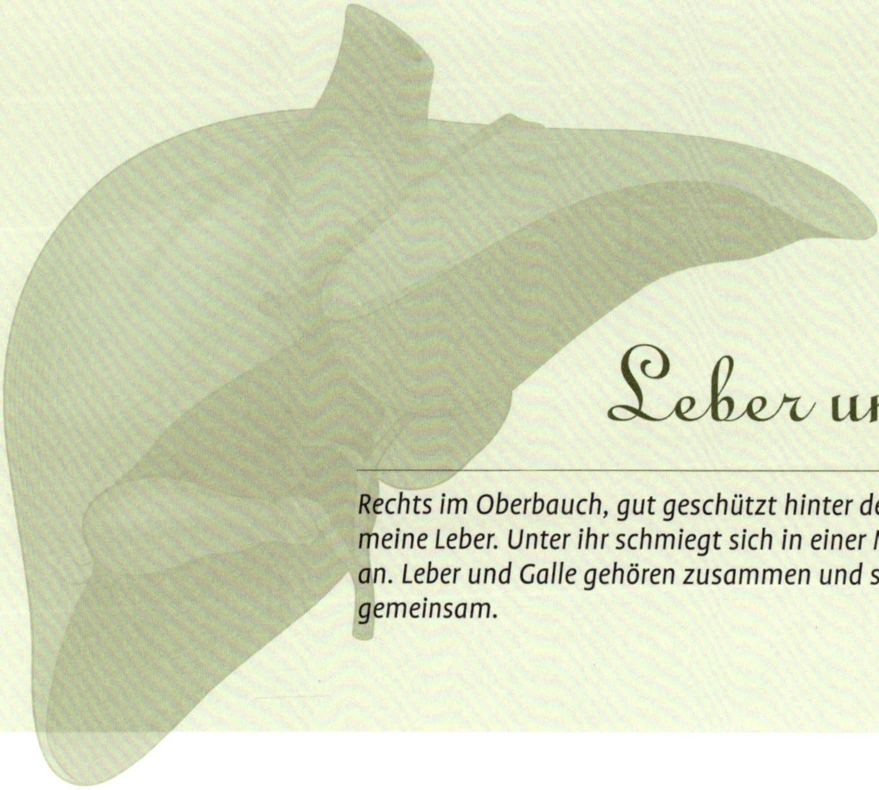

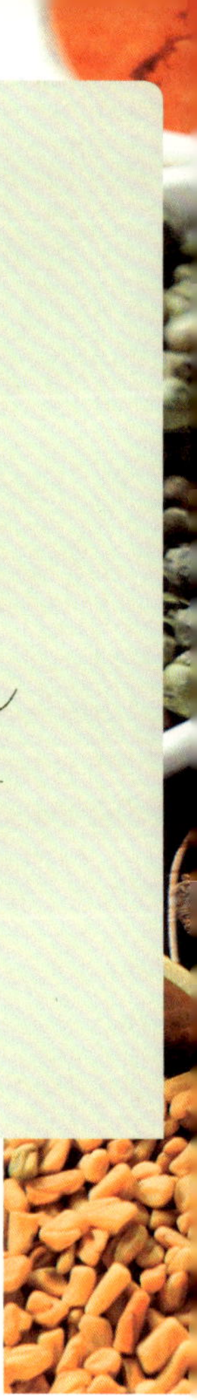

# Leber und Galle

**Rechts im Oberbauch, gut geschützt hinter dem Rippenbogen, sitzt meine Leber. Unter ihr schmiegt sich in einer Mulde die Gallenblase an. Leber und Galle gehören zusammen und so pflege ich sie auch gemeinsam.**

***Leber und Galle pflegen heißt:***

- *Mein wichtigstes Entgiftungsorgan unterstützen, sodass ich vital bleibe.*
- *Verdauungsbeschwerden und Müdigkeit vorbeugen, denn Müdigkeit ist der Schmerz der Leber.*

## *Ihre Aufgaben*

### VERSTOFFWECHSELN

Die Leber ist mein zentrales und größtes Stoffwechselorgan und hat unglaublich viele komplexe Aufgaben: Sie ist Chemielabor und Kraftwerk, Klärstation und Hormonproduzent, Kontrollbehörde und Speicherreservoir meines Körpers.
Sie besitzt als einziges Organ einen doppelten Blutkreislauf. Das bedeutet, die Leberarterie transportiert sauerstoffreiches Blut zur Organversorgung, die Pfortader führt Blut aus dem Darm mit Nähr- und Wirkstoffen sowie giftigen Stoffwechselprodukten der Leber zu, und über die Lebervene fließt es wieder ab.
Alle aus dem Darm aufgenommenen Nährstoffe gelangen über dieses Pfortadersystem zur Leber, die sie aufnimmt, weiter verarbeitet und verstoffwechselt.
Nahrungsfette werden zu körpereigenen Fetten umgebaut und Cholesterin gebildet. Ein Teil davon wird in den Körperkreislauf gebracht, ein anderer Teil vor Ort zur Produktion von Hormonen und Gallensäuren gebraucht.
Kohlenhydrate werden in der Leber zu energiereichem Glykogen umgebaut und an den Blutkreislauf abgegeben oder gespeichert, um als Energiereservoir zur Verfügung zu stehen und den Blutzuckerspiegel konstant zu halten.
Nahrungseiweiß wird in körpereigene Proteine umgebaut.
Stickstoff, das Abbauprodukt des Eiweißstoffwechsels, wird in der Leber zu Harnstoff umgebildet und über die Nieren mit dem Urin ausgeschieden.

### PRODUZIEREN, SPEICHERN UND ENTGIFTEN

Ungefähr 500 verschiedene chemische Prozesse laufen in den Milliarden von Leberzellen ab: Die Leber stellt Bluteiweiße für die Blutgerinnung her und Hormone wie Vitamin D3, das für die

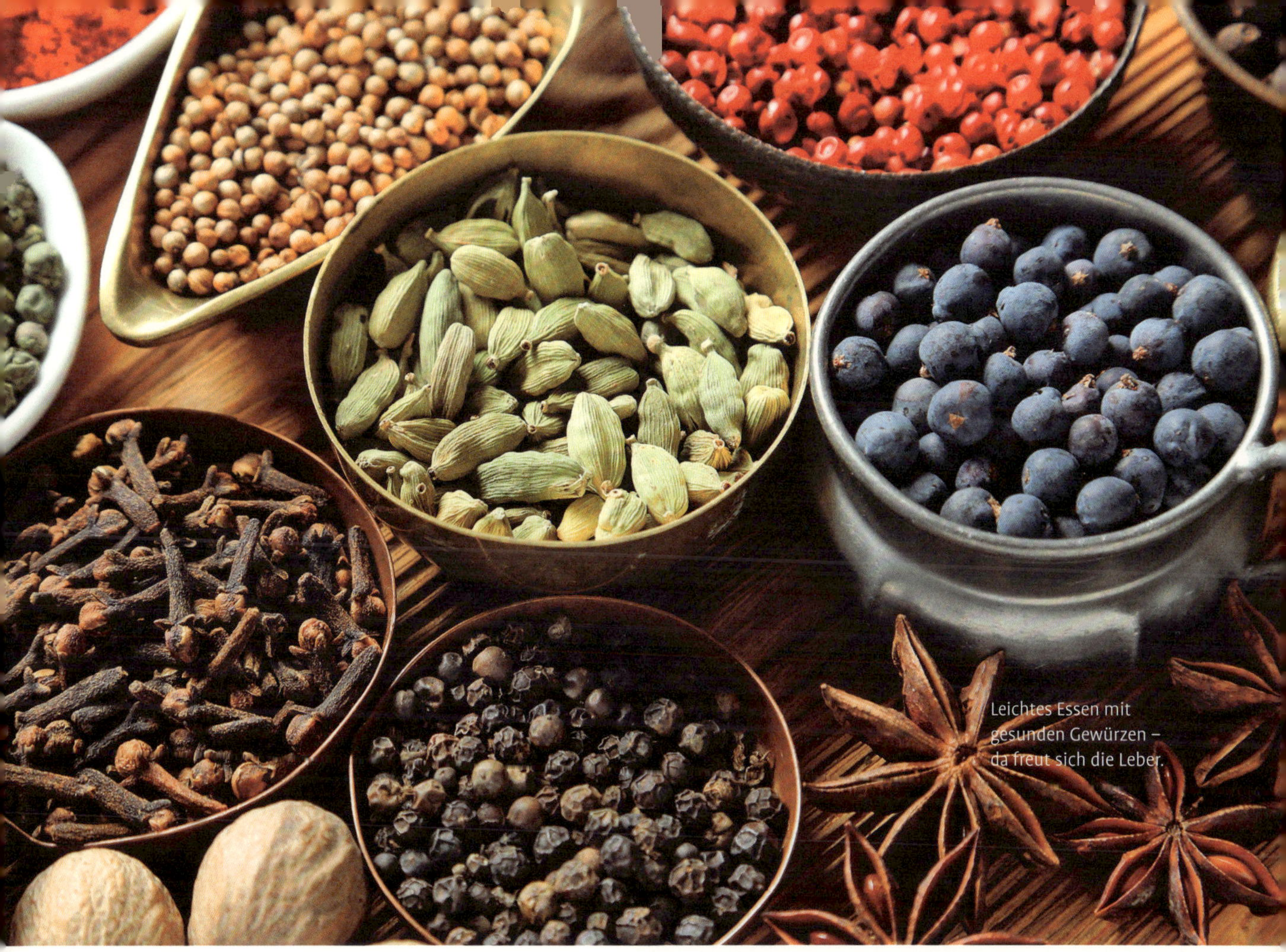
Leichtes Essen mit gesunden Gewürzen – da freut sich die Leber.

Kalzium-Balance im Körper verantwortlich ist. Außerdem produziert sie Enzyme und speichert fettlösliche Vitamine wie A, D und E.
Ganz besonders wichtig ist die Entgiftung in der Leber. Sie entgiftet alles, was es zu entgiften gilt, damit beispielsweise Alkohol, Medikamente oder Umweltschadstoffe den Körper nicht schädigen.

### LEBER: DIE MUTTER DER GALLE

Mitten in meinen Leberzellen wird der gelbgrünliche, bittere Gallensaft produziert Das sind täglich stolze ½ bis 1 Liter, die helfen, Fette oder Öle aus der Nahrung zu verdauen. Was nicht direkt gebraucht wird, wird in der Gallenblase gesammelt und konzentriert. Die Gallenblase ist also nur ein Vorratsspeicher, damit bei der nächsten fettreichen Mahlzeit sofort Gallenflüssigkeit zur Verfügung steht. Dann sorgen Gallensäuren als Emulgator dafür, dass aus großen, wasserunlöslichen Fettbestandteilen eine feine wasserlösliche Emulsion entsteht, die in dieser Form verstoffwechselt und ins Blut aufgenommen werden kann. Damit ermöglicht die Galle eine gute Fettverdauung und unterbindet Blähungen. Denn gut Verdautes verursacht keine Beschwerden. Außerdem neutralisiert die Gallenflüssigkeit Säuren und bindet Giftstoffe aus der Leber, um sie über den Darm auszuscheiden.

### DA FREUT SICH DIE LEBER

- Nur wirklich nötige Medikamente einnehmen.
- Gifte und Schadstoffe ganz weglassen.
- Wenig oder gar keinen Alkohol trinken, er blockiert die Fettspaltung in der Leber. Bei Lebererkrankung ganz auf Alkohol verzichten.
- Vitalstoff- und ballaststoffreiche Kost und mehrere kleinere Mahlzeiten bevorzugen.
- Leichtere Speisen mit wenig, aber „guten“ Fetten essen, das heißt wenig tierische Fette, eher pflanzliche Öle wählen.
- Fette und frittierte Speisen, Wurst und Schweinefleisch, Eier, zu viele Süßigkeiten, schwer verdauliche Hülsenfrüchte und Kohlarten meiden.

## *Mariendistel, mein größter Leberschutz*

*Die Mariendistel ist die beste Leberpflanze überhaupt, sie verspricht Gesundheit und Vitalität. Was sie vermag, kann kein synthetisches Präparat: Sie schützt die Leberzellen vor Giften.*

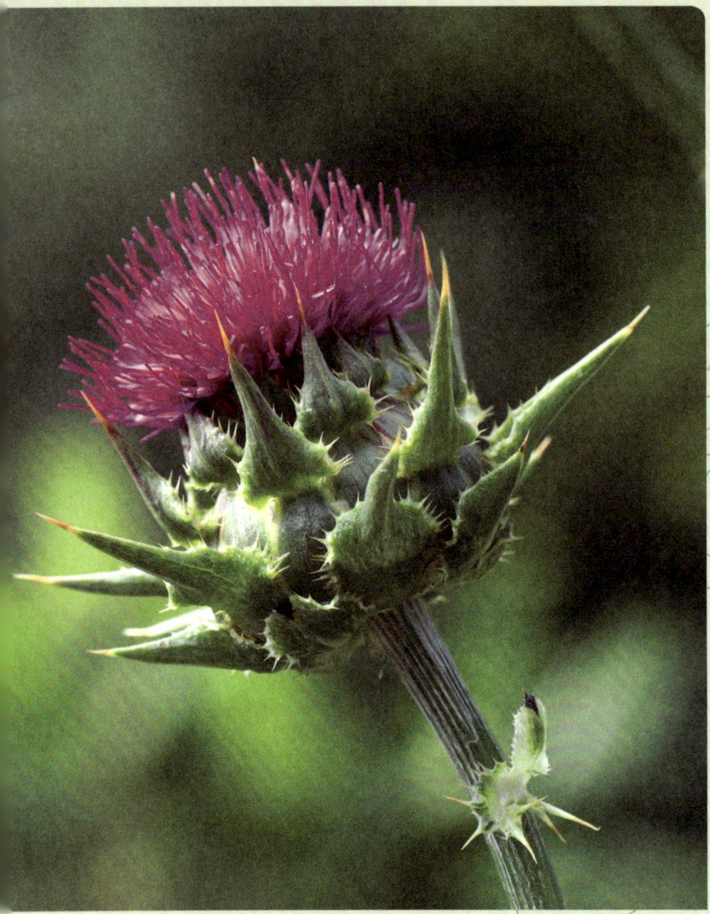

Mariendistel, Silybum marianum

DIE PFLANZE:
In Südeuropa, Westasien und Nordafrika wächst die Korbblütlerin (Distelgewächs) wild, bei uns wird sie angebaut. Unverwechselbar: Ihre großen, auffällig weiß marmorierten, dornig gezackten Blätter. Aus den kugeligen purpurroten Blütenköpfen entwickeln sich schwarzbraune große Früchte.

NÜTZLICHE TEILE:
Reife Samen.

DAS IST DRIN:
Silymarin (Flavonoide), fettes Öl, Eiweiß und Schleime.

SO WIRKT SIE:
Mariendistel ist die wichtigste Heilpflanze bei Lebererkrankungen und die einzige, die die Regeneration der Leberzellen anregen kann. Die wertvollen Flavonoide wirken antioxidativ und verhindern damit Zellschäden. Sie regen die Gallentätigkeit an und lindern Verdauungsbeschwerden wie Blähungen oder Völlegefühl. Auch wer unter Juckreiz leidet, oft müde oder depressiv ist oder nachts zwischen 1 und 3 Uhr („Leberfunktionszeit") aufwacht, profitiert von Mariendistel. Die Samen zur Vorbeugung bei Verdauungsbeschwerden und begleitend bei Gallensteinen, Unterschenkelgeschwür, Krampfadern, Kopfschmerzen und Migräne.
Bei Lebererkrankungen, wie durch Gifte hervorgerufene Leberschäden oder Fettleber, nur Fertigpräparate zur Therapie anwenden. Als Begleittherapie bei Leberzirrhose und chronisch-entzündlichen Lebererkrankungen.

TAGESDOSIS:
12–15 g Früchte. Präparate 200–400 mg Silymarin, über längere Zeit (3–6 Monate) einnehmen.

BITTE BEACHTEN
Selten kommt es zu Stuhlverflüssigung, sonst hat die Mariendistel keinerlei Nebenwirkungen.

### WIRKUNG AUF LEBER UND GALLE

Heutzutage sind Ernährung und Umwelt viel belasteter als früher, sodass meine Leber mehr Entgiftungsarbeit leisten muss. Dabei will ich sie unterstützen, deshalb führe ich jährlich eine Mariendistelkur durch. Außerdem nehme ich bei all meinen Reisen ins Ausland ein Mariendistelpräparat ein, um die Leber vorbeugend vor unbekannten Giften zu schützen. Denn der Wirkstoff Silymarin stabilisiert die Leberzellmembranen und verhütet dadurch das Eindringen vor Giften. Außerdem unterstützt Mariendistel die Verdauung. Deshalb treten Blähungen und Fettunverträglichkeiten, gerade auch bei ungewohntem Essen, weniger auf. All dies kommt mir auf meinen Reisen zugute. Ein genialer Schutz!

- » Mariendistel **verbessert die Entgiftungsleistung** der Leber und schützt dabei zugleich die Leberzellen.
- » Mariendistel gehört zu den ganz wenigen Heilpflanzen, die **keine Nebenwirkungen** haben und die ohne Probleme **langfristig**, das heißt mehrere Monate lang, eingenommen werden können. Als einzige „Nebenwirkung" kann es manchmal zu einer Stuhlverdünnung kommen, die meist aber eher ein zusätzlicher Nutzen und erwünscht ist.

Die Wirksamkeit von Mariendistel wurde in vielen wissenschaftlichen Studien nachgewiesen. Bei Leberschäden trat zum Beispiel schon nach 2 Wochen Therapie eine Besserung des Allgemeinbefindens ein: Der Appetit besserte sich, die lähmende Müdigkeit (sie wird auch als der „Schmerz der Leber" bezeichnet), Übelkeit, Fettunverträglichkeit und der quälende Blähbauch nahmen ab, und die körperliche Leistungsfähigkeit wurde zunehmend besser.

**Leberpflege mit Mariendistel** ist einfach und äußerst effektiv: regelmäßig über mehrere Wochen Samen oder Präparate einnehmen. Das unterstützt die Leber ungemein.

### SELBER SAMMELN ODER KAUFEN

Mariendistelsamen kann man gut selbst ernten: Bauen Sie im Garten mehrere Pflanzen an und ernten Sie im Hochsommer die harten, braunschwarz gewordenen Früchte. Gut trocknen und dunkel aufbewahren.

Natürlich können Sie Mariendistelsamen auch in der Apotheke kaufen.

Im Reformhaus, Naturkostladen oder in der Apotheke bekommen Sie Mariendistelpräparate. Wer leberkrank ist, sollte nur Präparate aus der Apotheke kaufen mit einem garantierten Mindestgehalt an Silymarin (siehe Tagesdosis). Lassen Sie sich beraten. Machen Sie damit – wie es die Packungsanweisung angibt – Ihre vier- bis sechswöchige Kur.

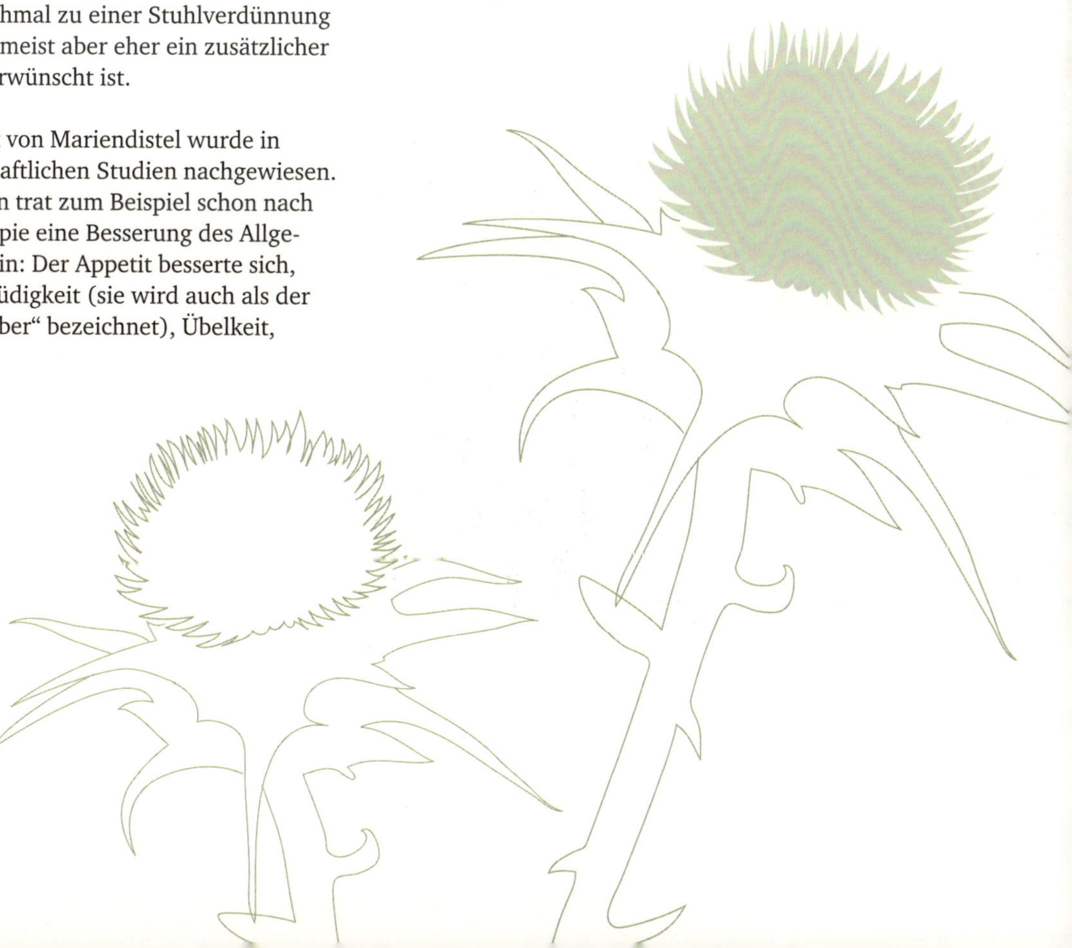

## *Gelbwurz: Alles Gute für die Galle*

*Gelbwurz, auch Kurkuma genannt, ist weit mehr als ein Currygewürz. Sie ist eine Pflanze mit richtig viel Potential: Sie lässt die Galle fließen, was dem Organ ausgesprochen gut tut, und kräftigt den ganzen Körper.*

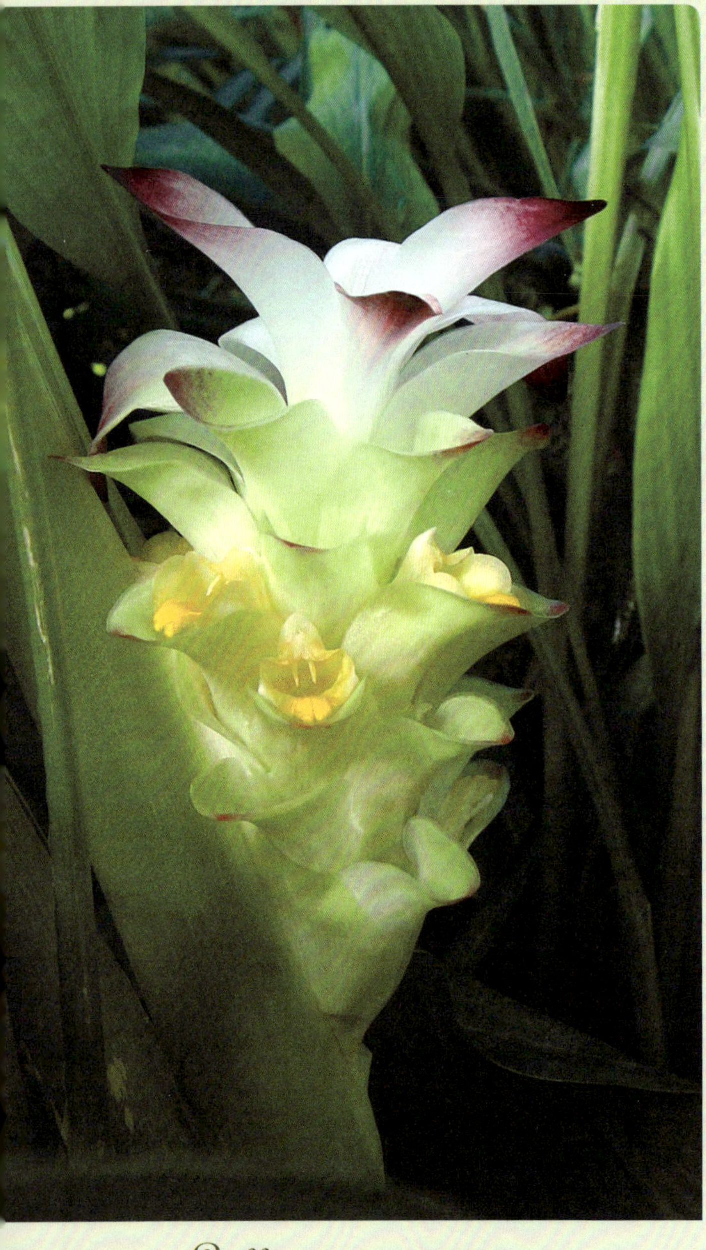

Gelbwurz, Curcuma longa, Curcuma xanthorrhiza

**DIE PFLANZE:**
Gelbe, aromatische Wurzel eines 1 m hohen Ingwergewächses aus tropischen Gebieten wie Indien oder Indonesien; entwickelt einen attraktiven ährigen Blütenstand.

**NÜTZLICHE TEILE:**
Rhizom (verdickter Wurzelteil). Färbt intensiv gelb!

**DAS IST DRIN:**
Ätherische Öle (Terpene, Sesquiterpene), Curcumin, Ferulasäure, Kaffeesäurederivate.

**SO WIRKT SIE:**
*Gelbw*urz lässt die Galle fließen und lindert Brechreiz, Blähungen, Krämpfe und Entzündungen und damit Verdauungsbeschwerden, Reizmagen und Reizdarm. Besonders ältere Menschen mit „schwachem Magen“ profitieren davon. Reguliert den Fettstoffwechsel und beugt damit Folgeschäden wie Arteriosklerose, Bluthochdruck, Schlaganfall und Herzinfarkt vor. Antioxidativ und keimwidrig (gegen Bakterien und Viren). Laut neuen Forschungen weist Curcumin hautschützende Eigenschaften auf, auch während einer Strahlenbehandlung bei Krebs. Es kann das Wachstum von Blutgefäßen in Tumoren unterdrücken und damit das Krebswachstum behindern. Forscher empfehlen deshalb vermehrtes Würzen mit Curry während einer Strahlenbehandlung. Eine andere Studie hat gezeigt, dass Gelbwurz Beschwerden bei rheumatoider Arthritis, die mit chronischer Gelenkentzündung einhergeht, lindert.

**TAGESDOSIS:**
2 g. Gut zur Langzeitbehandlung geeignet.

**BITTE BEACHTEN**
Bei Gallensteinen nur nach Rücksprache mit dem Arzt anwenden. Nicht einsetzen bei Verschluss der Gallenwege und Darmverschluss.

### WIRKUNG AUF DIE GALLE

Eine Gelbwurz-Gallenkur ist sehr umfassend, weil sie Galle und Leber zugleich stärkt. Sie fördert die Produktion und Abgabe von Gallensaft und ist als Küchengewürz unschlagbar, weil es Verdauungsbeschwerden zuverlässig verhindert. Gelbwurz ist das Mittel der Wahl, wenn Verdauungsbeschwerden mit einer gestörten Fettverdauung einhergehen. Zudem ist es eine einfache und gut schmeckende Kur: Wer würzt nicht gern sein Essen? In vielen, vor allem asiatischen Ländern, bekommen Sie Ihre Kur gratis angeboten. Denn dort wird regelmäßig mit Gelbwurz gewürzt, denken Sie nur an die vielen Currygerichte. In Indonesien soll es weniger Leber-Galle-Kranke geben, weil dort anstelle von Schwarztee oder Kaffee täglich Gelbwurztee getrunken wird.

» Mit ihren ätherischen Ölen und der milden Bitterwirkung regt Gelbwurz die Produktion von Gallensaft in der Leber an und sorgt dafür, dass gleich nach der Einnahme von Fetten genügend Gallensaft vorhanden ist. Wenn die Galle gut fließt, tut das also auch der Leber gut.
» Damit sorgt Kurkuma für eine gute Fettverdauung und lässt es erst gar nicht zu Übelkeit, Völlegefühl, Blähungen oder Appetitlosigkeit kommen. Sie macht also das Essen verträglicher.
» Nach neueren Untersuchungen soll Gelbwurz auch spezifisch die Leber schützen.

**Gallenpflege mit Gelbwurz** kann sehr genussvoll sein, denn die gelbe Wurzel ist vor allem aus der Küchenapotheke bekannt. Und sie kann noch mehr: In der traditionellen indonesischen Heilkunst setzt man Gelbwurz gegen eine Vielzahl von Krankheiten ein, zum Beispiel zur allgemeinen Stärkung des Immunsystems sowie zur Vermeidung von Infektionen und Erkrankungen der Atemwege.

### SELBER SAMMELN ODER KAUFEN

» Gelbwurz können Sie nur dann selbst ernten, wenn Sie häufig in Indien oder Indonesien sind. Wenn dem so ist, ernten Sie und decken Sie sich mit einem guten Vorrat der gelben Wurzel ein, es lohnt sich.
» In gut sortierten Lebensmittelläden und in Naturkostläden können Sie Gelbwurzpulver (Kurkuma) als Gewürz kaufen (Bioqualität!).
» In der Apotheke und im Reformhaus bekommen Sie Präparate.

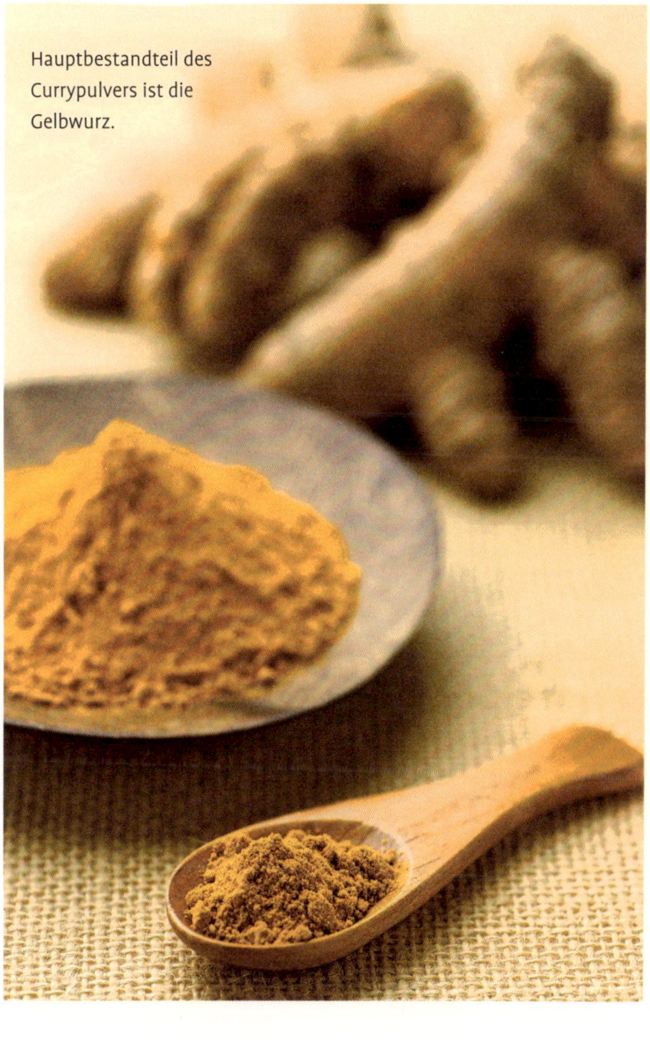
Hauptbestandteil des Currypulvers ist die Gelbwurz.

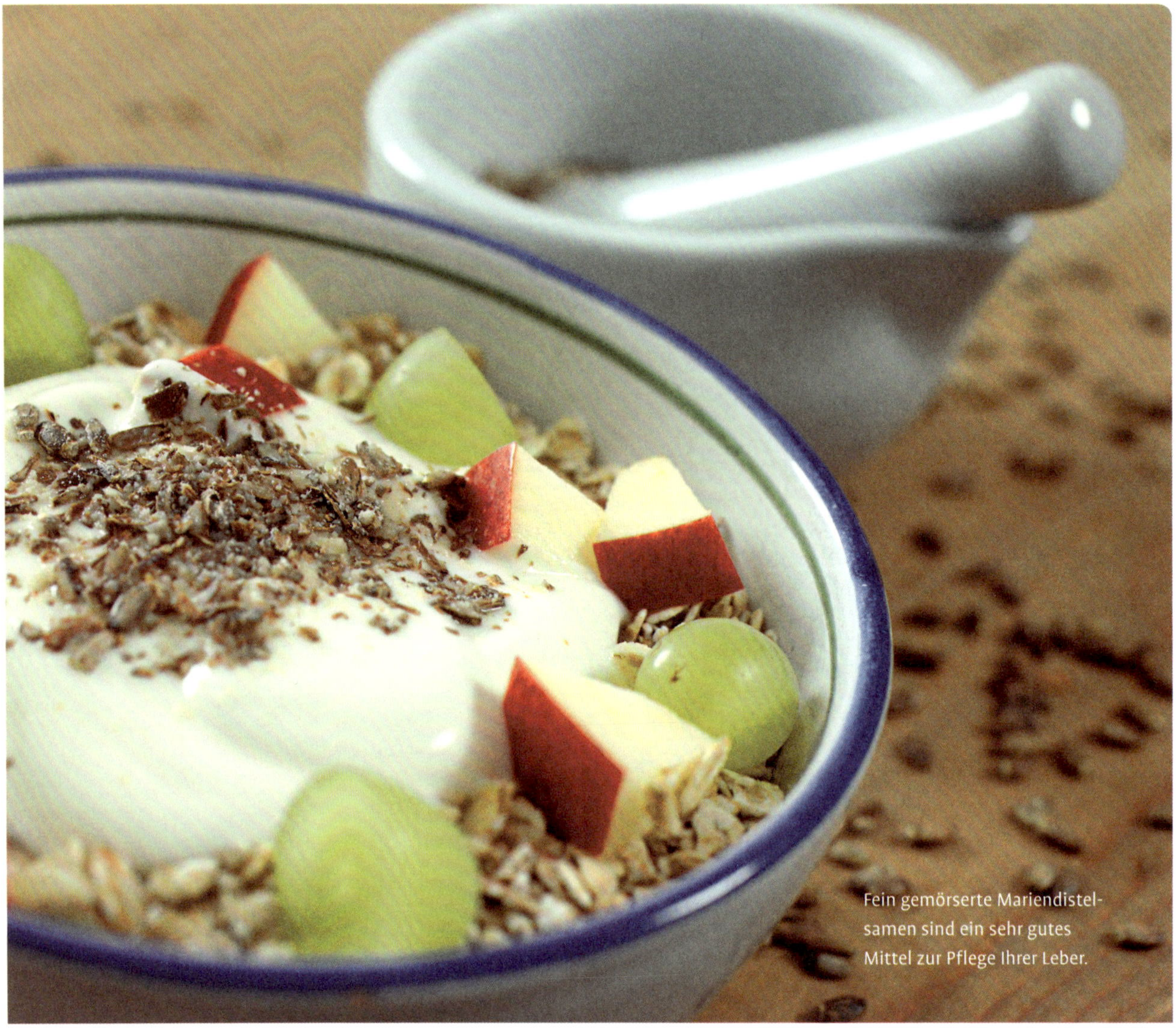

Fein gemörserte Mariendistelsamen sind ein sehr gutes Mittel zur Pflege Ihrer Leber.

## *Mariendistel-Genuss-Kur*

*Zerstoßen Sie die Mariendistelsamen – am besten mit einem Mörser, das geht am einfachsten – und streuen Sie sie über Ihr Essen. Damit die wertvollen Inhaltsstoffe erhalten bleiben, bitte nicht mitkochen.*

KUR-ANLEITUNG

- Zu Beginn der Kur 450 g Mariendistelsamen besorgen. Das reicht für eine vierwöchige Kur. Sie können die Kur auch länger durchführen, ohne dass Sie Nebenwirkungen befürchten müssen.
- Täglich 12–15 g fein gemörserte Samen dem Essen hinzugeben, zum Beispiel in die Salatsoße, ins Müsli oder Joghurt.

## *Mariendistelpräparate-Kur*

*So einfach und praktisch ist Gesundheitsvorsorge: Mariendistelpräparate in Reformhaus, Naturkostladen oder Apotheke kaufen. Bei bestehenden Leberproblemen bitte nur Mittel aus der Apotheke nehmen und unbedingt vorher zum Arzt gehen.*

KUR-ANLEITUNG

- Zu Beginn der Kur Mariendistelpräparate besorgen.
- Nach Packungsbeilage 4–6 Wochen lang einnehmen oder auch länger.

## *Mariendisteltee-Kur*

*Diese Kur ist etwas für passionierte Teetrinker: Mit Mariendistel, der Leberpflanze schlechthin, können Sie dieses wichtige Organ auf leichte Art und Weise schützen.*

KUR-ANLEITUNG

» 450 g Mariendistelsamen besorgen, dieser Vorrat reicht für 4 Wochen.

» Bei Verdauungs- oder leichten Leber-Galle-Beschwerden jeweils ½ Stunde vor den Mahlzeiten trinken, 3 Tassen pro Tag, 4–10 Wochen lang.

**Mariendisteltee:** 5 g der Samen (2 TL) im Mörser zerstoßen und mit 1 Tasse kochendem Wasser überbrühen, 15 Minuten ziehen lassen und abgießen.
Wenn die Leber krank ist, sind Teezubereitungen nicht zu empfehlen. Die harten Samen sind schlecht wasserlöslich, sodass nur etwa ¼ der Wirkstoffe in das Teewasser übergehen. Das reicht für die Vorsorge, aber damit kann die für eine leberentgiftende Wirkung nötige Dosis nicht erreicht werden. Verwenden Sie in diesem Falle Fertigpräparate und holen Sie sich Rat vom Arzt.

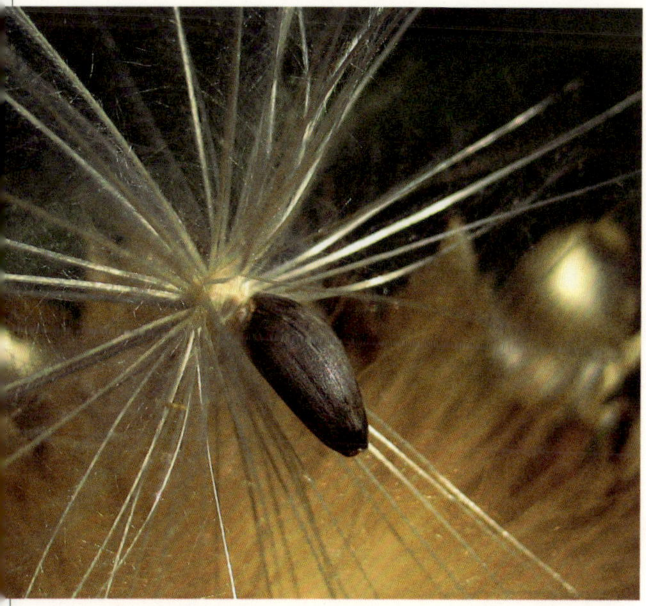

## *Mariendisteltinktur-Kur*

*Haben Sie selbst geerntet, können Sie die Tinktur aus frischen Samen ansetzen. Aber bitte daran denken: Tinkturen sind alkoholhaltig. Bei einer bereits geschädigten Leber greifen Sie bitte immer zu Fertigpräparaten.*

KUR-ANLEITUNG

» Mariendistelsamen und Wodka besorgen, ein helles verschließbares Glasgefäß bereitstellen.

» Dreimal täglich 20–25 Tropfen einnehmen. Damit unterstützen Sie die Leberfunktion und lindern Verdauungsbeschwerden oder manchmal auch Migräne.

**Mein Tinktur-Rezept:** Die Samen im Mörser zerstoßen, ein Glasgefäß komplett füllen und bis an den Rand mit dem Wodka auffüllen. 3 Wochen lang unter regelmäßigem Schütteln ausziehen lassen, danach in Tropffläschchen (zum Beispiel aus der Apotheke) abfiltern.

**WENN DIE LEBER UNTERSTÜTZUNG BRAUCHT**

Ist die Leber nicht mehr gesund, regen Mariendistel-Präparate die Regeneration und sogar die Neubildung von Leberzellen an. Die Zellmembranen der Leberzellen werden mit ihrer Hilfe stabilisiert, sodass das Eindringen von Giften (Alkohol, Medikamente, Nahrungs- und Umweltgifte) erschwert wird und sogar vorgeschädigte Leberzellen wieder ausheilen können. Zusammen mit anderen Behandlungen wird sie unterstützend eingesetzt bei entzündlichen Lebererkrankungen wie Virus-Hepatitis, ja selbst bei Leberzirrhose („Leberschrumpfung") oder als Infusion bei Knollenblätterpilzvergiftung.

Frisch geerntet: ein großer Samen, ein zartes Schirmchen und jede Menge Heilkraft für die Leber.

## *Gelbwurz-Genuss-Kur*

*Diese Kur ist sehr einfach durchzuführen. Viele kennen die Gelbwurz bereits als das Pulver, das die Speisen gelb färbt. Aber spüren Sie am eigenen Leib, wie heilkräftig sie ist.*

KUR-ANLEITUNG

» Besorgen Sie sich Gelbwurzpulver am besten im Reformhaus oder Bioladen.
» Würzen Sie täglich vielerlei Gerichte damit; es passt zu Fisch, Meeresfrüchten, Geflügel und Fleisch, sehr gut zu Gemüse und durchaus auch zu Desserts und Getränken.
» Verwenden Sie täglich 2 g Gelbwurzpulver; bitte nicht mitkochen, das mindert die Wirkung, sondern erst zum Schluss in die Speisen geben.

**Selbstgemachtes Curry:** 3 Kardamomkapseln nehmen und den Samen aus den Kapseln lösen. Zusammen mit 3 EL Koriander- und 2 TL Kreuzkümmelsamen sowie jeweils 1 TL schwarzen Pfefferkörnern und Bockshornkleesamen in einer Pfanne 40 Sekunden bei mittlerer Hitze und ohne Fett unter stetem Rühren rösten. Dann die Mischung abkühlen lassen und im Mixer fein mahlen. Danach 1 TL Ingwer-, 1 TL Zimt- und 1 EL Gelbwurzpulver unterheben und alles in ein dunkles Schraubglas abfüllen.
Wer es schärfer haben möchte, gibt etwas Chilipulver dazu; wer es süßer liebt, mehr Zimt-, Fenchel- oder Anispulver.
Currys sind immer eine Mischung aus verschiedenen pulverisierten Gewürzen. Sie werden in Indien immer frisch gemischt und selbstgemacht, und stets ist Gelbwurz mit dabei.

**KURKUMA IN DER KÜCHE**

T

Gelbwurz kurz in Öl oder Butterfett anbraten, das verstärkt das Aroma und reduziert die Schärfe. Als Gewürz für Fleischgerichte vermindert Curcumin die Bildung von krebserregenden Nitrosaminen beim Braten und Grillen. Kurkuma verhindert als natürliches Antioxidationsmittel den Verderb von Lebensmitteln und das Ranzigwerden von fettem Fleisch.
**Extratipp:** Wenn Kurkuma Küchengeräte verfärbt hat, diese einfach in die Sonne legen. Die gelbe Farbe verschwindet schnell.

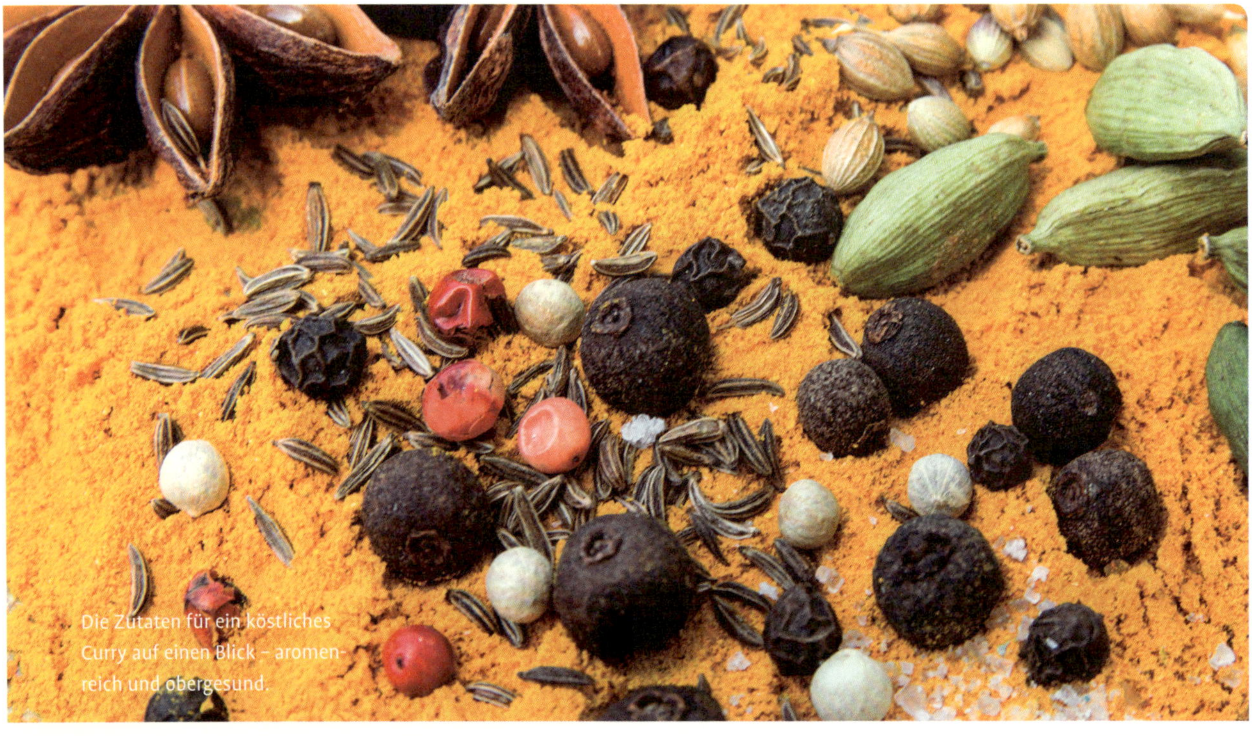

Die Zutaten für ein köstliches Curry auf einen Blick – aromenreich und obergesund.

## *Gelbwurztee-Kur*

*Gelbwurz als Tee? In Indonesien und Indien ist das absolut üblich. Und weil dort regelmäßig Gelbwurztee getrunken wird, gibt es viel weniger Leber- und Galle-Kranke als hier.*

KUR-ANLEITUNG

» 150 g Gelbwurzpulver und etwas Pfeffer oder Chilipulver besorgen.

» Falls Sie die Teemischungen ausprobieren wollen, die weiteren Zutaten kaufen.

» Einen Tee bereiten und vor den Mahlzeiten trinken.

**Teezubereitung:** 1/2 TL (1,3 g) Gelbwurzpulver (oder zerkleinerte Wurzel) mit 1 Tasse kochendem Wasser übergießen, 5 Minuten bedeckt ziehen lassen und abgießen. Mit einer Prise Pfeffer oder Chili würzen, das fördert die Aufnahme und Wirksamkeit von Gelbwurz. Je 1 Tasse vor den Mahlzeiten trinken, auf Wunsch mit Honig gesüßt. Empfehlenswert sind Mischungen mit anderen Bittermitteln oder auch mit Pfefferminze.

**Einzeln gut, im Team noch besser:** Untersuchungen haben gezeigt, dass eine einzelne „Gallepflanze“ eine eher schwache Wirkung auf die Gallensekretion ausübt, dass jedoch eine Kombination mehrerer Gallemittel die Wirkung enorm verstärkt.

**Drei bewährte Galleteemischungen** mit Kurkuma: Mischen Sie 1 TL von einer der drei folgenden Teemischungen mit 1/3 TL Gelbwurz und brühen Sie alles mit 1 Tasse heißem Wasser auf, 10 Minuten ziehen lassen. Für alle drei Mischungen gilt: dreimal täglich 1 Tasse vor den Mahlzeiten trinken.

**Galleteemischung 1:** 10 g Kümmelfrüchte, 20 g Fenchelfrüchte, 30 g Pfefferminzblätter und 40 g Schafgarbenkraut mischen.

**Galleteemischung 2:** Je 30 g Erdrauchkraut und Pfefferminzblätter mit je 20 g Schafgarbenkraut und Ringelblumenblüten mischen.

**Galleteemischung 3:** 20 g Ringelblumenblüten mischen mit je 30 g Rosmarinblätter und Pomeranzenschale und je 10 g Wermutkraut und Lavendelblüten.

## *Gelbwurzpräparate-Kur*

*Einfacher geht es nicht: Ein Präparat in der Apotheke kaufen, und die vielseitigen Eigenschaften der Gelbwurz wirken wohltuend auf meine Verdauung.*

KUR-ANLEITUNG

» Besorgen Sie sich Gelbwurz-Präparate und nehmen diese laut Packungsbeilage ein, mindestens 4 Wochen lang.

**WENN DIE GALLE UNTERSTÜTZUNG BRAUCHT**

Von der Gelbwurz profitieren vor allem diejenigen, die Verdauungsstörungen aufgrund verminderter Gallenproduktion oder krampfartige Beschwerden im Bereich der Gallenwege, Gallenblase oder im Magen-Darm-Trakt haben. Gelbwurz hilft außerdem Menschen, die unter einer Fettunverträglichkeit leiden oder nach Entfernung der Gallenblase Probleme haben.

# Noch mehr Pflege für Leber und Galle

*Leberpflege hat viel mit dem Essen zu tun. Darum genießen Sie einfach bewusst, es zahlt sich aus und belohnt Sie mit einem guten Körpergefühl!*

## 1: Lebergesund essen

*Was tut meiner Leber gut?* So wenig Gifte wie möglich zu sich nehmen, vor allem an Alkohol oder Medikamenten, und Vorsicht auch mit Fetten. Bei Leberproblemen heißt die Devise: Eher zu wenig als zu viel speisen und eine ausgewogene reizarme, leichte Vollwerternährung bevorzugen. Ein Sprichwort sagt: „Der Mensch lebt von einem Drittel der verzehrten Nahrung, von den restlichen zwei Dritteln lebt der Arzt."
War es doch einmal zu viel des Guten, hilft **Saftfasten** einmal pro Woche. Das ist wie ein „Urlaubstag" für die Leber: Einen ganzen Tag nur Karotten- oder Rote-Beete-Saft trinken oder rohe geriebene Äpfel essen.

Aus der Gemüsekiste gibt es **Schwarzrettich**, aus der Wildkräuterküche **Löwenzahn** – beide sind galletreibend. Aus dem Garten kommen krampflösende **Pfefferminze**, bitterwürzige **Schafgarbe**, **Rosmarin** und **Wermut**, leberschützende **Artischocke** und viele weitere bittere Gewürze, die die Verdauung unterstützen.

Zum Schluss das leberschützende Dessert: Der **Granatapfel** ist eine paradiesische Frucht und ein wahrer Antioxidantien-Cocktail; er unterstützt die Leber in ihrer Entgiftungsaktivität, schützt die Leberzellen vor dem Angriff freier Radikale und beugt zudem erhöhten Blutfettwerten vor. Genießen Sie die Frucht selbst, den Fruchtsaft, oder Granatapfelsaft-Extrakt in Kapselform aus der Apotheke.

*Bei der Galle* spielt die Ernährung ebenfalls eine wichtige Rolle. Genießen Sie Fettes maßvoll und bevorzugen Sie Pflanzenöle. Meiden Sie schwere Mahlzeiten, hartgekochte Eier und blähungsfördernde Nahrung wie Kohl oder Hülsenfrüchte. Gegen Blähungen könnten Sie Kümmel, Fenchel oder Anis zerstoßen, über das Essen streuen, kurz mitkochen oder als Tee trinken.

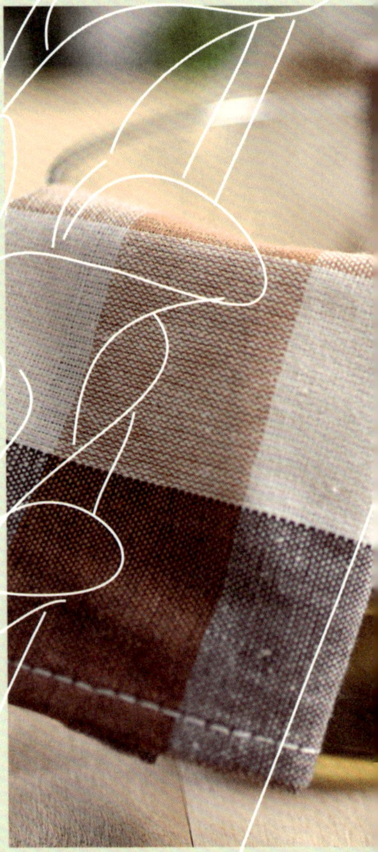

## 2: Die Frühjahrskur

Zur Pflege Ihrer Leber gehört auf alle Fälle die **Frühjahrskur**, deren Variationen ab Seite 21 beschrieben sind, denn sie unterstützt das Entgiftungsorgan am besten.

## 3: Erdrauch bei „Diätsünden“

*Erdrauch (Fumaria officinalis)* ist eine Pflanze, die ideal zur Vorsorge im Bereich der Leber und Galle geeignet ist. Ein Tee daraus reguliert die Gallensaftproduktion und gleicht aus: Bei geringer Gallensekretion wirkt er steigernd, bei zu starker Gallebildung hemmend.
Wenn Feste anstehen wie Weihnachten, sollten Sie Erdrauch im Haus haben und den Tee vor dem Fest und auch danach trinken. Sie können ihn vorbeugend einsetzen, aber auch, wenn Sie das üppige Essen schon spüren. Außerdem wirkt Erdrauch speziell auf den oberen Verdauungstrakt und bei krampfartigen Gallebeschwerden entzündungshemmend und krampflösend. Die Pflanze senkt erhöhte Cholesterinwerte und besitzt zudem stoffwechselfördernde Eigenschaften, die bei Hautleiden zum Tragen kommen.

*Für einen Galletee* überbrühen Sie 1 EL Erdrauchkraut mit ¼ l heißem Wasser, nach 10 Minuten abfiltern und ungesüßt trinken. Auf Wunsch mit beruhigender Melisse, Kamille oder mit brechreizlindernder Pfefferminze mischen, das schmeckt auch besser!

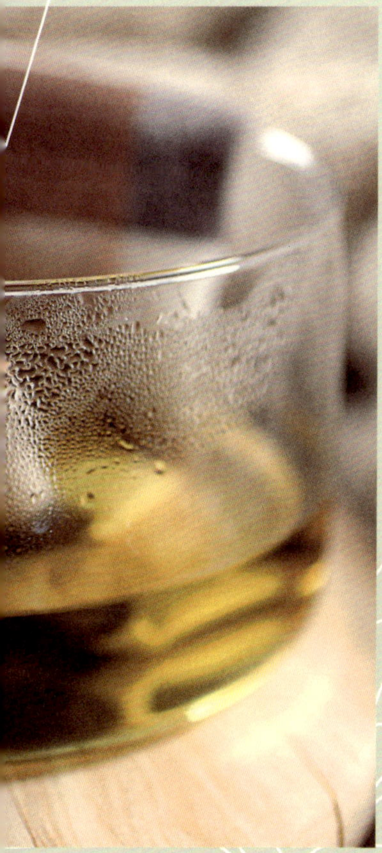

Ein heißer Leberwickel tut gut, das wurde sogar in Studien nachgewiesen.

## 4: Der Leberwickel

*Ein Schafgarben-Leberwickel* fördert die Verdauung, lindert Völlegefühl, hilft bei schmerzhaftem Blähbauch und unterstützt die Leber beim Entgiften. Diese Anwendung ist unglaublich wohltuend und rasch spürbar. Wann immer Sie Magendrücken haben, entgiften oder einfach der Leber etwas Gutes tun wollen, legen Sie einen Leberwickel an (auch mit warmen gekochten Kartoffeln möglich, siehe Bauernfango Seite 101).

So wird er zubereitet:

- 4 EL Schafgarbenkraut mit 1 l heißem, nicht mehr kochendem Wasser übergießen, 10 Minuten ziehen lassen und durch ein Sieb in eine Schüssel abgießen.
- Ein Küchentuch oder eine Stoffwindel hineinlegen und mit dem Schafgarbensud tränken. Das Tuch schnell und fest auswringen (je heißer und trockener der Wickel, desto wirksamer!), auf die Lebergegend am rechten Oberbauch legen und mit einem trockenen Frotteetuch bedecken.
- Einen Wollschal fest darumwickeln, damit keine „Kältebrücke“ entsteht und auf Wunsch noch eine Wärmeflasche darauflegen. Mit dem Wickel ½ Stunde lang ruhen, dann den Wickel abnehmen, mit dem Wollschal die Lebergegend noch warm halten und ½ Stunde nachruhen.

**BITTE BEACHTEN**
Heiße Auflagen nicht bei Gallenblasenentzündung anwenden.

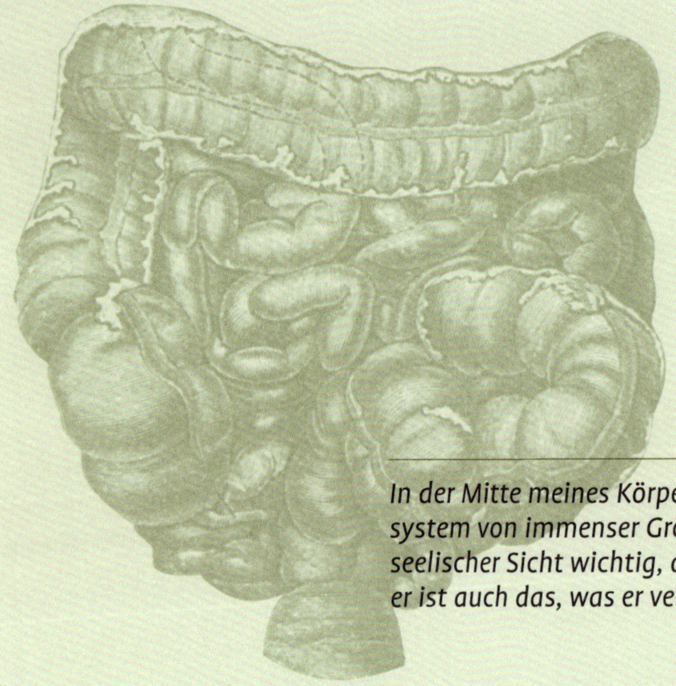

# Der Darm

**In der Mitte meines Körpers befindet sich so etwas wie ein Rohrsystem von immenser Größe: der Darm. Er ist aus körperlicher und seelischer Sicht wichtig, denn „der Mensch ist, was er isst" – und er ist auch das, was er verdaut.**

***Den Darm pflegen heißt:***

*» Dafür zu sorgen, dass die Nährstoffe, die ich esse, auch gut ins Blut aufgenommen werden und für meinen Körper bereit stehen.*
*» Gesund und abwehrstark bleiben als Voraussetzung für ein intaktes Immunsystem.*
*» Ausgeglichen zu sein, denn ein gesunder Darm sorgt für genügend Serotonin.*

## Seine Aufgaben

### VERDAUEN

Der Darm ist eine Art Tunnel und in Bezug auf die Ernährung „Außenwelt". Denn alles, was sich im Darm befindet, hat der Körper noch nicht zu seiner Verfügung. Es muss erst in den Körper aufgenommen werden.
Die Verdauungsorgane arbeiten im Team: Was der Magen mit Säure vermengt, gewalkt und zur Verdauung vorbereitet hat, verarbeitet der 5 m lange **Dünndarm** weiter auf seiner bis 500 $m^2$ riesigen, gefältelten Darmwand. Der Dünndarm durchsaftet den Speisebrei, vermengt ihn mit Enzymen aus Galle und Bauchspeicheldrüse und spaltet die großen Bestandteile so, dass sie ins Blut aufgenommen werden können. Kleine Kohlehydrat-Moleküle wie Traubenzucker gelangen sofort und unverändert ins Blut, Fette brauchen am längsten. Der 1,50 m lange **Dickdarm** dickt die unverdaulichen Reste wieder ein, indem er Flüssigkeit zusammen mit Mineralsalzen in die Blutbahn zurückgibt. Den „dicken Rest" mit Abfallprodukten aus dem Dünndarm versetzt er mit Schleim, um einen weichen Abtransport zu garantieren. 8 m und 1–2 Tage später kommt der unbrauchbare Teil der Nahrung am unteren Ende, dem After, wieder heraus.

### FEINDE ABWEHREN

Der Darm ist mein größtes Immunorgan: 70 % des Immunsystems sitzen dort! Sinnvoll eingerichtet, denn schließlich hat er den größten Kontakt zur Außenwelt und muss auf seiner riesigen Oberfläche dafür sorgen, dass krank machende Keime, allergie-auslösende Nahrungsbestandteile und Gifte nicht in den Körper eindringen können. Damit der Darm dieser schwierigen Aufgabe nachkommen kann – Nährstoffe sollen in den

Körper gelangen, Giftstoffe und Krankheitserreger aber nicht – gibt es Abwehrbarrieren: die **Darmwand** selbst, die **körpereigenen Abwehrzellen,** die an der ständigen „Verteidigung" des Körpers beteiligt sind, und die **Darmflora,** die vor feindlichen Übergriffen schützt. Die **Bakterien** dieser physiologischen Darmflora leben in Symbiose mit dem Menschen: Einerseits ernähren sie sich von unserem Darminhalt, andererseits nutzen wir sie, indem sie uns als natürliche Barriere dienen. Manche Bakterien bilden keimtötende oder -hemmende Substanzen, die sich positiv auf die normale Darmfunktion auswirken und für das richtige pH-Milieu sorgen. Andere sind eine Art „Trainingspartner" und aktivieren das darmspezifische Immunsystem, oder sie bilden Vitamine wie Vitamin K, B2, B12, Folsäure und Biotin.

### DER DARM DENKT UND FÜHLT

Der Bauch erzählt dem Kopf Geschichten. Tatsächlich sitzt ein Teil unseres Gehirns „im Darm": Dieses „Bauchhirn" oder enterische Nervensystem, wie es medizinisch heißt, reicht von der Speiseröhre bis zum Darmausgang und besitzt die gleichen Zelltypen, Botenstoffe und Andockstationen (Rezeptoren) wie das zentrale Nervensystem.

Der identische Zell- und Molekülaufbau von Kopf und Bauchhirn erklärt, warum psychisch wirkende Medikamente auch auf den Darm wirken und so zum Beispiel Antidepressiva zu Durchfall oder Verstopfung führen.

Wussten Sie, dass psychoaktive Stoffe wie Serotonin, Dopamin, Noradrenalin oder Opiate vor allem aus dem Bauchhirn ausgeschüttet werden? Ja, das Bauchhirn kann sogar Erinnerungen speichern! Kein Wunder, dass viele Menschen „mit dem Bauch denken" und sich auf ihr „Bauchgefühl" verlassen.

#### DA FREUT SICH DER DARM

- Ballaststoffreich essen und würzen.
- Keinen oder wenig weißen Zucker und Weißmehl zu sich nehmen.
- Nur wirklich nötige Medikamente einnehmen (Abführmittel, Antibiotika, Hormone usw.).
- Gar nicht oder wenig rauchen und Alkohol trinken.
- Sich keinen Umweltgiften aussetzen.
- Genügend bewegen und trinken (natürlich ist damit kein Alkohol gemeint).

Ein gesunder Darm macht keine Verdauungsbeschwerden. Ist er aber überfordert, können Bauchschmerzen, Völlegefühl, Verstopfung und Abwehrschwäche die Folge sein. Es können sogar Pilzerkrankungen, Nahrungsmittelunverträglichkeiten, Allergien, Kopfschmerzen oder Hautkrankheiten auftreten.

Wer gerne reist, braucht ein starkes Immunsystem – und das sitzt im Bauch.

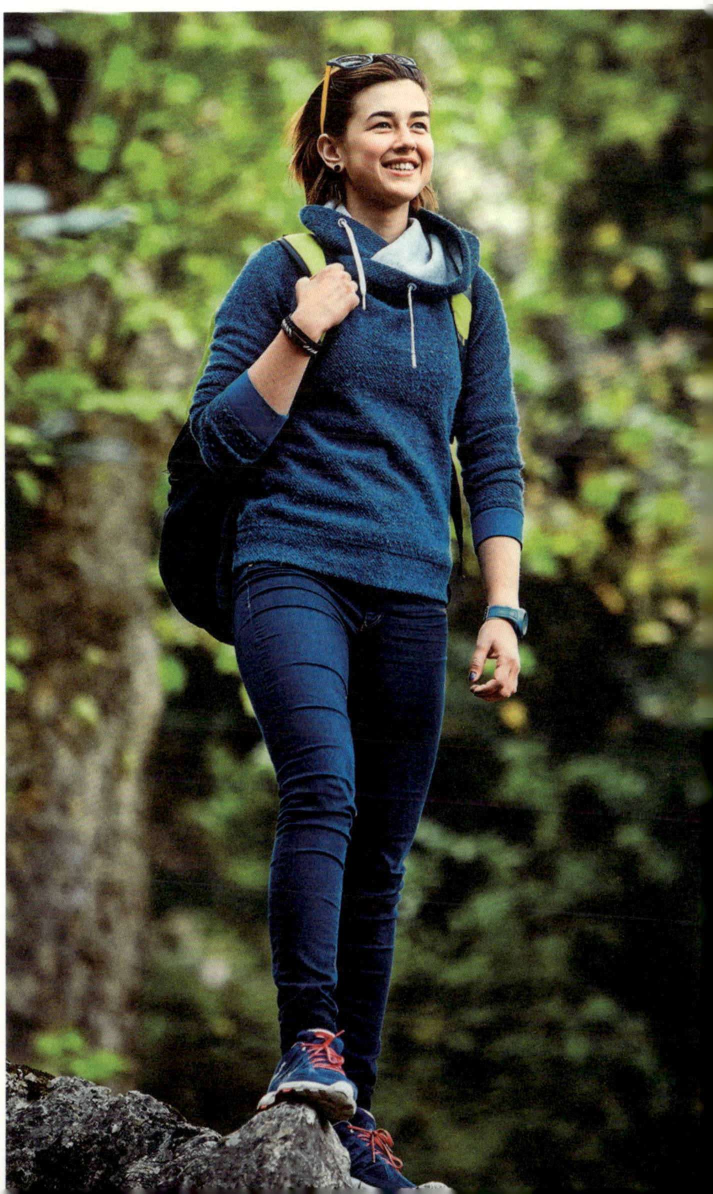

## *Bärlauch für die Flora*

*Mit Bärlauch die Darmflora stärken heißt für mich, mir ein genüssliches Plus an Gesundheit, Wohlbefinden und Abwehrkraft auf den Teller zu holen. Denn Bärlauch ist ein leckeres Wildgemüse.*

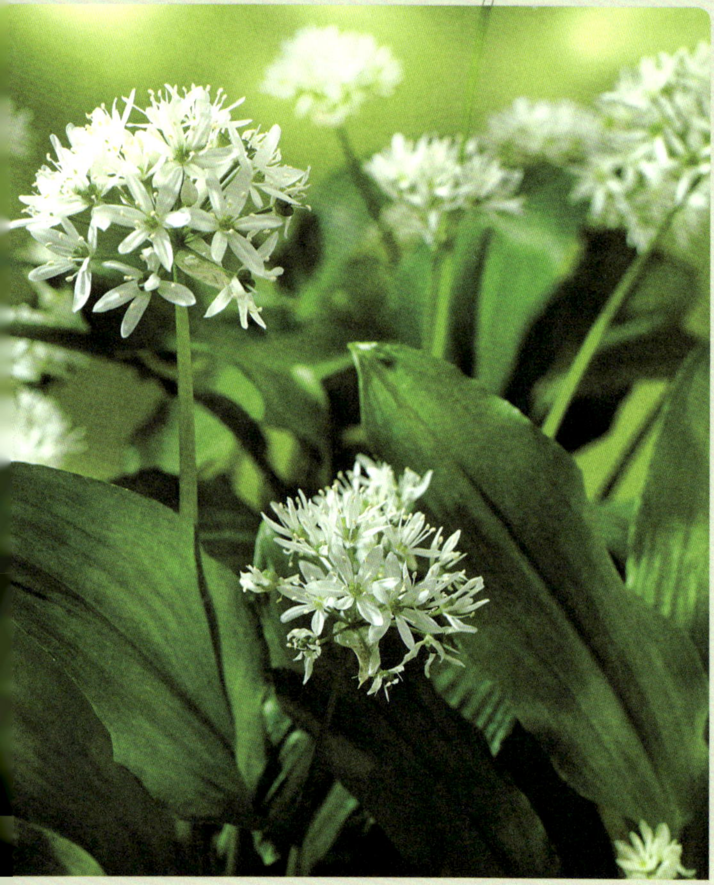

Bärlauch, Allium ursinum

**DIE PFLANZE:**
Das Lauchgewächs aus Europa und Teilen Asiens wächst vor allem in feuchten Buchenwäldern. Wo es gedeiht, wächst es massenhaft.

**NÜTZLICHE TEILE:**
In erster Linie Blätter. Für die Küche auch Stängel, Knospen, Blüten, junge Früchte und Zwiebeln (im Herbst).

**DAS IST DRIN:**
Ätherische Öle und Schwefelverbindungen (Allicin), viel Vitamin C, B1 und B2, Mineralien und Spurenelemente (Eisen, Kalium, Kalzium, Schwefel, Magnesium, Mangan, Selen, Phosphor).

**SO WIRKT SIE:**
Das Besondere an Bärlauch ist, dass er heilsame Medizin und ein köstlich nach Knoblauch duftendes Wildgemüse zugleich ist – so schmeckt Gesundheit!
Regt Stoffwechsel und Gallebildung an und fördert die Verdauung. Wirkt harntreibend, cholesterin- und blutdrucksenkend, bei Bronchitis bronchienentspannend und keimhemmend. Lindert chronische, stoffwechselbedingte Hauterkrankungen, entspannt und fördert den Schlaf. Zur Vorbeugung und Begleittherapie bei Bluthochdruck, Arteriosklerose, erhöhten Cholesterinwerten. Erhöht die Strömungsgeschwindigkeit der roten Blutkörperchen, das steigert die Blutzirkulation, lässt Stoffwechselabfallprodukte und Toxine besser abtransportieren und hilft somit, schneller zu entgiften. In der Volksheilkunde wird Bärlauch zur entgiftenden Frühjahrskur eingesetzt, einer sogenannten Blutreinigungskur.

**TAGESDOSIS:** etwa 15 Blätter.

**BITTE BEACHTEN**
Ein niedriger Blutdruck könnte noch mehr absinken. Magen-Darm-Beschwerden sind möglich, selten allergische Reaktionen.

### WIRKUNG AUF DEN DARM

Eine Bärlauch-Darmkur stärkt die Darmflora und macht den Darm widerstandsfähiger gegen bakteriell belastete Nahrungsmittel. Sie ist sinnvoll nach einer Darmgrippe und auch gut zur Prophylaxe von Durchfallerkrankungen, zum Beispiel vor einer Reise in Länder, bei denen die Gefahr von Darminfektionen erhöht ist. Das kommt mir, die ich gerne reise, sehr zugute. Organpflege heißt eben vorbeugen!

» Bärlauch verbessert die Aufspaltung der Nahrung und ihre Aufnahme in den Körper. So beugt er Gärungs- und Fäulnisprozessen mit Blähungen und Krämpfen vor.
» Bärlauch hält die Darmflora gesund, denn das Allicin im Bärlauch wirkt gegen Bakterien, Viren, Pilze und Würmer. Aber ganz spezifisch: Es reduziert unerwünschte Keime und fördert die nützlichen Darmbakterien – eine wichtige Voraussetzung auch für die Wiederbesiedlung der Darmflora mit gesunden Bakterien nach einer Krankheit.

**Darmpflege mit Bärlauch** schmeckt einfach gut und lockt hinaus ins Freie, denn frische zarte Bärlauchblätter sind am gesündesten, und die gibt es nur kurze Zeit im Frühjahr: von Februar bis Mai. Bärlauch also am besten frisch genießen; eingefroren oder getrocknet verliert er viel von seinem Geschmack und auch von seiner Heilkraft. Übrigens meine liebste Bärlauchkur im Frühjahr heißt 4 Wochen lang Bärlauch essen! Auch wenn ich viel arbeite, einmal am Tag setze ich dann die Füße vor die Tür, nehme das Fahrrad oder die Straßenbahn und suche gezielt meine Sammelplätze auf. Ich habe einen Korb oder eine Leinentasche dabei, Küchenpapier und ein Messer und los geht's: Eine Handvoll Bärlauchblätter sind schnell geschnitten, auch zwei oder drei Handvoll für den Vorrat, falls ich in den nächsten Tagen keine Zeit zum Sammeln haben sollte. In diesem Fall wickle ich die restlichen Blätter wie Spargel in feuchtes Küchenpapier ein und bewahre sie im Kühlschrank auf.

### SELBER SAMMELN ODER KAUFEN

» Ganz eindeutig: Bärlauch können Sie selber sammeln. Nur bitte darauf achten, dass Sie seine Blätter keinesfalls mit den giftigen Blättern des Maiglöckchens, des jungen Aronstabs oder der Herbstzeitlose verwechseln! Im Freiburger Raum spitzeln erste Bärlauchblätter schon im Februar durch letzte Schneereste. Je nachdem, wo Sie wohnen, müssen Sie Ihre Bärlauch-Darmkur im März, April oder Mai durchführen. Denn Bärlauch sollten Sie möglichst frisch verwenden, um seine volle Wirkkraft zu erhalten.
» Nicht jeder kann oder möchte sammeln, nicht überall gedeiht Bärlauch – kein Grund, auf diese großartige Kur zu verzichten! Seitdem Bärlauch „in" ist, er in Edelrestaurants angeboten wird und es unendlich viele Kochrezepte gibt, ja ganze Bärlauchfestivals, wird er auch auf Märkten und Naturkostläden angeboten. Haben Sie also keine Zeit zum Sammeln, kennen sich nicht aus oder Ihr Frühlingswald ist zu weit entfernt – kaufen Sie Bärlauchblätter.
» Mittlerweile bekommen Sie im Reformhaus, Naturkostladen oder Apotheke auch Bärlauchpräparate: Frischblatt-Tabletten oder -Kapseln, Granulat, Tropfen oder Frischpflanzensäfte. Machen Sie einfach damit Ihre vier- bis sechswöchige Kur; schauen Sie wegen der Dosierung auf die Packungsanweisung.
» Das Praktische: Sie können sämtliche Varianten miteinander kombinieren. Wann immer Sie in Ihrer Vier-Wochen-Kur Zeit und Lust haben, sammeln und kochen Sie und legen Sie Vorräte an. Und für die Tage, an denen das nicht geht, greifen Sie einfach zu Präparaten. So mache ich es auch, ich habe dann immer ein Präparat vorrätig. Hauptsache: täglich Bärlauch!

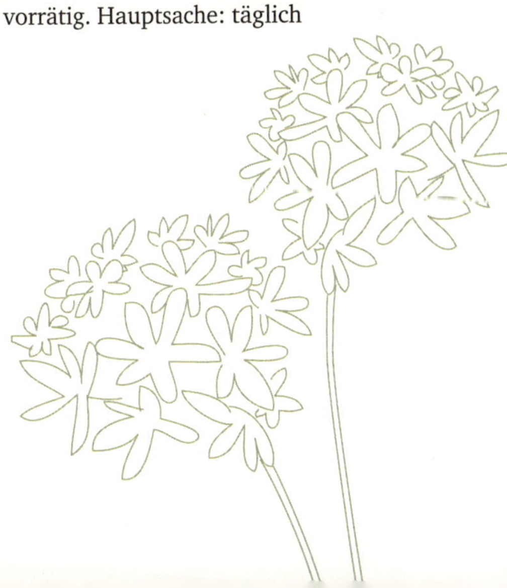

## *Flohsamen als wirksame Darmtrainer*

*Flohsamen sind wahre Fitnesstrainer für den Darm. Sie helfen bei der Darmkrebsvorsorge und sind Appetitzügler, Cholesterinsenker und Immunsystem-Polizei in einem. Welche Kraft doch in solch winzigkleinen Sämlein steckt!*

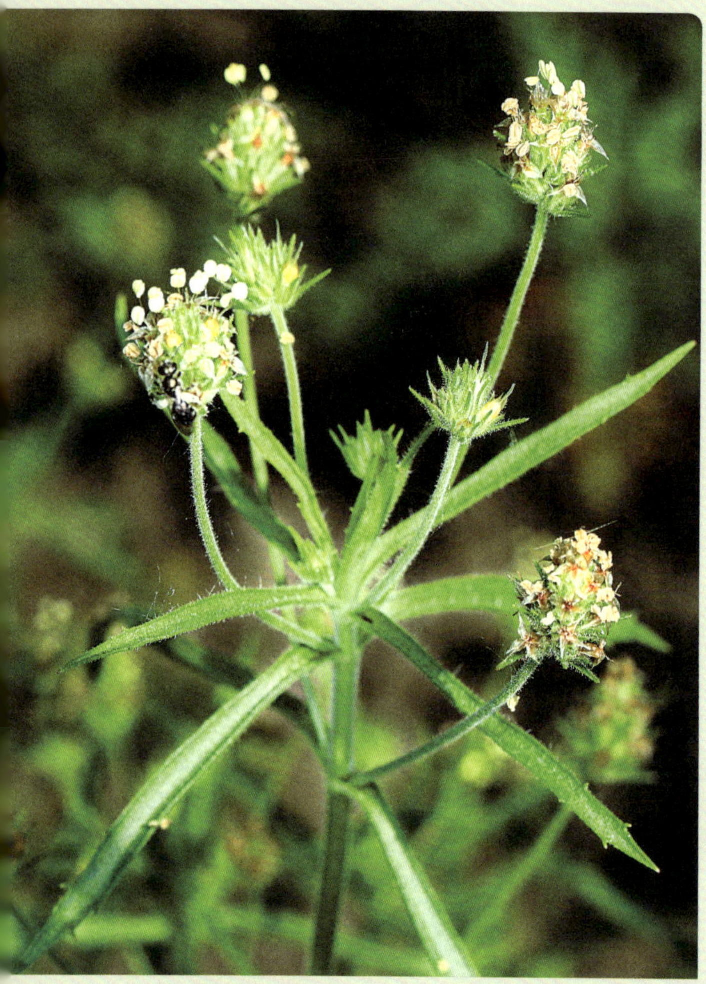

Flohkraut, Flohsamen,
Plantago ovata, Plantago indica

DIE PFLANZE:
Ein Wegerichgewächs aus Süd- und Mitteleuropa, Afrika und Westasien, auf Acker- und Wegesrändern. Entwickelt winzig kleine floh-ähnliche Samen, bei denen die Samenschalen wie ein Floh vom Samen weghüpfen, wenn man sie ernten und die Schale entfernen möchte.

NÜTZLICHE TEILE:
Samen und Samenschale.

DAS IST DRIN:
Schleimhaltige Ballaststoffe (unverdauliche Kohlenhydrate), die mit Wasser zusammen aufquellen und ein Gel bilden.

SO WIRKT SIE:
Flohsamen binden überschüssige Flüssigkeit, Fette, Bakterien sowie Gifte und wirken entzündungshemmend, reizlindernd und schleimhautschützend auf den Darm.
**Mit viel Flüssigkeit eingenommen:** gegen Verstopfung (auch in der Schwangerschaft!); der Erfolg setzt nach 1–4 Wochen ein. Aber Achtung: Wer zu wenig zusätzlich trinkt, verstärkt damit die Verstopfung, weil Flohsamen Wasser bindet. Im Extremfall könnte der Darminhalt streckenweise „verklumpen“ und es zum Darmverschluss kommen.
**Mit wenig Flüssigkeit:** gegen Durchfall.
Senken erhöhte Blutfettwerte (in Studien sank der Gesamtcholesterinwert nach 8 Wochen Therapie um 10 %). Unterstützen das Abnehmen. Diabetiker können nach Rücksprache mit dem Arzt unter Umständen ihre Insulindosis verringern.

TAGESDOSIS:
12–40 g (1 TL=5 g) Flohsamen oder 10–20 g Flohsamenschalen.

BITTE BEACHTEN
Vorübergehend sind Blähungen möglich, bis sich die Darmflora umgestellt hat. Nicht anwenden bei Verengungen oder Tumoren im Magen-Darmbereich.

### WIRKUNG AUF DEN DARM

Eine Flohsamen-Darmkur ist so vielseitig vorbeugend, dass ich regelmäßig darauf zurückgreife. Nicht nur weil Flohsamen wirksame „Darmtrainer" sind, sondern weil mein Darm auf diese Weise weniger schädlichen Substanzen ausgesetzt ist. Dass Flohsamen auch eine Appetitbremse ist, nehme ich als Zusatzgeschenk gerne an.

» Wer wie ich regelmäßig eine Frühjahrskur (siehe Seite 21) durchführt, mit der die Stoffwechsel- und Entgiftungsfunktionen des Körpers angeregt werden, muss auch über den Darm entgiften. Denn die in Lösung gebrachten Schadstoffe müssen ausgeschieden werden, damit sich weder Fäulnisstoffe und Gase ansammeln noch die gelösten Gifte im Enddarm doch wieder in den Körper gelangen. Also binde ich die Schadstoffe im Darm mithilfe der Flohsamen und sorge zusammen mit der angeregten Darmbewegung dafür, dass sie auch schnell aus dem Körper ausgeschieden werden. Das bringt zudem die erlahmte Verdauung nach der Winterzeit wieder in Schwung.

» Flohsamen ist meine Darmkrebsvorsorge, denn auch krebserregende Verdauungs-Endprodukte werden dann im Darm gebunden und schneller ausgeschieden. Damit wird die Darmschleimhaut vor Reizungen geschützt.

» Flohsamen führen bei Fastenkuren zu einem schnellen, lang anhaltenden Sättigungsgefühl. Sie werden vom Körper nicht aufgenommen, machen also nicht dick. Sondern sie werden als Komplex gebunden ausgeschieden mitsamt ihren „blinden Passagieren", den schädlichen Stoffen. Sie helfen dabei, Gewicht zu verlieren oder das gewünschte Gewicht zu halten. Sie sind also eine Art natürlicher **Appetitzügler** mit null Kalorien. Das ist im Frühjahr ein durchaus wünschenswerter Nebeneffekt.

» Weil Flohsamen das Wachstum darmfreundlicher Bakterien unterstützen, **sanieren sie auch die Darmflora.**

**Darmpflege mit Flohsamen** ist praktisch und unkompliziert. Ich kaufe entsprechende Präparate und nehme sie ein. Nach einer kurzen Eingewöhnungszeit (zu Beginn kann es zu leichten Blähungen kommen) geht es mir richtig gut!

**MEIN SPEZIALTIPP**

Flohsamen sind ideal für die Reiseapotheke, weil sie so vielseitig wirksam sind.

### SELBER SAMMELN ODER KAUFEN

» Natürlich können Sie Flohsamen in Ihrem Garten anbauen – die Pflanze liebt einen sonnigen Platz und mäßig trockenen, etwas nährstoffreichen und durchlässigen Boden. Jedoch ist die Ernte sehr aufwendig, weil die Samen so klein sind.

» Einfacher ist, Sie kaufen Flohsamen in der Apotheke, wo vielerlei Präparate angeboten werden.

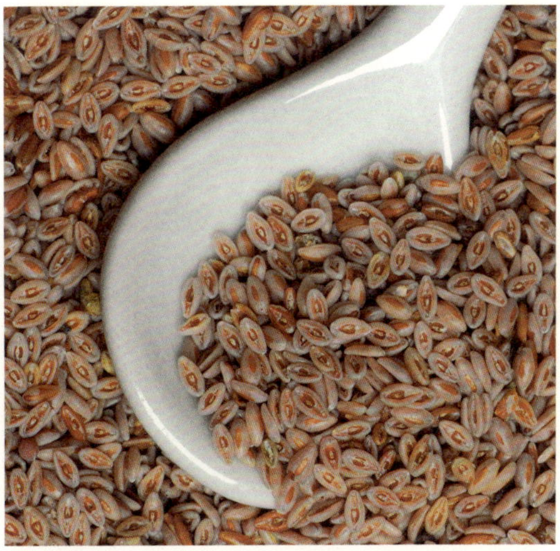

Hier steckt große Heilkraft in klitzekleinen Samen.

**WICHTIG**

Unbedingt viel Flüssigkeit dazu trinken (Wasser, Tee, verdünnter Saft), außer bei Durchfall. Nehmen Sie 1–2 TL (5–10 g) Flohsamen morgens (und wer möchte auch abends) mit reichlich Flüssigkeit (1–2 Gläser) ein und trinken 2 Gläser zusätzlich nach.

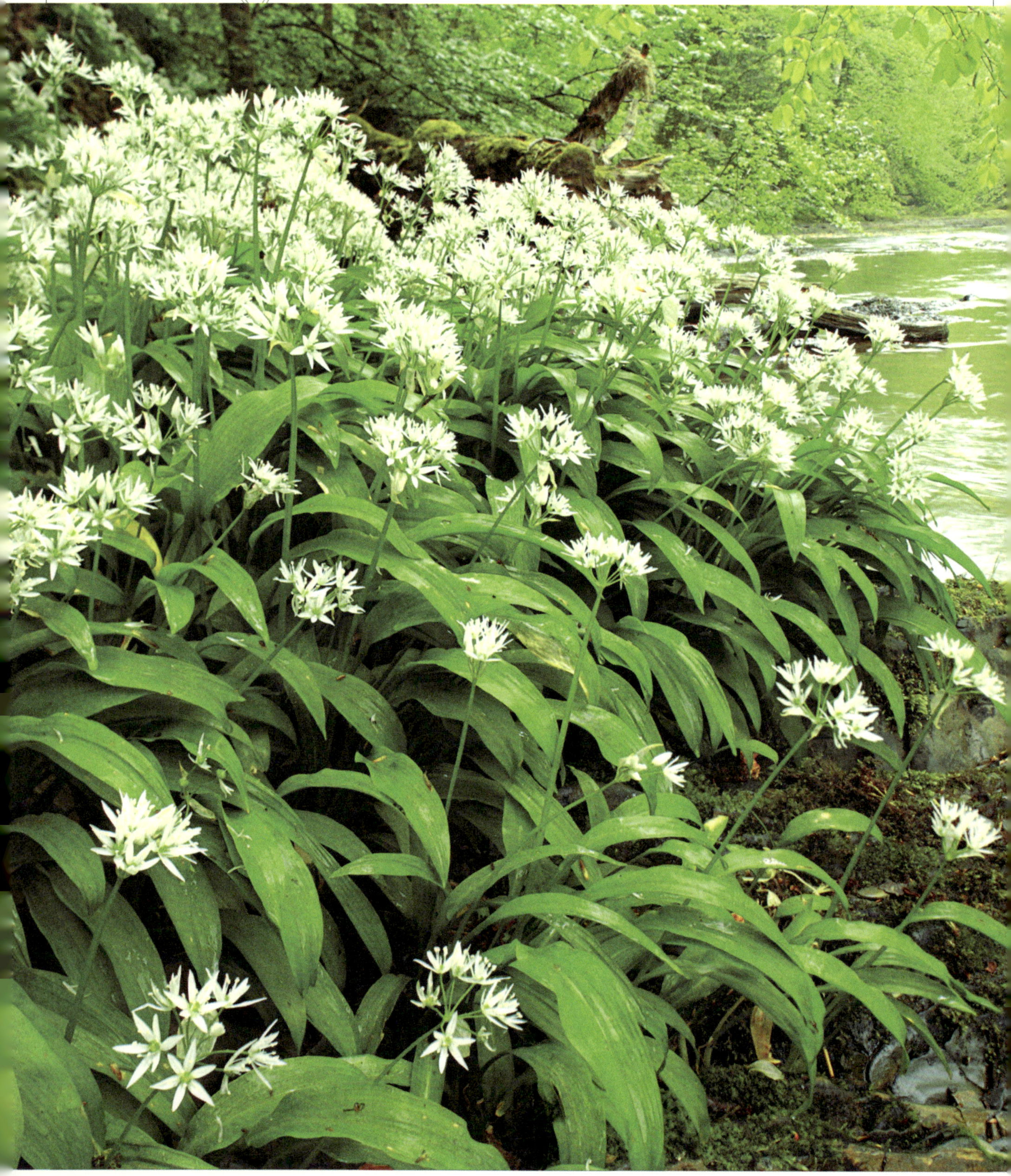

## *Bärlauch-Genuss-Kur*

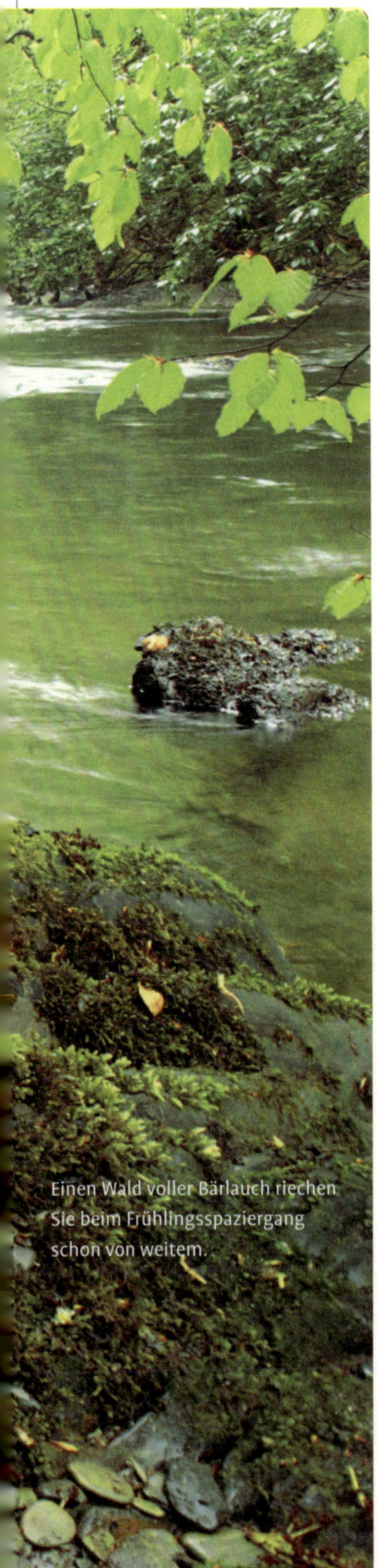

Einen Wald voller Bärlauch riechen Sie beim Frühlingsspaziergang schon von weitem.

*Gut für alle, die gerne selbst sammeln und kochen. Bärlauch lockt hinaus in die Natur – frische Luft und Bewegung gibt's gratis dazu. Bei einer ausgiebigen Kur müssen Sie aber damit rechnen, dass Ihr Atem in dieser Zeit nach Knoblauch „duftet".*

### KUR-ANLEITUNG

- » Täglich frischen Bärlauch sammeln.
- » Etwa 15 Blätter pro Tag genießen.
- » Auswahl an Gerichten treffen und Zutaten einkaufen.
- » Auf Wunsch Vorräte ansetzen: Bärlauchessig, -tinktur, -öl, -paste oder -butter.
- » **Vorschlag zum Zeitsparen:** Samstag bis Dienstag die frischen (gekühlt aufbewahrten) Blätter genießen, Mittwoch bis Freitag zubereitete Vorräte verwenden: Paste, Pesto, Butter; ab der 3. Woche auch Öl, Essig und Tinktur.

**WICHTIG**

Während der Zeit der Bärlauchkur viel trinken, denn Entgiftetes muss auch ausgespült werden können.

### BÄRLAUCH ROH IST WIRKUNG PUR

- » Einfach aufs Butter- oder Käsebrot, in Frischkäse oder Quark.
- » Fein geschnitten Salat oder Gemüse beigeben, über Fleisch- oder Fischgerichte streuen.
- » Zu Kartoffel-, Nudel- oder Reissalat.

### GEKOCHT UND LEIDER WIRKSTOFFÄRMER

Sie können köstlichste Suppen oder Gemüse daraus zubereiten, oder als fein geschnittene Zugabe in Gemüse-, Kartoffel- oder Reisgerichte, in Spätzle-, Nudel- oder Gnocchiteig.

**FAST ALLES IST ESSBAR**

Bis auf die harten Samen können Sie alle Pflanzenteile des Bärlauchs verwenden: Blätter, Stängel, Zwiebeln, Knospen und Blüten und die jungen, noch grünen und weichen Früchte.

### BÄRLAUCH AUF VORRAT

**Bärlauchbutter:** 15–20 Blätter sehr klein schneiden, salzen, 1 TL Zitronensaft dazu, 15 Minuten stehen lassen bis sich Saft gebildet hat. Anschließend unter 250 g weiche Butter mischen. Gut aufs Brot oder Baguette, zu Spaghetti, Gemüse, Fisch, Fleisch.

**Bärlauchöl:** 2 Handvoll klein geschnittene Bärlauchblätter in 1 l Olivenöl geben und 2–3 Wochen ziehen lassen, abgießen. Dieses Öl können Sie beliebig für Speisen verwenden.

**Bärlauchessig:** 1 Handvoll klein geschnittene Bärlauchblätter in 1 l Bio-Apfelessig geben und 2–3 Wochen ziehen lassen, abgießen. 4–6 Wochen lang morgens nüchtern 1–2 EL mit ½ Tasse warmem Wasser vermengt trinken.

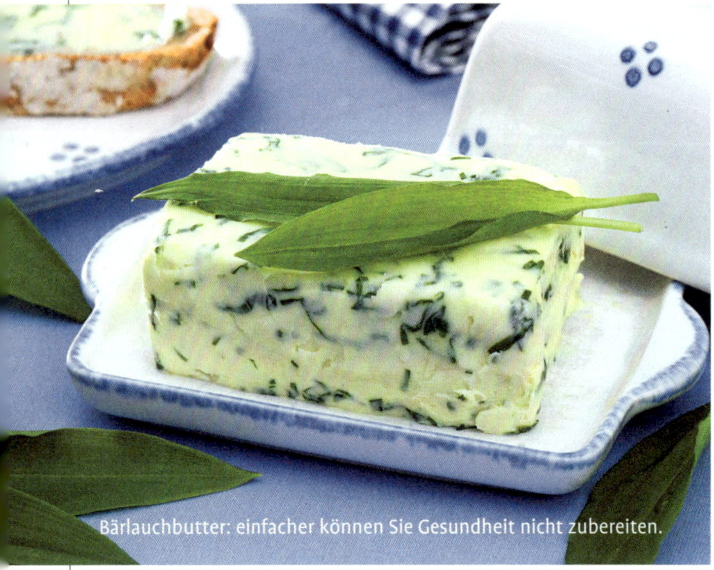

Bärlauchbutter: einfacher können Sie Gesundheit nicht zubereiten.

**Bärlauchpaste:** 100 g frische Bärlauchblätter sehr fein schneiden (nicht pürieren) und mit 150 ml kaltgepresstem Olivenöl vermengen, mit Salz abschmecken. Mit einer Schicht Olivenöl bedeckt bleibt es im Kühlschrank ½ Jahr haltbar. Wenn Sie später portionsweise Sonnenblumenkerne, etwas Saft oder Schale einer Zitrone und geriebenen Parmesankäse dazugeben, haben Sie ein wundervolles **Pesto**.

**Bärlauchtinktur:** Ein helles Schraubglas randvoll mit frischen, klein geschnittenen Blättern füllen und mit 45%igem Weingeist auffüllen. 2–3 Wochen lang stehen lassen, danach in dunkle Tropffläschchen abfiltrieren. Dreimal täglich 20 Tropfen 4–6 Wochen lang einnehmen.

**Bärlauch-Frischpresssaft:** Vor allem die saftigen Blattstängel lassen sich gut entsaften, zum Beispiel mit der Knoblauchpresse (oder siehe Seite 17).

**MEIN TIPP FÜR FRISCHE HÄNDE**

Um anhaftenden Knoblauchduft zu entfernen, die befeuchteten Hände mit reichlich Salz bestreuen; wie Seife in die Hände einreiben und abwaschen.

---

## *Bärlauch-Kur für Wochenendaktive*

*Sie wollen am Wochenende selbst Bärlauch sammeln gehen und daraus etwas zubereiten? Vorteil dieser Kurz-Kur ist: der typische „Duft“ bleibt auf 3 Tage begrenzt.*

KUR-ANLEITUNG

- » Am Wochenende eine größere Portion frischen Bärlauch sammeln.
- » Auswahl an Gerichten treffen und entsprechend einkaufen, zubereiten und genießen.
- » Eine reine Wochenendkur sollten Sie an 6–8 Wochen hintereinander jeweils an den Wochenenden einplanen.

## *Bärlauchpräparate-Kur*

*Praktisch, einfach und zeitsparend: Bärlauchpräparate in Reformhaus, Naturkostladen oder Apotheke kaufen und sich selbst Gutes tun.*

KUR ANLEITUNG

- » Zu Kurbeginn Bärlauchpräparate kaufen.
- » Nach Packungsbeilage 4 Wochen lang einnehmen.

**WENN DER DARM UNTERSTÜTZUNG BRAUCHT**

Bärlauch ist besonders wirksam zur **Darmsanierung** nach einer Behandlung mit Antibiotika oder bei Pilzen im Darm.

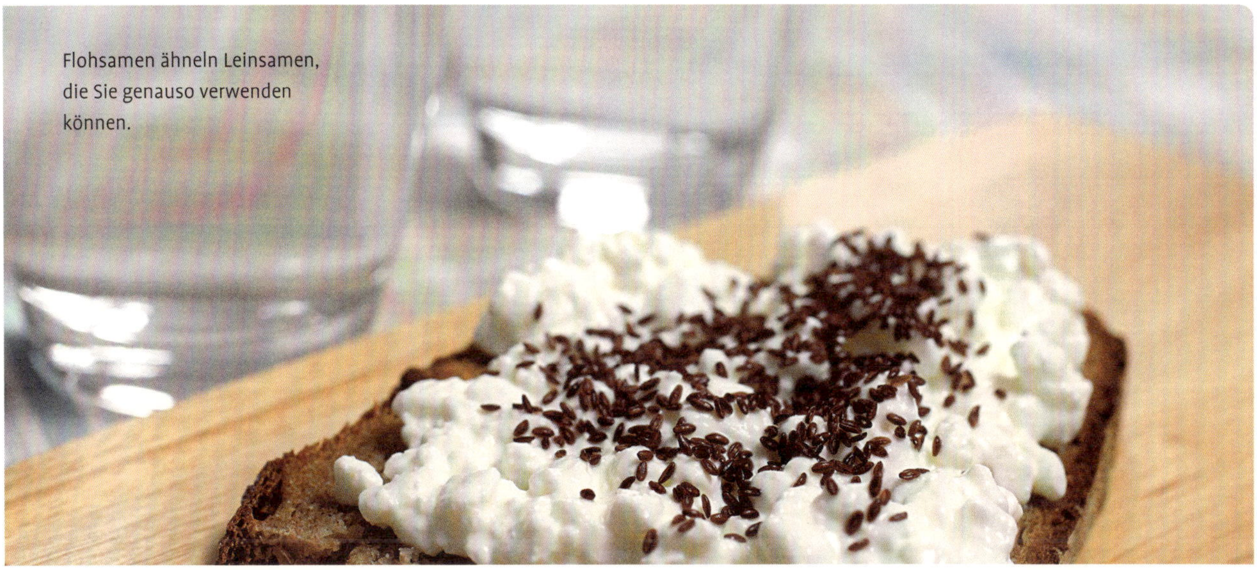

Flohsamen ähneln Leinsamen, die Sie genauso verwenden können.

**WENN DER DARM UNTERSTÜTZUNG BRAUCHT**

Haben Sie **entzündete Magen-Darmschleimhäute**, so legen sich die Flohsamen-Schleimstoffe wie ein Schutzfilm beruhigend darauf und lindern die Entzündung. Selbst bei **chronisch-entzündlichen Darmerkrankungen** wie Morbus Crohn oder Colitis ulcerosa lindern Flohsamen.

Für **Reizdarm**-Patienten mit ihrem Wechsel zwischen Durchfall und Verstopfung sind Flohsamen eine besonders gute Darmpflege: erstens aufgrund seiner reizlindernden Eigenschaft, zweitens wegen seiner flüssigkeitsbindenden Wirkung bei Durchfall und drittens wegen seiner die Peristaltik anregenden Eigenschaft bei Verstopfung.

Mit ihren Schleimstoffen machen Flohsamen den Darminhalt gleitfähiger, deshalb sind sie gut bei **Hämorrhoiden** und ähnlichen Darmproblemen.

## Flohsamenpräparate-Kur

*Es gibt eine große Auswahl guter Fertigpräparate in der Apotheke zu kaufen, sogar leckere Varianten mit Apfel- oder Orangengeschmack. Hier dürfen Sie ganz nach Lust und Laune auswählen.*

KUR-ANLEITUNG

» Flohsamen nach Packungsbeilage anwenden.
» Genügend dazu trinken!

## Flohsamen-Genuss-Kur

*Können Sie drei Gläser Wasser hintereinander trinken? Nein? Dann ist diese Kur genau das Richtige für Sie. Sie wird auch denjenigen gefallen, die nicht gerne Medizin einnehmen.*

KUR-ANLEITUNG

» Flohsamen aufs Brot oder über das Essen streuen, vor allem in Salat, in Joghurt, Suppe oder Saft eingerührt lecker.
» **Wichtig:** die Flohsamen erst direkt vor dem Essen darüber streuen oder einrühren, denn sie gelieren sofort.
» Immer genügend Flüssigkeit (1–2 Gläser Wasser) nachtrinken!

**Floh-Suppe:** 1 TL Flohsamen in 200 ml dünne Suppe einrühren (das verdickt diese) und dazu 1–2 Tassen Wasser trinken.

**Darmgesundheits-Drink:** 1–2 TL Flohsamen in ¼ l Gemüse- oder Fruchtsaft geben, kurz schütteln und sofort trinken; ¼ l Flüssigkeit nachtrinken.

# Wellness für Ihren Darm

*Der Darm ist die Wurzel der Pflanze Mensch, sagt man. Also wenn es dem Darm gut geht, geht es dem ganzen Körper gut.*

### 1: Frühjahrskur

Eine Frühjahrskur (siehe Seite 21) unterstützt die Pflege des Darms. Und wenn die Entgiftung über den Darm gut funktioniert, bedeutet das eine Wohltat für das dort befindliche Immunsystem!

### 2: Ein Apfel am Tag …

*Äpfel sind optimale Darmpflegemittel,* kostbar aber preiswert, überall und immer zu haben und knackig-fruchtig-frisch. **Fein gerieben** kommt ihr Pektin zum Tragen, das Gifte, Krankheitskeime und Cholesterin bindet, die Darmschleimhaut schützt und die Verdauung normalisiert. Äpfel sind nicht nur bei Durchfall gut. Sie wissen schon: „One apple a day keeps the doctor away".

### 3: Entspannung für den Darm

*Leiden Sie öfter unter Blähungen?* Sie sind nicht „tragisch", aber unangenehm. Wenn die Nahrung nicht gut verdaut wird, kommt es zu lästigen und oft schmerzhaften Blähungen, hervorgerufen durch Gärungsprozesse im Darm, die die Leber belasten. Es bilden sich Fäulnisprodukte, die im Dickdarm auf die Dauer zu einer veränderten Darmflora führen, in der sich schädliche Bakterien ausbreiten können.

*Blähungswidrige Heilpflanzen* regen die körpereigene Enzymproduktion an, desinfizieren Zersetzungsprodukte und mindern die weitere Bildung von Gärgiften. Damit lindern oder verhindern sie Blähbauch, Völlegefühl und Gasbildung. Die besten Heilpflanzen für diese Fälle sind **Kümmel-, Fenchel-, Anis- und Koriandersamen.** Sie schmecken und duften gut. Man kann Sie kurz mitkochen, in Soßen einrühren sowie als Tee zubereiten. Immer zuerst die Samen zerstoßen, nur so wird die Heilkraft ihrer Aromen freigesetzt, entweder im Mörser oder zwischen 2 Löffeln.

**Fünf-Winde-Tee:** Je 20 g Fenchel-, Kümmel- und Anissamen, Pfefferminzblätter und Schafgarbenkraut mischen und einen Tee daraus zubereiten.

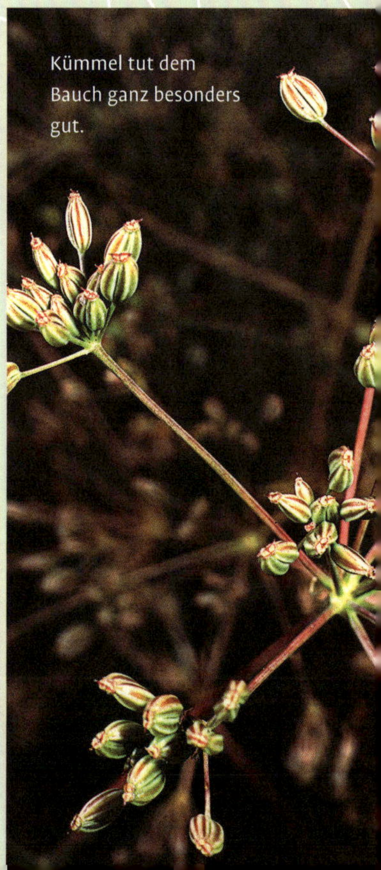

Kümmel tut dem Bauch ganz besonders gut.

## 4: Kümmel ist die Top 1 gegen Blähungen

*Kümmel lindert Blähungen am besten;* würzen Sie Ihre Speisen damit, trinken Sie Kümmeltee oder lassen Sie Kümmel von außen wirken: Einreibungen mit Kümmelöl oder -Salbe tun dem Bauch unglaublich gut!

**Kümmelöl:** 5 EL Kümmelfrüchte mörsern und in 100 ml Olivenöl 3 Wochen stehen lassen, öfter schütteln. Danach abfiltern, dunkel und kühl aufbewahren. Bei Blähungen 1–2 EL Kümmelöl im Verlauf des Dickdarms in die Bauchdecke einmassieren, das heißt im Uhrzeigersinn um den Bauchnabel herum. Das lindert auch Menstruationsschmerzen.

**Schnelle Kümmelsalbe:** 2 EL Butter im Wasserbad schmelzen, 2 TL Kümmelfrüchte vor der Zubereitung fein mahlen und zugeben, 10 Minuten unter Wärmezufuhr rühren (nicht erhitzen!), durch ein Mulltuch drücken und fest werden lassen. Wie Kümmelöl einmassieren.

Egal, ob Sie Öl oder Salbe auf Ihren Bauch gerieben haben, die Region bitte danach mit einem warmen Tuch oder einem vorgewärmten Kirschkernsäckchen warmhalten und die Wirkung im Liegen genießen.

## 5: Meine Gewürzküche

*Gut gewürzte Speisen* sorgen dafür, dass es erst gar nicht zu Verdauungsstörungen kommt. Es ist Vorbeugung der schönsten Art, wenn kräftiges Würzen nicht nur gut schmeckt, sondern die Gesundheit erhält.

**Kümmel, Fenchel und Anis, Dill, Koriander, Kerbel und Petersilie** regen die körpereigene Enzymproduktion und die Verdauung der Kohlenhydrate an; sie beugen somit im Vorfeld Völlegefühl und Blähungen vor. Würzen Sie so oft es geht damit Ihre Speisen.

**Beifuß, Bohnenkraut, Estragon, Rosmarin, Thymian, Salbei und Wermut** unterstützen die Fettverdauung; sie gehören zu den Bittermitteln, die gleichzeitig den ganzen Körper stärken. Trinken Sie 1–2 Schluck Schafgarben- oder Wermuttee vor und nach jedem Essen oder, wer keinen Tee mag, 1 Schluck Bitterelixier einnehmen oder 10–30 Tropfen Pomeranzentinktur (beides aus der Apotheke) ins Essen träufeln.

Die Eiweißverdauung unterstützen Lauchgewächse wie **Knoblauch, Bärlauch, Schnittlauch, Zwiebeln** und Senfgewächse wie **Meerrettich, Kapuzinerkresse, Schwarzrettich, (Brunnen-)Kresse, Senf** oder **Wiesen-Schaumkraut.** Mit ihnen unterbinden Sie Fäulnisprozesse im Darm, und Fäulnisgifte können sich gar nicht erst entwickeln.

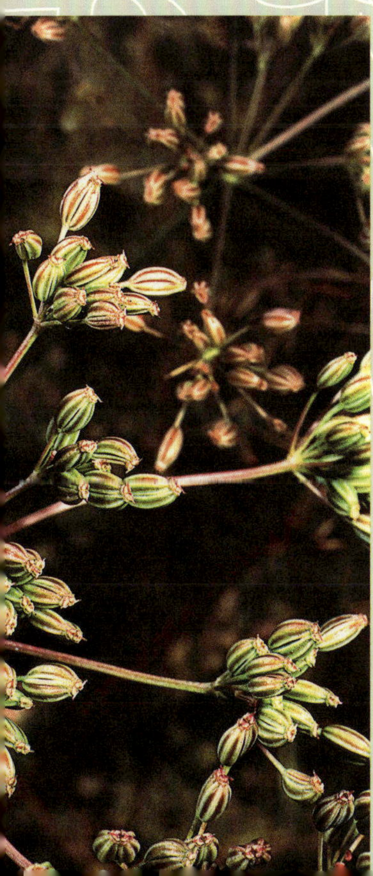

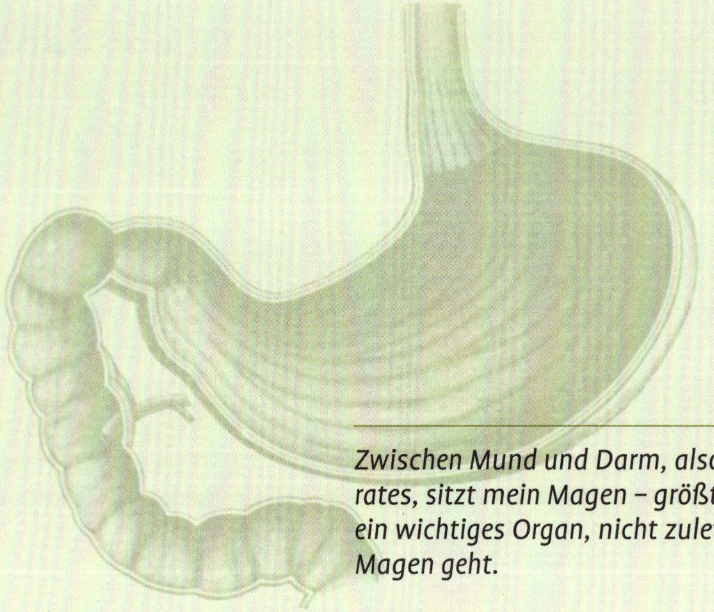

# Der Magen

**_Zwischen Mund und Darm, also in der Mitte des Verdauungsapparates, sitzt mein Magen – größtenteils im linken Oberbauch. Er ist ein wichtiges Organ, nicht zuletzt weil bekanntlich Liebe durch den Magen geht._**

*Den Magen pflegen heißt:*

*» Durch gutes Essen und feine Würze den Körper kräftigen.*

*» Mich vor Sodbrennen und Völlegefühl bewahren.*

*» Mithilfe der Magensäure den Körper vor Keimen schützen.*

*» Ab und zu eine Mahlzeit ausfallen lassen, das macht leicht und befreit.*

## Seine Aufgaben

### DIE VERDAUUNG VORBEREITEN

Gut gekaut ist halb verdaut – das Sprichwort hat recht: Wer kraftvoll mit den Zähnen die Speisen zerkleinert, mischt automatisch enzymhaltigen Speichel dazu. Das Enzym Amylase baut sogleich die Kohlenhydrate im Mund zu Zucker um. Daher schmeckt zum Beispiel lang gekautes Brot süß – probieren Sie es mal aus!
Genauso greifen die Speichelenzyme mit der Nahrung aufgenommene Keime an und wehren so unerwünschte Eindringlinge ab. Die restlichen Krankheitserreger „erledigt" die Magensäure.
Portionsweise geht es nun durch die Speiseröhre Richtung Mageneingang. Der untere Speiseröhren-Schließmuskel öffnet sich kurz, lässt die Speise rein und verschließt sich sofort wieder, damit die Magensäuren nicht die empfindlichen Schleimhäu-

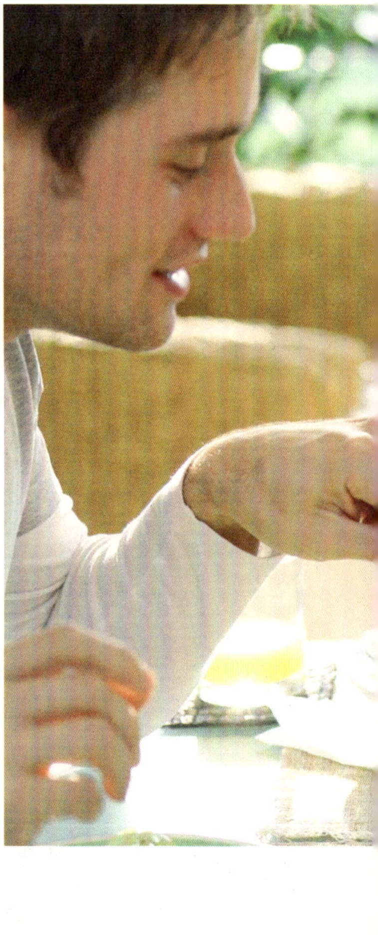

So einfach geht das: Gesund essen und leben schmeichelt dem Magen.

te der Speiseröhre angreifen – wer will schon sauer aufstoßen! Flüssigkeiten rutschen glatt durch, sie kullern wie auf einer Rutschbahn an der „Magenstraße" entlang – da gibt es nichts anzudauen. In der Magenmitte liegt nun der Speisebrei wie in einer Schale und ruft den Magensaft (1–2 l pro Tag) auf den Plan. Die Speisen werden zerkleinert, vermengt, desinfiziert, Sekrete darunter gemischt und schließlich wird der Speisebrei in kleinen Portionen an den Dünndarm weitergeleitet.

### WUNDERWAFFE MAGENSAFT

Der Magensaft ist sauer, salzsäure- sowie enzymhaltig, er desinfiziert meine Nahrung und bekämpft eventuell aufgenommene Krankheitserreger. Er aktiviert Eisen und Vitamin B12, die für die Blutbildung benötigt werden, hilft Eiweiße aufzuspalten und erleichtert die Fettverdauung. 1–7 Stunden bleibt der Speisebrei im Magen, je nachdem ob Sie leichte, also kohlenhydratreiche, oder fette Speisen gegessen haben.

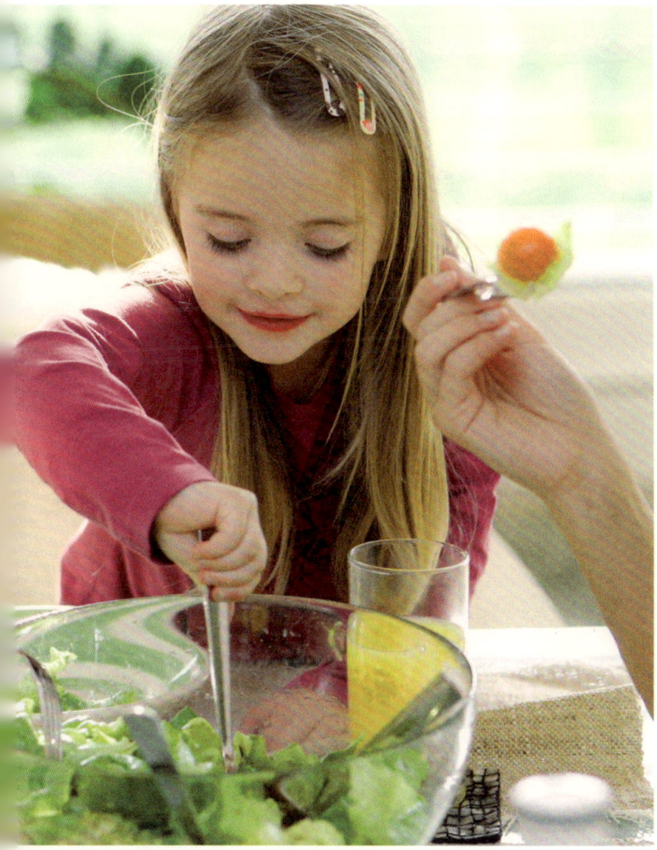

Jetzt geht es dem Magenausgang zu, dem Pförtner. Dieser nimmt seine Aufgabe ernst und lässt immer nur so viel Speisebrei durch, wie der nachfolgende Dünndarm jeweils verarbeiten kann.

### MEIN MAGEN, EIN SENSIBELCHEN

Magensäfte und Speichel werden nicht erst vermehrt gebildet, wenn das Essen schon im Mund oder Magen ist, sondern schon beim Wahrnehmen aromatischer Küchendüfte oder nur beim Denken daran: „Das Wasser läuft im Mund zusammen". Alles nur, um den Magen auf die Nahrungsaufnahme vorzubereiten. Allerdings können auch Stress oder Ärger die Magensaftbildung auslösen, ohne dass sich etwas im Magen befindet. Wenn das über längere Zeit geschieht, schädigt das die Magenschleimhaut: Stress schlägt auf den Magen! Diese Vorgänge werden sensibel gesteuert vom vegetativen Nervensystem.

### EIN SCHUTZ AUS SCHLEIMHAUT

Der Magenschleim, von Zellen der Magenschleimhaut produziert, bildet beim gesunden Magen einen geschlossenen Film, das meinen gesamten Magen von innen auskleidet wie ein samtiges Schutzkleid. Damit schützt er vor dem Angriff aggressiver Salzsäure (aus der Magensäure) und andauenden Enzymen und verhindert auf diese Weise, dass sich der Magen selbst verdaut.

### DA FREUT SICH DER MAGEN

» Gesund essen: Vital- und Ballaststoffe, Gewürze (auch bittere), genügend trinken.
» Sich genügend Zeit lassen beim Essen.
» Nicht zu viel essen: Ein überfüllter Magen ist überfordert mit seinen Aufgaben und hat es im wahrsten Sinne des Wortes schwer.
» Wenig Fettes, Frittiertes, Industriezucker und Weißmehl essen.
» Nicht oder wenig rauchen und Alkohol trinken.
» Seelischen Frust und Trauer nicht „runterschlucken", sondern verarbeiten.
» Leben Sie gesund, damit Ihnen nichts auf den Magen schlägt wie Bauchschmerzen, Völlegefühl, Blähungen, Sodbrennen oder Magenschleimhautentzündung.

## *Süßholz, der Magenschmeichler*

*Süßholz beruhigt die Magenschleimhäute auf genüssliche Art und kleidet sie wie ein Samt- und Seidenteppich schützend aus – das ist nicht nur etwas für Lakritzfreunde!*

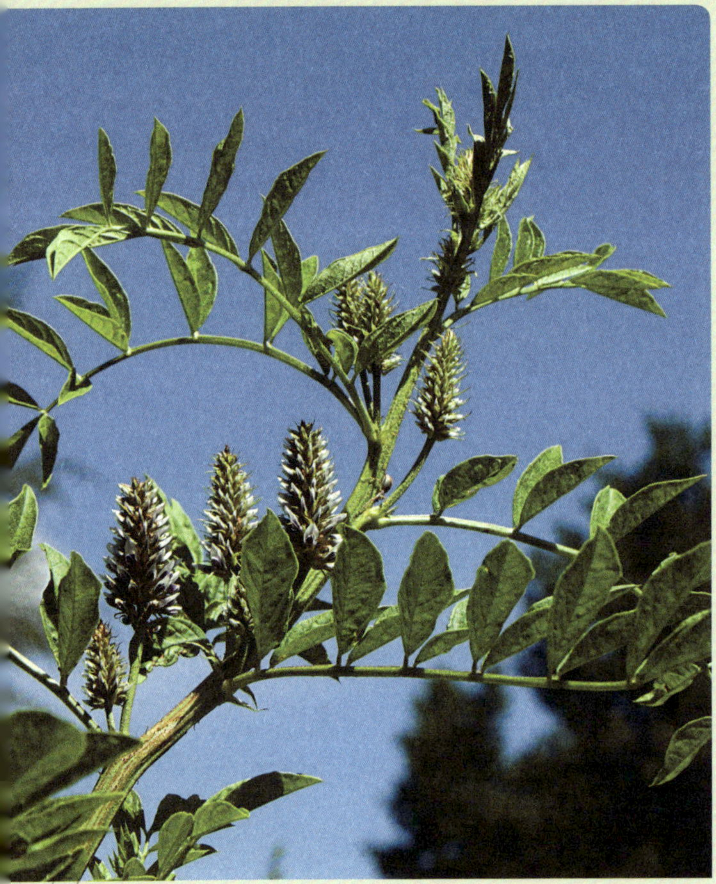

Süßholz, Glyzyrrhiza glabra

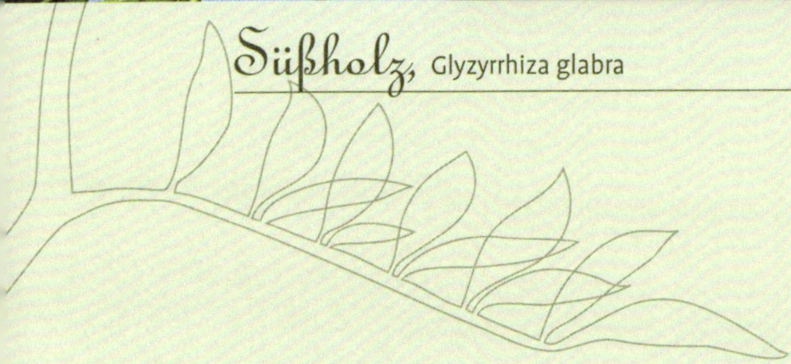

**DIE PFLANZE:**
Süßholzstrauch, ein Schmetterlingsblütler, stammt aus Asien und dem Mittelmeerraum. Er wird 1–2 m groß und bevorzugt trockene, sandige Böden.

**NÜTZLICHE TEILE:**
Fingerdicke Nebenwurzeln des Rhizoms, kulinarisch und medizinisch zu verwenden.

**DAS IST DRIN:**
Triterpensaponine (Glycyrrhizinsäure), Flavonoide, Cumarine, Phytosterole, Polysaccharide.

**SO WIRKT SIE:**
Süßholz ist Magenschutz pur. Auf die Atemwege sekretlösend, entzündungshemmend, schleimhautschützend, hustenreizmindernd und auswurffördernd. Deshalb gut bei Husten, Bronchitis, Heiserkeit, Entzündungen im Mund- und Rachenraum und Bronchialasthma. Süßholz hemmt das Wachstum von Bakterien, Pilzen und Viren. Das Kauen von Süßholzwurzeln mindert das Fortschreiten von Karies. Neuere Forschungen haben gezeigt: Süßholz ist auch wirksam gegen Stress, die Lungenkrankheit SARS und als Leberzellschutz (bei Hepatitis C).

**TAGESDOSIS:**
5–15 g der Wurzeln, 200–600 mg Glycyrrhizin bei Süßholzpräparaten (auf die Packung schauen).

**BITTE BEACHTEN**
Lakritze pur nicht länger als 4–6 Wochen und richtig dosiert einnehmen (sonst kortison-ähnliche Effekte möglich!). Nicht gleichzeitig mit Herzmitteln oder bei schweren Leber- oder Nierenerkrankungen, Bluthochdruck und Schwangerschaft einnehmen.

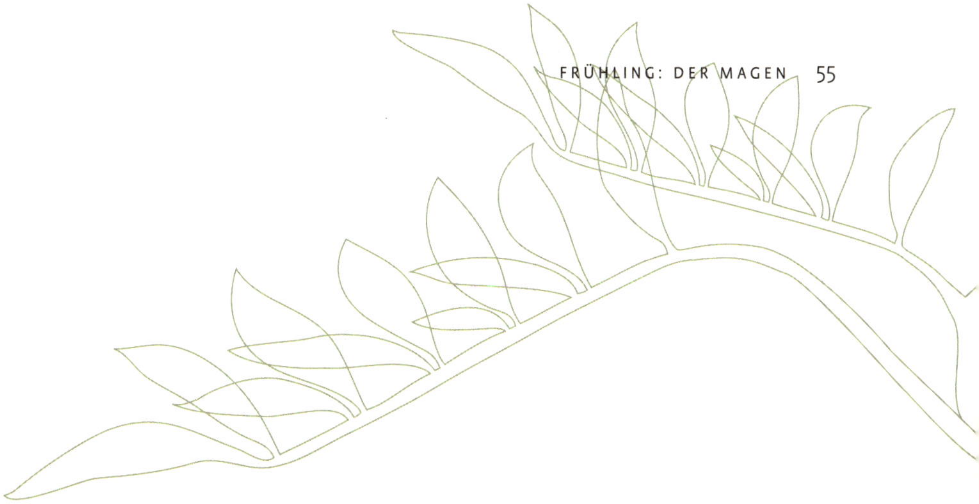

### WIRKUNG AUF DEN MAGEN

Süßholz schützt die Magenschleimhaut. Wer wie ich Lakritze-Fan ist, kann mit Süßholz Süßes naschen und dabei gesund bleiben: Welch süße Aussichten!
Eine Süßholz-Magenkur ist gut für Menschen, die einen empfindlichen Magen haben und häufig unter Sodbrennen leiden. Doch damit die Süßholzwurzel ihre heilkräftige Wirkung entfalten kann, genügt meine „normale“ Lieblingslakritz aus der Süßwarenabteilung oder vom Weihnachtsmarkt nicht, da müssen schon Süßholztee oder Lakritzpastillen aus der Apotheke her.

» Das Kauen von Wurzelstücken lindert Magenbeschwerden, das wusste schon Napoleon: Süßholz erhöht die Zähflüssigkeit des Magenschleims und bildet so einen verlässlichen **Magenschutz**. Die Schleimproduktion wird erhöht und das stärkt die Schutzfunktion der Magenschleimhaut.
» Süßholz verringert die Ausschüttung von Magensäure, schützt zusammen mit der Schutzschicht die Magen- und Darmschleimhäute vor dem Säureangriff und lindert **Sodbrennen**.
» **Bitteres schmeckt besser mit Süßholz** gewürzt, ohne dass die gesunde Bitter-Wirkung vermindert wird.
» Die im Süßholz enthaltene Glycyrrhizinsäure wirkt **gegen Keime**, hält mich also gesund.
» Durch seine kortison-ähnlichen Inhaltsstoffe hemmt Süßholz Entzündungen und wirkt zusätzlich schmerzstillend und krampflösend.

**Magenpflege mit Süßholz** ist eine Pflege der angenehmen Art, weil es mir und vielen anderen auch so gut schmeckt und die Schleimhäute einhüllt. Einfach und vielseitig ist eine Süßholzkur ebenfalls (siehe Seite 58).

### SELBER SAMMELN ODER KAUFEN

» Es gibt nur die Möglichkeit, Süßholzwurzeln zu kaufen. Auch wenn der Süßholzstrauch in unseren Breiten gedeiht – bis Sie ernten könnten, dauert es Jahre!
» Sie bekommen im Lebensmittelladen Lakritze aus Süßholz; allerdings ist dabei meist so viel Zucker zugesetzt, dass man es wirklich nicht als Heilmittel nutzen kann. Schauen Sie auf alle Fälle auf die Deklaration, wie viel Glycyrrhizinsäure enthalten ist. Handelsübliche Lakritzesorten enthalten zwischen 35 und 500 (!) mg Glycyrrhizinsäure pro 100 g Lakritze. Sie gilt als „Süßware“, solange der Gehalt an Glycyrrhizin unter 200 mg pro 100 g liegt. Bei einem höheren Glycyrrhizingehalt gilt sie als „Starklakritz“, die nur in der Apotheke erhältlich sein sollte und medizinisch verwendet wird.
» Im Reformhaus, Naturkostladen oder Apotheke bekommen Sie medizinisch heilkräftige Süßholz- oder Lakritzpräparate und Süßholzwurzeln geschnitten, gemahlen oder als Stangen (ganze Wurzeln).

#### DIE DOSIS MACHT‘S

Gegen einen vier- bis höchstens sechswöchigen Genuss von Lakritze und einer maximalen Dosis von 200 mg Glycyrrhizin pro Tag bestehen keine Einwände. Der Verzehr einiger Lakritzbonbons beziehungsweise einiger Wurzelstückchen entfaltet keine schädliche Wirkung. In Lakritze ist ein Gehalt von 200 mg Glycyrrhizin pro 100 g erlaubt, wobei am Tag nicht mehr als 50 g davon gegessen werden sollten. Immer wieder werden aber, vor allem bei importierten Waren, Erzeugnisse gefunden, die deutlich mehr als 200 mg Glycyrrhizin pro 100 g Lakritz enthalten. Ein regelmäßiger Verzehr solcher Produkte kann zu Nebenwirkungen führen. Also schauen Sie bitte aufs Kleingedruckte, wenn Sie ein Lakritze-Fan sind!

## *Ingwer, ein Verdauungsfeuer für den Magen*

*Ingwer ist mehr als ein heilsamer Magenbitter aus der Küchenapotheke, er wärmt und regt das Verdauungsfeuer an. Ingwer schmeckt, und er sorgt dafür, dass mir alles, was ich genieße, auch bestens bekommt.*

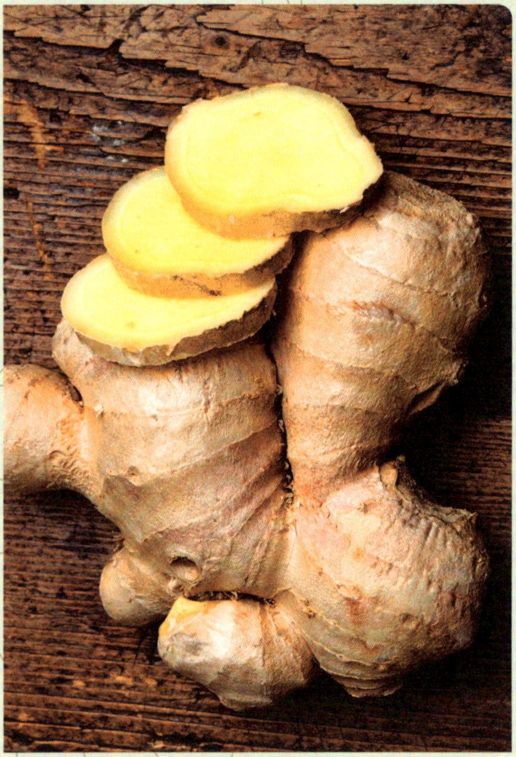

*Ingwer*, Zingiber officinalis

**DIE PFLANZE:**
Mehrjähriges Ingwergewächs aus tropischen Gebieten; schilfartig schmale Blätter erscheinen aus dem kriechenden, knollig-dicken Rhizom.

**NÜTZLICHE TEILE:**
Der aromatische Wurzelstock.

**DAS IST DRIN:**
Ätherische Öle und Scharfstoffe (Gingerol und Shogaol), Bitterstoffe, Fette, Zucker, Schleime.

**SO WIRKT SIE:**
Der bitter-scharfe Ingwer steigert die Bildung von Magensaft und Speichel, fördert die Darmbewegungen und wirkt galletreibend – so schmeckt Gesundheit! Wichtigstes Mittel gegen die typische Reisekrankheit mit Schwindel, Übelkeit und Erbrechen. Im Winter beliebt, weil Ingwer den Körper wärmt und Erkältungen vorbeugt. Regt die Immunabwehr an, ist schweißtreibend, fiebersenkend und lässt eine Erkältung schnell auskurieren. Regt den Kreislauf an und wärmt ewig kalte Hände und Füße. Senkt den Cholesterinspiegel, stärkt das Herz und wirkt Arterienverkalkung entgegen. Bei rheumatischen Beschwerden lindert Ingwer Schmerzen, Entzündungen und Verspannungen – auch äußerlich als Massageöl. Bei Migräne lindert 1,5–2 g gemahlener Ingwer pro Tag die Schmerzintensität, bei Depressionen kann man ihn therapiebegleitend einsetzen.

**TAGESDOSIS:**
2–4 g Ingwerwurzel.

**BITTE BEACHTEN**
Nach dem Genuss von Ingwer tritt in seltenen Fällen Sodbrennen auf. Nicht einnehmen bei Gallensteinen (oder vorher unbedingt den Arzt fragen) und Nierenerkrankungen. Nicht geeignet für Kinder unter 6 Jahren.

### WIRKUNG AUF DEN MAGEN

Ingwer gilt im Ayurveda als eine „universale Medizin“: als die würzig-scharfe Arznei schlechthin, die den Geist wach hält, die „Mitte wärmt“ und die Verdauung anregt.
Wenn ich meine Magensäfte zum Fließen bringen und damit meine **Verdauung unterstützen** möchte, wähle ich die Ingwerkur (im Gegensatz zur beruhigenden schleimhautschützenden Süßholzkur).

- Ingwer verstärkt die Durchblutung des Magens und fördert dadurch die Verdauung und die Aufnahme wichtiger Stoffe aus der Nahrung. Er lindert Verdauungsbeschwerden wie Fettverdauungsstörungen mit Appetitlosigkeit und Blähungen.
- Er entspannt die glatte Muskulatur des Verdauungstraktes und verhindert auf diese Weise Reizungen und Krämpfe.
- Die bitteren Scharfstoffe regen den Gallenfluss, die Tätigkeit der Bauchspeicheldrüse und die Darmperistaltik an und helfen, belastende Stoffe aus dem Körper auszuleiten.
- Durch seine keimwidrigen Scharfstoffe (gegen Bakterien, Viren, Pilze) und ätherischen Öle **schützt er vor Infektionen des Magen-Darm-Trakts**.
- Menschen, die einen **schwachen oder nervösen Magen** haben, die leicht gebläht sind und denen nichts richtig schmeckt, können sich mit dem aromatischen Ingwer eine wohlschmeckende Verdauungshilfe holen: einfach die Speisen regelmäßig mit frisch geriebenem Ingwer würzen. Das ist selbst bei einem Magengeschwür erlaubt.
- Er ist als Begleittherapie bei einer leichten Funktionsstörung der Bauchspeicheldrüse und zur Darmsanierung gut.

**Magenpflege mit Ingwer** wärmt, schmeckt einfach gut und tut gut.

**MEIN TIPP FÜR REISENDE**

Vor allem in der Reiseapotheke sollte dieses nebenwirkungsfreie Hausmittel nicht fehlen: Es hilft gegen Reisekrankheit, bei Fettverdauungsstörungen, Verstopfung, Bauchkrämpfen und Blähungen – und auch gegen Erkältungen!

### SELBER SAMMELN ODER KAUFEN

- Selbst sammeln geht nicht in unseren Breiten, es sei denn, Sie gönnen sich mehrmals im Jahr eine schöne Reise ins tropische Indien oder Sri Lanka. Oder Sie haben den grünen Daumen und bringen eine Ingwerknolle bei sich im Blumentopf zum Austreiben. Das könnte durchaus gelingen.
- Heutzutage können Sie in jedem Lebensmittelladen Ingwer kaufen – bevorzugen Sie aber bitte frischen Ingwer in Bioqualität! Ungeschält und frisch verzehrt entfaltet Ingwer seine Wirkung am besten.
- In der Apotheke oder im Reformhaus bekommen Sie Ingwerpräparate: Kapseln, Pulver, Tinkturen. Machen Sie damit nach Packungsanweisung Ihre Vier-Wochen-Kur. Ingwerpräparate eignen sich besonders für unterwegs oder für all jene, die die ätherischen Öle und Scharfstoffe des exotischen Gewächses nicht gut vertragen oder den Geschmack nicht mögen.

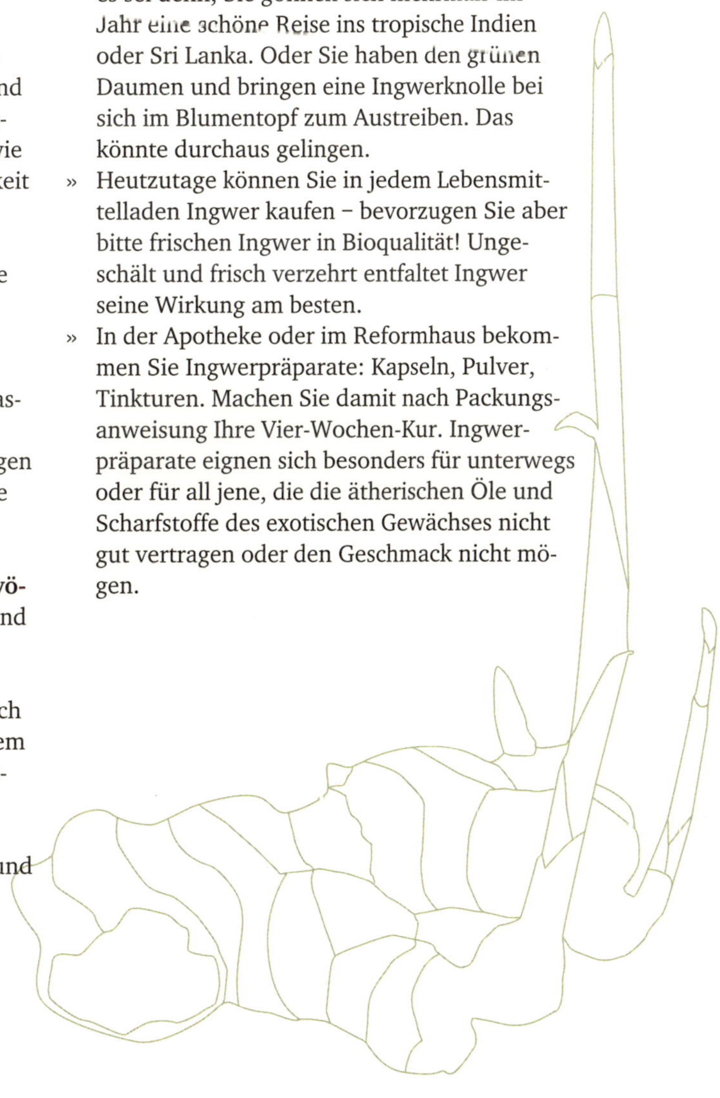

## *Süßholz-Genuss-Kur*

*Wer wie ich auf Lakritze steht, wird sich auf diese Kur freuen, denn alle Rezepturen hier sind Genuss pur.*

KUR-ANLEITUNG

- Diese Kur ist auf 4 Wochen ausgelegt.
- In der Apotheke 100 g Süßholzstangen, 100 g Süßholztee und 2 Tüten Starklakritz besorgen. Für den Smoothie zusätzlich je 1 Banane, Fenchelknolle und Orange sowie etwas Fenchelsamen und Buttermilch kaufen.
- Täglich ¼ bis ½ l Dänisches Lakritzwasser (siehe Rezept) trinken und Saucen, Gemüse, Desserts und Getränke damit würzen.
- Abends 1 Tasse warmen Süßholztee trinken.
- Wer möchte, kann in dieser Zeit jedes Getränk (Kaffee, Tee, Säfte) mit Süßholz süßen: heiße Getränke wie Kaffee und Tee zusammen mit Süßholz überbrühen (pro Tasse ein 1 cm großes Stückchen nehmen); kalten Getränken gibt man 1/10 Süßholztee oder Dänisches Lakritzwasser hinzu.
- Bereiten Sie sich einmal in der Woche ein Lakritz-Smoothie zu (Rezept siehe unten).

**Dänisches Lakritzwasser:** 1–2 Süßholzwurzelstangen in ein feuerfestes Glasgefäß legen, mit kochendem Wasser aufgießen und abkühlen lassen. Im Kühlschrank 12 Stunden durchziehen lassen, danach kühl genießen.

**Lakritz-Smoothie:** 100 g Lakritzstückchen (am besten Weichlakritz) in 100 ml doppelt starken 1 Stunde lang einweichen. Danach Tee und Lakritze in einem leistungsstarken Mixer zusammen mit ½ Banane, ½ Fenchelknolle, 1 Orange, 1 EL Fenchelsamen und je nach Geschmack 300–500 ml Buttermilch fein pürieren; sofort genießen.

**Süßholztee:** ½–1 TL geraspelte Süßholzwurzel in 1 Tasse Wasser aufkochen, nach 10 Minuten abgießen. 4 Wochen lang dreimal täglich trinken.

**WICHTIG**

Immer die Dosis beachten: Nicht mehr als 5–15 g Süßholz pro Tag zu sich nehmen.

## *Süßholzpräparate-Kur*

*Kaufen Sie sich in der Apotheke Süßholzpräparate, vor allem dann, wenn Sie unter Stress und Magenproblemen leiden.*

KUR-ANLEITUNG

- Bei Kurbeginn ein Süßholzpräparat in der Apotheke kaufen.
- Nach Packungsbeilage 4 Wochen lang einnehmen.

**WENN DER MAGEN UNTERSTÜTZUNG BRAUCHT**

Süßholz ist besonders wirksam bei bestehenden Magenbeschwerden wie Sodbrennen, Magenschleimhautentzündung, Reizmagen oder Magengeschwür, denn Süßholz normalisiert die gestörte Schleimzusammensetzung, das heißt es erhöht die Schleimsekretion, ohne die Säurekonzentration zu erhöhen. Es lindert Magenkrämpfe und beschleunigt die Abheilung von Magengeschwüren. Durch seine kortison-ähnlichen Inhaltsstoffe hemmt Süßholz Entzündungen der Magenschleimhaut und wirkt zusätzlich schmerzstillend und krampflösend.

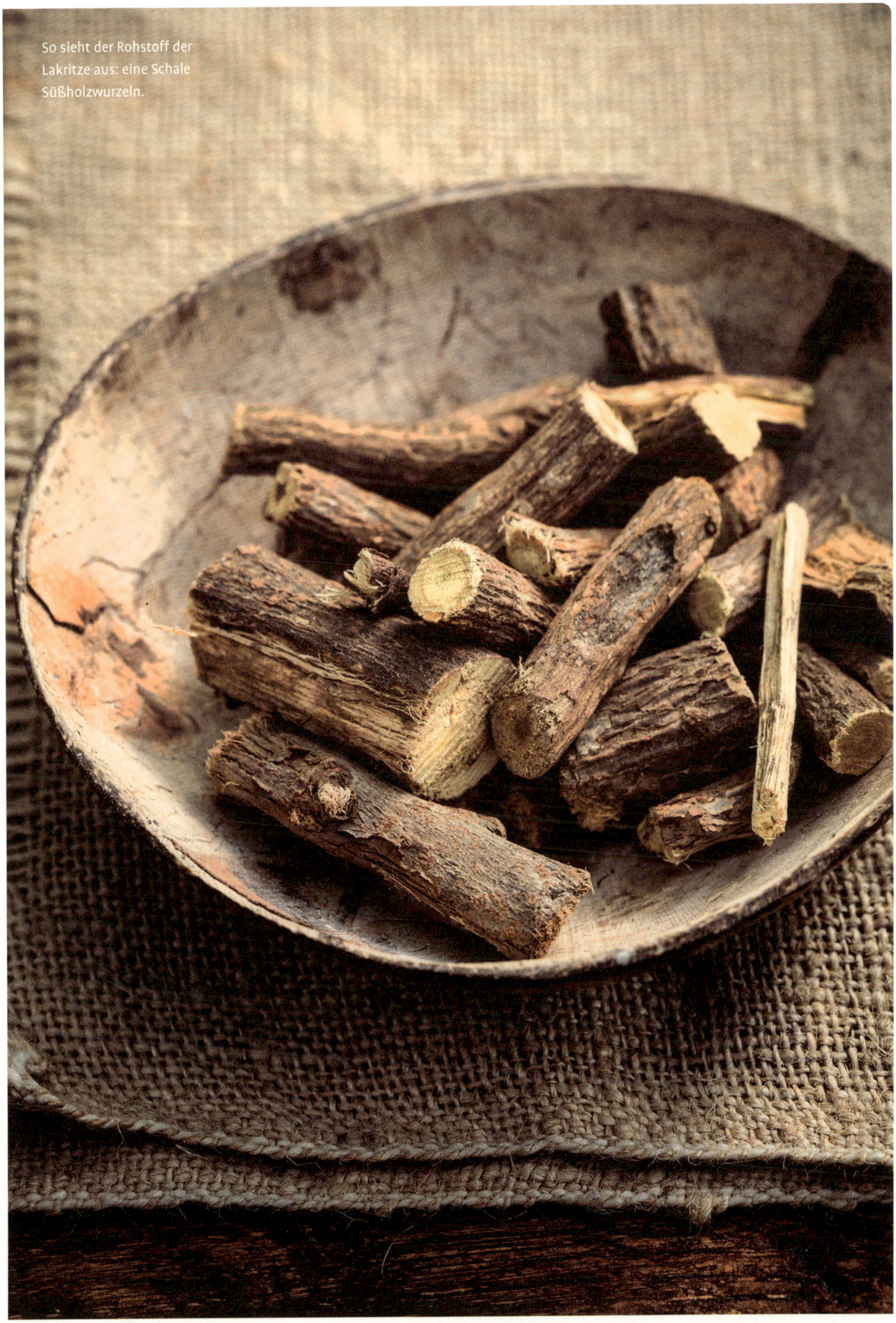

So sieht der Rohstoff der Lakritze aus: eine Schale Süßholzwurzeln.

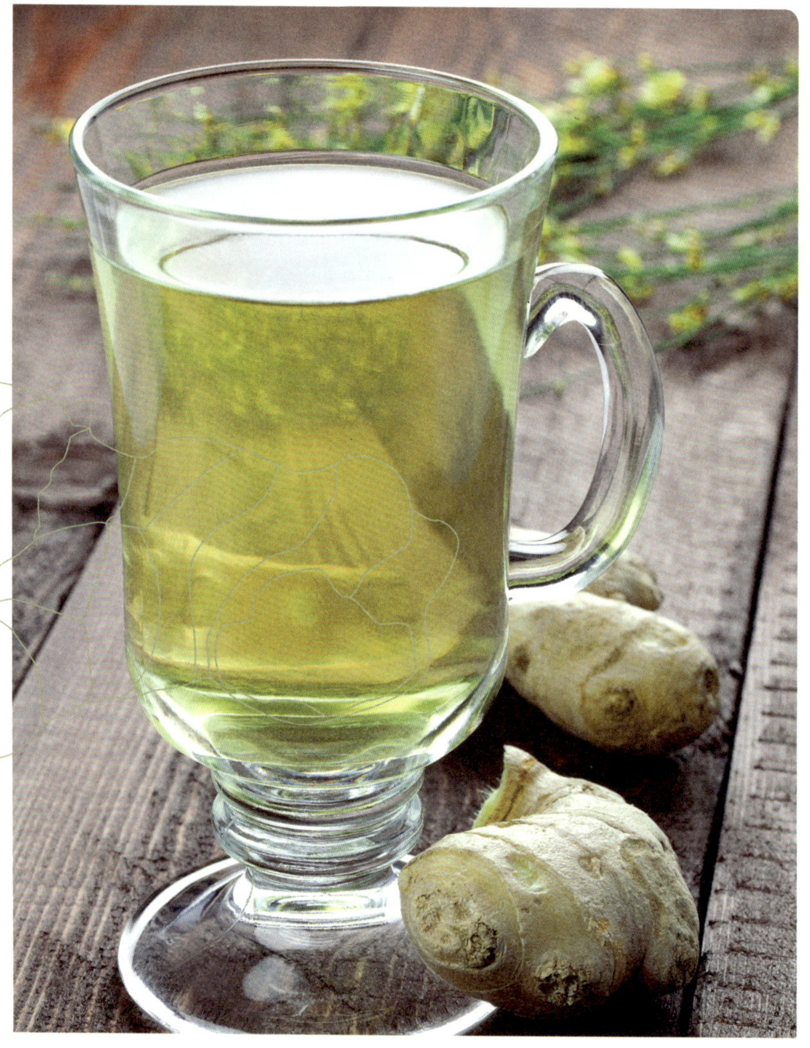

Ingwertee duftet nicht nur herrlich aromatisch, er wärmt auch so wunderbar.

## *Ingwer-Genuss-Kur*

*Frischer Ingwer verleiht Speisen einen unnachahmlich scharf-aromatischen Geschmack. Die wunderbaren ätherischen Öle sitzen direkt unter der Schale, deshalb schäle ich ihn am besten überhaupt nicht oder allenfalls nur hauchdünn.*

KUR-ANLEITUNG

» Frischen Ingwer aus dem Bioladen besorgen.
» Täglich 2–4 g frischen Ingwer zum Aromatisieren von Gemüse, Fisch, Fleischgerichten, Desserts oder Getränken nehmen. Erst kurz vor dem Essen beigeben, damit sich die wertvollen ätherischen Öle nicht verflüchtigen.

**MUSS ES IMMER FRISCHER INGWER SEIN?**

Getrockneter, pulverisierter Ingwer enthält weniger Heilkraft als frischer Ingwer; er eignet sich aber zum Würzen. Ingwerpulver ist ein wichtiger Bestandteil des Currypulvers. Doch selbst Ingwerbonbons, kandierter Ingwer (Ingwerstäbchen) und das beliebte Erfrischungsgetränk Ginger Ale besitzen immerhin noch einen Teil der Wirkung.

## *Ingwertee-Kur*

*Diese Kur ist ein Segen in der kalten Jahreszeit: Die wärmenden Eigenschaften des Ingwers lassen sich bis in die Zehenspitzen fühlen. Außerdem wehrt heißer Ingwertee Erkältungen ab und hilft, schweres Winteressen zu verdauen.*

KUR-ANLEITUNG

» Frischen Ingwer aus dem Bioladen besorgen. Für den Wintertee Gewürze (siehe Rezept) bereithalten.
» Dreimal täglich je 1 Tasse frisch zubereiteten Ingwertee genießen.

**Klassischer Ingwer-Kurtee:** ½–1 TL (1 g) frisch geriebene Ingwerwurzel mit 1 Tasse heißem Wasser übergießen, bedeckt 10 Minuten ziehen lassen und abgießen. Nach Wunsch mit Zitronensaft und Honig aromatisieren.

**Wärmender Wintertee:** 2 TL frisch geriebenen Ingwer mit je 4 Kardamomkapseln, Gewürznelken und Pfefferkörnern, ½ frisch zerstoßenen Zimtstange und 1 l Wasser aufkochen, 15 Minuten bedeckt köcheln lassen, abgießen. Nach Belieben Milch und Honig zufügen.

**MEIN TIPP FÜR MEHR ABWECHSLUNG**

Sie können auch einfach frischen, in dünne Scheibchen geschnittenen Ingwer anderen Tees oder Teemischungen zugeben, zum Beispiel Pfefferminz-, Melisse- und Fencheltee.

## *Ingwerpräparate-Kur*

*Wer öfter unter Übelkeit und Erbrechen leidet oder wem Reiseübelkeit zu schaffen macht, sollte es mit einem Ingwerpräparat aus der Apotheke versuchen.*

KUR-ANLEITUNG

» Bei Kurbeginn ein Ingwerpräparat in der Apotheke kaufen.
» Nach Packungsbeilage anwenden.

**Ingwertinktur:** Sie ist für jene Menschen besonders geeignet, denen zum Beispiel Kantinenessen schwer im Magen liegt. Sie können die Tinktur mitnehmen und über Speisen oder Getränke träufeln. Als Faustregel gilt: dreimal täglich 20 Tropfen nehmen.

**Ingwer-Frischpflanzensaft:** Den gibt es sogar in einer praktischen kleinen 20-ml-Flasche für die Reiseapotheke.

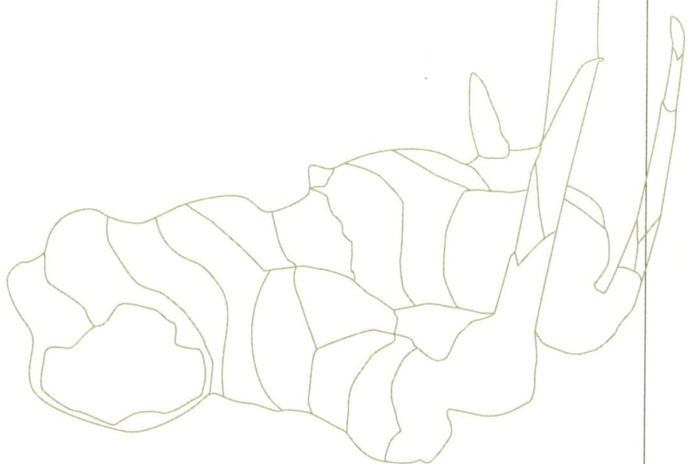

**WENN DER MAGEN UNTERSTÜTZUNG BRAUCHT**

Ingwer ist das wichtigste Mittel gegen die sogenannte Reisekrankheit mit Übelkeit, Schwindelgefühl und Erbrechen. Entweder Sie nehmen ½ Stunde vor Reiseantritt 1–2 g Ingwer als Präparat ein. Oder Sie bereiten 1 l Ingwertee zu (Rezept siehe oben, wenn Sie mögen mit Zitrone, Honig oder Apfelsaft aromatisiert) und trinken ½ Stunde vor Abfahrt 2 Tassen davon, den Rest während der Reise.

# Sie möchten mehr tun für Ihren Magen?

*Eine gute Nachricht für Ihren Magen: Egal, ob Sie ihm Appetit machen oder ihn besänftigen wollen, ob Sie Bauchweh oder Übelkeit lindern möchten: Für „jedes Wehwehchen gibt es ein Teechen“!*

## 1: Schwedenbitter, mein Lebenselixier

Schwedenbitter ist eine traditionelle, uralte Rezeptur. Ich möchte sie Ihnen hier in umgewandelter, für unser heutiges modernes Leben angepasster Form präsentieren.
Mit dem Schwedenbitter regen Sie die Verdauungstätigkeit an, damit Sie das, was Sie genießen, auch gut verdauen können. Ganz nebenbei kräftigt er den ganzen Körper und muntert auf – nicht umsonst gilt er als Lebenselixier. Ältere, erschöpfte, ausgebrannte Menschen profitieren besonders davon.

*Grundmischung:* 20 g Enzianwurzel und Schafgarbenkraut mit je 10 g Bitterklee- und Wermutkraut und Orangenblüten mischen. Das sind übrigens alles Bitterdrogen, die magen-, nerven- und verdauungskräftigend wirken und Galle, Leber und Herz unterstützen. Geben Sie 10 g Anissamen (gegen Blähungen, desinfizierend) und 2 Vanilleschoten (stimmungsaufhellend, spannungslösend) dazu.

Dieser Grundmischung können Sie noch ganz individuell folgende Zutaten beimischen:

- **zur Nervenunterstützung:** je 15 g Engelwurz- und Ingwerwurzel oder
- **zur Darmentgiftung:** je 10 g Fenchel- und Kümmelsamen sowie Majorankraut oder
- **zur allgemeinen Stärkung der Gesundheit:** je 15 g Rosmarinblätter und Pomeranzenschalen.

Alle Kräuter (Sie bekommen sie in der Apotheke) zusammen in 1,5 l Doppelkorn geben und 2 Wochen an einem warmen, dunklen Platz ziehen lassen; jeden Tag schütteln. Anschließend abfiltern. Dreimal täglich 20 Tropfen in Wasser oder Tee einnehmen, 3 bis maximal 6 Wochen lang. Nach ½ Jahr Pause können Sie die Kur bei Bedarf wiederholen. Den abgefilterten Pflanzenrest können Sie übrigens mit 1,5 l Portwein auffüllen und erneut 2 Wochen stehen lassen, danach abgießen. Bei Magengrummeln oder Erschöpfung, also ab und zu bei Bedarf, likörgläschenweise genießen.

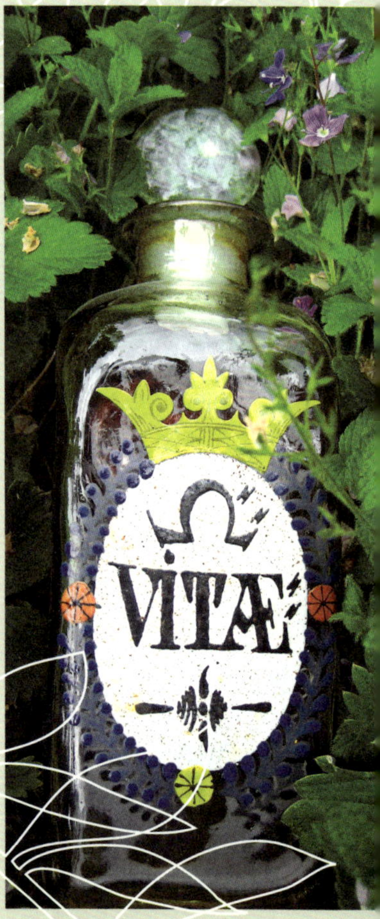


Die „Tinctura longae vitae“, ein „Länger-Leben-Elixier“, stärkt Körper, Geist und Seele.

## + 2: Vielseitige Kamille

Bei Reizmagen, Krämpfen oder Magengeschwür schafft Kamille Linderung.

*Dampfkompresse:* 4 EL Kamillenblüten mit 1 l heißem, nicht mehr kochendem Wasser übergießen, 10 Minuten ziehen lassen und abgießen. Ein Tuch damit tränken und gut auswringen. Legen Sie sich diesen Wickel noch heiß auf die Magengegend, ein trockenes Tuch und eine Wärmeflasche darüber, und genießen Sie die schnelle Linderung.

*Rollkur:* 5 EL Kamillenblüten mit 1 l heißem Wasser überbrühen und nach 5 Minuten abgießen. Die Wirkung wird verstärkt, wenn Sie pro Tasse 15–20 Tropfen Kamillentinktur hinzugeben. Nun folgt das „Rollen": 2 Tassen Kamillentee früh nüchtern noch im Bett trinken und jeweils 5 Minuten auf den Rücken, dann auf die linke Seite, den Bauch und zum Schluss auf die rechte Seite legen. Damit wird die Magenschleimhaut von allen Seiten benetzt. ½ Stunde mit einem warmen Leibwickel nachruhen. Den Rest des Tees nachmittags und abends trinken.

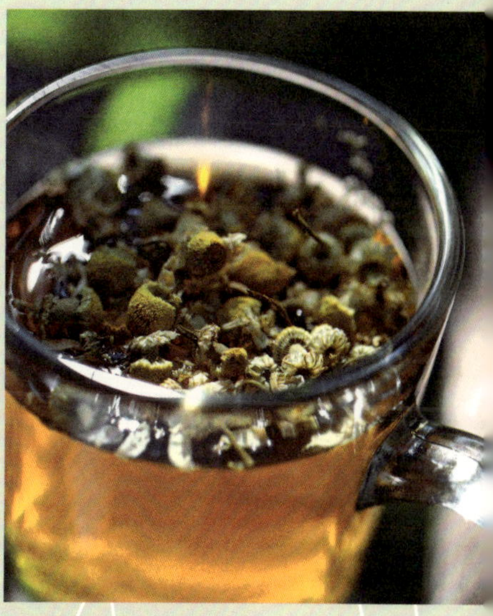

Das Weh im Leib zu stillen gelingt am besten den Kamillen.

## + 3: Erste Hilfe bei Sodbrennen und Co.

*Malven-Ringelblumenblüten-Tee:* Je 50 g Malven- und Ringelblumenblüten mischen. Nehmen Sie 1 EL dieser Mischung und lassen Sie sie 1 Stunde in ¼ l kaltem Wasser ausziehen, damit bleiben die wertvollen Pflanzenschleime erhalten. Anschließend leicht erwärmt Schluck für Schluck genießen.

*Gute Nacht mit Magenschutz:* Abends 2–3 EL Leinsamen in einem Glas Wasser einweichen, nach 1–2 Stunden abgießen und als nächtlichen Schleimhautschutz **schluckweise** vor dem Einschlafen trinken, auf Wunsch leicht erwärmt. Sie können diese Mini-Kur 1 Woche lang machen, dann bitte mindestens 1 Woche pausieren, danach eventuell erneut 1 Woche lang Leinsamen-Wasser trinken.

*„Kü-Ka-Lei-Wa":* Das ist ein basenreicher Gemüsetrank; er schützt die Magenschleimhaut und puffert Säuren ab. Dazu 1 mittlere Kartoffel schälen, klein schneiden und mit je 1 EL Leinsamen und Kümmel- oder Fenchelsamen in 1 l Wasser 20 Minuten kochen, dann abgießen. Tagsüber warm trinken: morgens ½ Stunde vor dem Frühstück, dann über den Tag verteilt und als letzten Abendtrunk. (Am besten im Kühlschrank aufbewahren und jeweils ein Glas voll vor dem Trinken erwärmen). Die zubereitete Menge reicht genau für einen Tag; 4–6 Wochen lang täglich trinken. Wenn Sie etwas Abwechslung möchten, bereichern Sie die Grundzusammensetzung mit Sellerie, Möhren, Spargeln, Petersilienwurzel, Küchen- oder Wildkräutern.

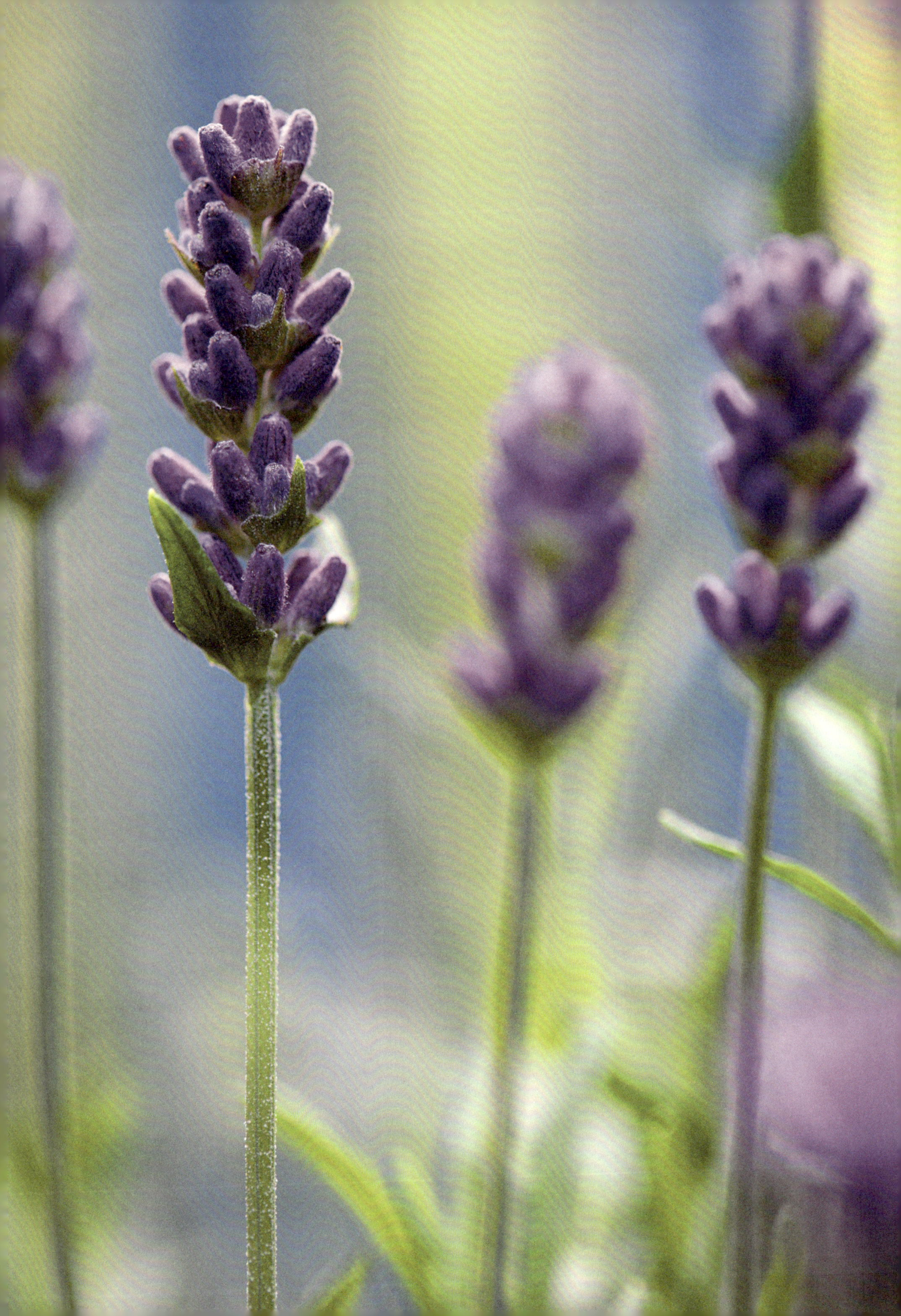

*Herrliches Sommerwetter: Meine Haut will Sonne spüren und ich bewege mich viel im Freien. Das strapaziert die Haut und manchmal auch die Gelenke, sie sind daher dankbar für jedwede Unterstützung und Pflege. Die Nieren genießen die Sommerzeit, denn durch das viele Trinken werden sie kräftig durchgespült. Das wiederum wirkt sich positiv auf die Haut aus, und so schließt sich der Kreis.*

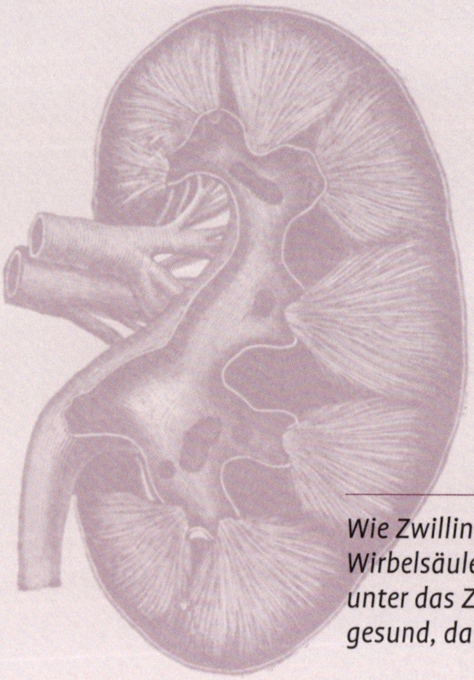

# Die Harnwege – Nieren und Blase

Wie Zwillinge liegen meine beiden Nieren links und rechts neben der Wirbelsäule hoch oben in der Lendengegend und schmiegen sich unter das Zwerchfell. Sie arbeiten Hand in Hand und halten mich gesund, damit mir nichts „an die Nieren geht".

***Nieren und Harnwege pflegen heißt:***

- *Blasenentzündungen vorbeugen.*
- *Den Körper bei der Entgiftung unterstützen und so Gelenkbeschwerden und Hauterkrankungen vorbeugen.*
- *Den Nieren bei der Regulierung des Mineral- und Säure-Basen-Haushalts und des Blutdrucks helfen.*

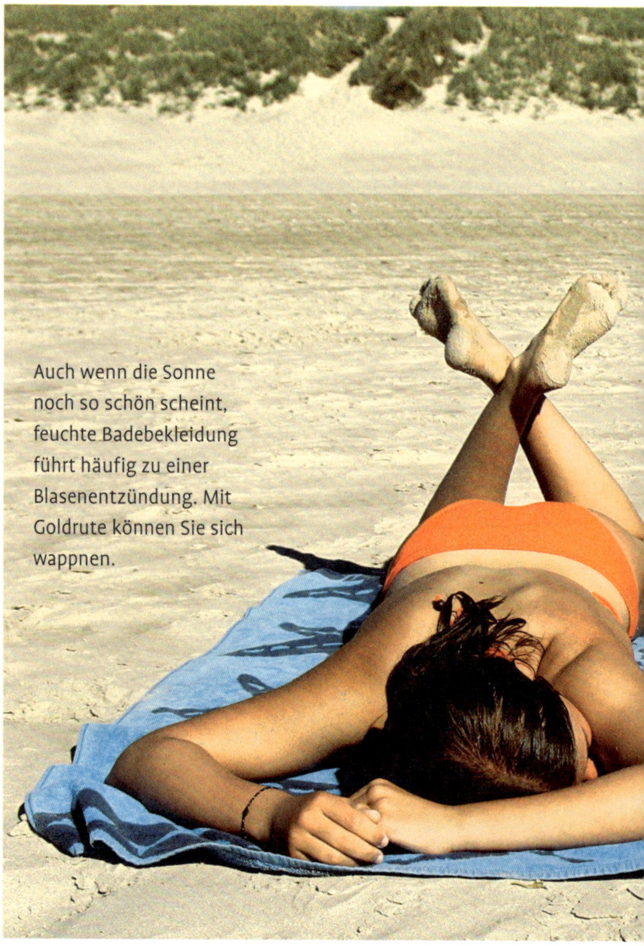

Auch wenn die Sonne noch so schön scheint, feuchte Badebekleidung führt häufig zu einer Blasenentzündung. Mit Goldrute können Sie sich wappnen.

## *Ihre Aufgaben*

### STOFFE ABBAUEN UND AUSSCHEIDEN

Meine beiden Nieren nehmen eine zentrale Stellung im Stoffwechsel ein. Sie haben die Aufgabe, das Blut zu filtern und wasserlösliche Stoffe mit dem Harn zusammen auszuscheiden. Der in den Nieren produzierte Harn fließt vom Nierenbecken in die Harnblase, wird dort gesammelt und mehrmals am Tag über die Harnröhre ausgeschieden. „Haran" bedeutet auch „das Ausgeschiedene". Neben Wasser sind das Stoffe, die mein Körper entweder nicht mehr braucht, wie Harnstoff und Harnsäure, oder die schädlich sind, vor allem Gifte und Medikamente.

### DA FREUEN SICH NIEREN UND BLASE

- Genügend Flüssigkeit trinken (2–3 l pro Tag): Wer genügend trinkt, scheidet auch genügend aus und durchspült damit die Blase. Das kann die Ausbreitung einer Infektion verhindern.
- Den Bereich der Nieren und Füße warm halten (Fußbäder regen die Beckendurchblutung an), denn ein durch Kälte geschwächtes Immunsystem kann die Blase nicht vor eindringenden Keimen schützen.
- Abwehrkräfte stärken durch ausgewogene, vitalstoffreiche, eher basische Ernährung (viel Kartoffeln und Gemüse).
- Nur wirklich nötige Medikamente einnehmen, dann müssen die Nieren weniger entgiften.

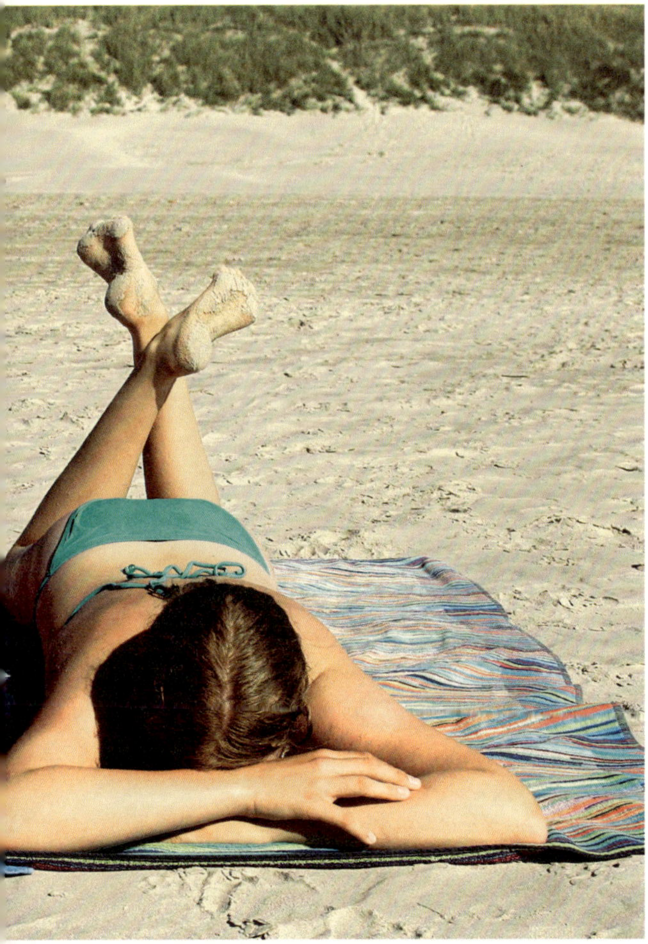

### FILTERN

Die Nieren werden täglich von unglaublich viel Blut durchströmt: 1500 l – das sind etwa 1 l pro Minute! Aus diesen 1500 l Blut filtern die Nieren über mehrere Zwischenschritte letztendlich 1,5 l Harn heraus und scheiden es aus. Nieren muss man sich als einen extrem feinen Blutfilter vorstellen, zusammengesetzt aus über einer Million „Funktionseinheiten", die man Nephrone nennt. In ihnen wird der Harn gebildet. Jedes dieser Nephrone besteht aus einem Nierenkörperchen und einem Nierenkanälchen.
Jedes einzelne **Nierenkörperchen** ist ein Gefäßknäuel feinster Kapillaren mit sehr feinen Poren, die wie ein Filter wirken. Dieser Filter lässt aus dem hindurchgepressten Blut nur Wasser, Salze, Glukose und andere kleine Moleküle hindurch; große Moleküle wie rote Blutkörperchen und Bluteiweiße lässt er nicht passieren. Blutkörperchen und Eiweißmoleküle gelangen wieder zurück in den Blutkreislauf. Die hindurchgelassene Flüssigkeit, die man Primärharn nennt, wird weiter gefiltert. Jetzt kommen die Nierenkanälchen ins Spiel, sie sind ein insgesamt 10 km langes System winziger dünner Kapillare. Die **Nierenkanälchen** nehmen mit ihren siebartigen Gefäßwänden einen Großteil der herausgefilterten Stoffe und Flüssigkeit aus dem Primärharn wieder auf. Zurück bleiben hauptsächlich Substanzen, die den Organismus belasten oder vergiften würden. Dem Primärharn wird in den Nierenkanälchen so viel Wasser entzogen, dass pro Tag nur etwa 1,5 Liter konzentrierter Urin übrig bleiben. Dieser wird über die ableitenden Harnwege (Harnleiter, Harnblase und Harnröhre) ausgeschieden.

### HAUSHALTEN, REGULIEREN UND PRODUZIEREN

Die Nieren regulieren auch meinen Wasser- und Elektrolythaushalt sowie den Blutdruck. Darüber hinaus halten sie den Säure-Basen-Haushalt im Blut im Gleichgewicht. Außerdem produzieren sie Enzyme und Hormone, zum Beispiel für die Blutbildung oder zur Regulierung meines Kalziumhaushalts.

## *Goldrute, die Nummer eins für die Nieren*

*Zauberhaft und freundlich leuchten die gelben Goldrutenblüten auf der Waldlichtung. Hier konnten sie in aller Ruhe die heilkräftigen Wirkstoffe für ihr „Rundum-Sorglos-Paket" für meine Nieren entwickeln.*

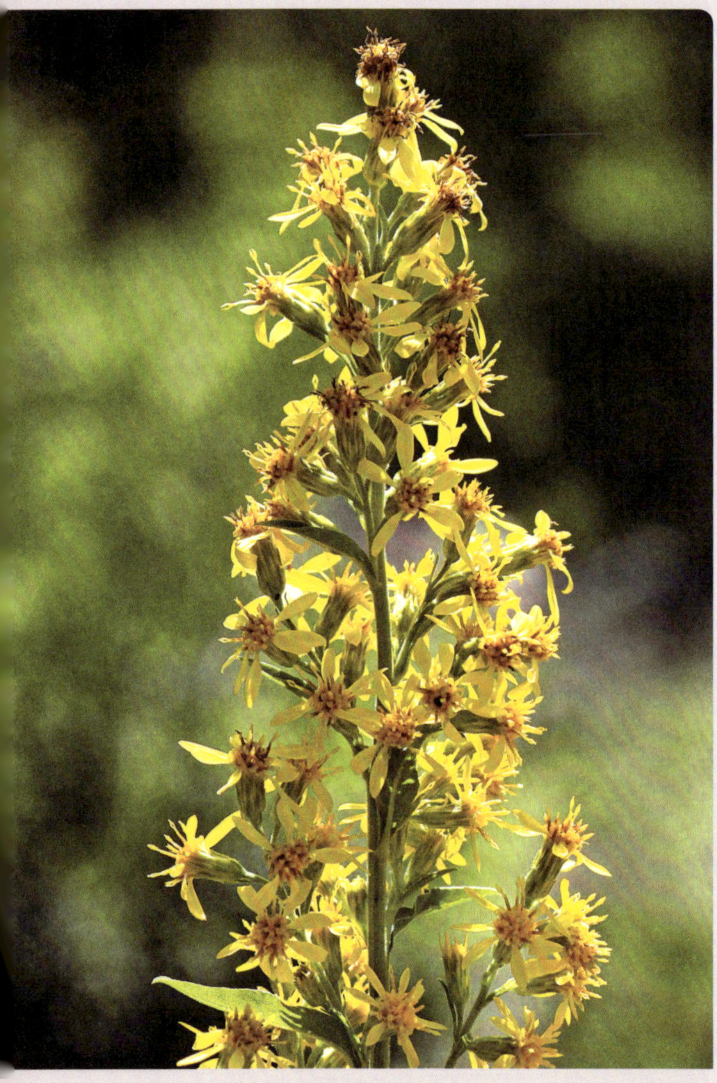

Goldrute, Solidago virgaurea

**DIE PFLANZE:**
Korbblütlerin in lichten Kiefern- oder Laubmischwäldern Europas und Nordafrikas mit bis 1 m hohen Blütenstängeln. Goldgelbe Blütentraube mit relativ großen Blütenköpfchen.

**NÜTZLICHE TEILE:**
Die oberen 10 cm des blühenden Krauts.

**DAS IST DRIN:**
Flavonoide, Saponine, ätherische Öle, Phenylglykoside (Leiocarposid und Virgaureosid), Gerbstoffe und Mineralstoffe.

**SO WIRKT SIE:**
Goldrute ist harntreibend, entzündungshemmend und krampflösend, hilft bei der Ausscheidung von Nierensteinen und wirkt schmerzlindernd sowie gegen Bakterien und Pilze, speziell Hefepilze. Vorbeugend bei Harnsteinen und Nierengrieß. Bei rheumatischen Beschwerden regt sie begleitend zu anderen Therapien den Stoffwechsel an. Bei Venenerkrankungen schützt und dichtet sie die Gefäßwände der Kapillaren ab und hemmt dadurch die Ödembildung. Wirkt mit ihren Gerbstoffen äußerlich heilend bei Wunden, Geschwüren und Hautausschlägen. Als Gurgellösung entzündungshemmend und abschwellend bei Entzündungen des Mund- und Rachenraums.

**TAGESDOSIS:**
6–12 g blühendes Kraut. Auf ausreichend zusätzliche Flüssigkeit achten.

**BITTE BEACHTEN**
Nicht einsetzen bei Ödemen (Wasseransammlungen im Gewebe) infolge eingeschränkter Herz- oder Nierentätigkeit. Denn wenn Herz oder Nieren nicht mehr leistungsfähig sind, überfordert eine Goldrutenkur die Organe.

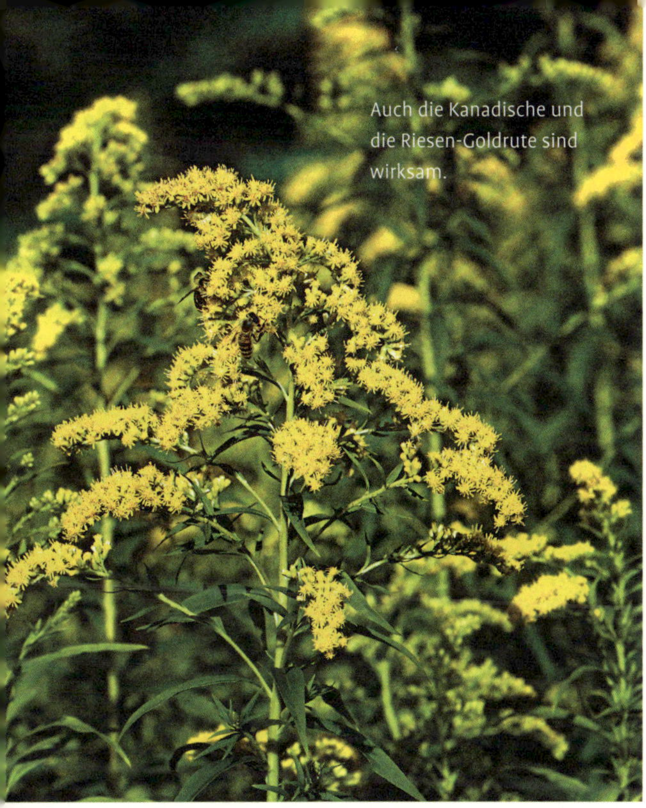

Auch die Kanadische und die Riesen-Goldrute sind wirksam.

Neben der Gewöhnlichen Goldrute *Solidago virgaurea* setzt man zwei weitere Arten, die Kanadische und die Riesen-Goldrute (*Solidago canadensis* und *S. gigantea*), zur Durchspülung ein. Sie wirken auch harntreibend, krampflösend und pilzwidrig. *Solidago virgaurea* wird aber bei entzündlichen Erkrankungen bevorzugt, denn nur sie wirkt auch schmerzlindernd und entzündungshemmend.

**Nierenpflege mit Goldrute** ist für mich wie eine Rundumpflege, denn die heilsamen Eigenschaften betreffen letzten Endes nicht nur die Nieren allein. Indem ich die Nieren mit der Goldruten-Kur bei ihrer Entgiftungsarbeit unterstütze, sorge ich für ein gutes Hautbild und beuge rheumatischen Beschwerden vor.

### WIRKUNG AUF NIEREN UND BLASE

Die Goldrute ist das beste Nierenmittel. Sie steigert die Leistung der Nieren und unterstützt sie bei ihrer Aufgabe, den Harn samt darin gelöster Gifte auszuschwemmen. So hält sie meinen Körper gesund.

Goldrute gehört zu den harntreibenden Heilpflanzen, die man zur Durchspülung der Nieren einsetzt. Das führt dazu, dass der Harn nicht nur vermehrt ausgeschieden, sondern gleichzeitig auch verdünnt und seine Verweildauer in der Blase verkürzt wird. Dadurch haben Keime gar nicht erst die Chance, sich gemütlich an die Schleimhaut in den Harnwegen anzulagern und sich zu vermehren, sondern sie werden ganz einfach auf natürlichem Wege ausgeschwemmt. So verhindert Goldrute im Vorfeld eine Blasenentzündung.

- Goldrute verhindert, dass sich Bakterien, Viren oder Candida-Hefepilze in der Blase einnisten und beugt damit Blasenentzündungen vor.
- Weil die Nieren mithilfe der Goldrute gut durchspült werden und dadurch leistungsstark bleiben, können sich Nierensteine weniger gut bilden.
- Wenn es doch einmal zu Blasenentzündung oder Ablagerungen (Nierengrieß oder -steine) kommt, wirkt die Goldrute schmerzlindernd, entzündungshemmend und krampflösend.

**WICHTIG**

Trinken Sie immer ausreichend – ganz besonders wenn Sie eine Kur für die Nieren machen. Denn Entgiftetes muss auch ausgespült werden können, damit wirklich keine schädlichen Stoffe zurückbleiben.

### SELBER SAMMELN ODER KAUFEN

- Goldrute können Sie selber sammeln, im schönsten Hochsommer macht sie Ihnen das Ernten zum Hochgenuss! Erntezeit ist von August bis Oktober. Bitte zu Beginn der Blütezeit ernten, denn die offenen Blütchen entwickeln sich während des Trocknungsvorganges weiter und bilden dann Samen. Deshalb die oberen 10 cm des gerade erblühten Goldrutenkrauts, also Blüten, Blätter und Stängel, sammeln und schonend trocknen. Damit bereiten Sie dann Goldrutentee zu.
- In der Apotheke bekommen Sie hochwirksame Goldrutenpräparate: Tabletten, Kapseln, Tropfen oder Tee. Machen Sie damit nach Packungsanweisung Ihre vier- bis sechswöchige Kur.
- **Meine Empfehlung:** Auch wenn Sie auf Tabletten, Tropfen und Co. zurückgreifen möchten, auf alle Fälle sollten Sie sich Goldrute auch als Tee zubereiten. Ob selbst gesammelt oder gekauft, ist egal. Aber der Tee ist warm und das lieben Ihre Nieren. Und außerdem liefert er Ihnen gleich die notwendige Flüssigkeit zum Durchspülen.

## *Cranberry: Beerenkraft für meine Blase*

*Hier steckt die Kraft in kugelrunden roten Beeren: Sie unterstützen den Körper bei der Abwehr von Keimen. Außerdem sind die Früchtchen ein wohlschmeckender Genuss.*

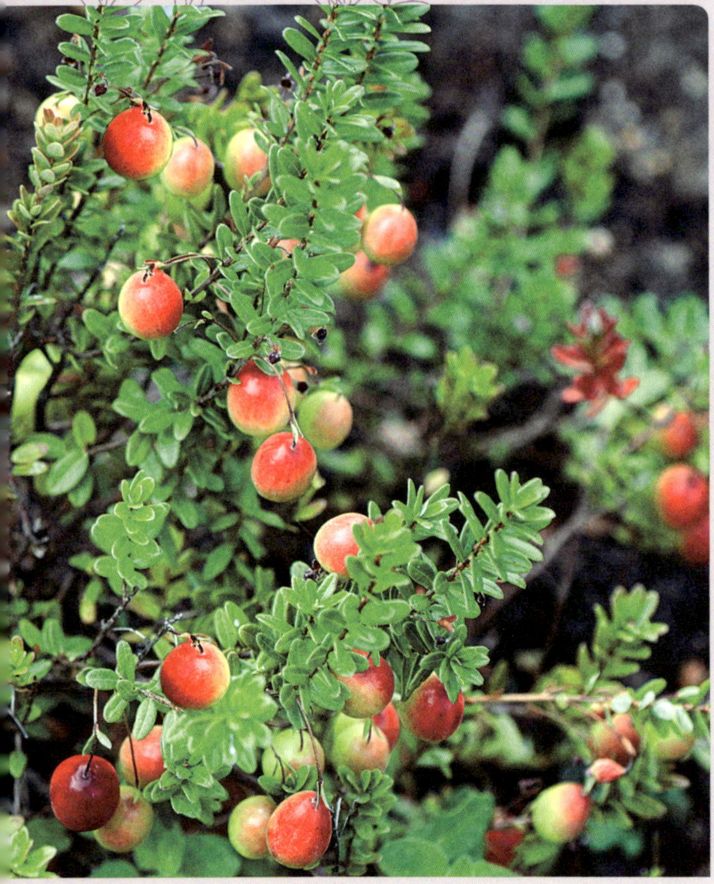

Amerikanische Preiselbeere,
Vaccinium macrocarpon

**PFLANZE:**
Heidekrautgewächs und Hochmoorpflanze des nordöstlichen Nordamerikas. Ihre roten Beeren sind größer als die unserer heimischen Preiselbeere und besitzen vier Luftkammern im Inneren.

**NÜTZLICHE TEILE:**
Reife Beeren.

**DAS IST DRIN:**
Gerbstoffe (Proanthozyanidine), Flavonoide, Vitamin C (und zwar besonders viel: 40 mg Vitamin C auf 100 g Früchten), Mineralien (Natrium, Phosphor, Kalium).

**SO WIRKT SIE:**
Die reichlich enthaltenen Proanthozyanidine verhindern die Anhaftung von Bakterien an die Zellen des Harntraktes. Können sich die Bakterien nicht festsetzen, werden sie einfach über den Urin wieder ausgeschwemmt. Das verhindert eine Blasenentzündung im Vorfeld. Auf ähnliche Weise werden auch andere durch Bakterien verursachte Erkrankungen wie Karies, Parodontose, Magenschleimhautentzündung und -geschwüre verhindert. Als Antioxidans im Kampf gegen freie Radikale verlangsamen Cranberrys den Alterungsprozess, halten die Herzkranzgefäße gesund und besitzen eine krebshemmende Wirkung. Als Vitamin-C-haltige Frucht sind sie gut bei Erkältungskrankheiten, denn die Immunabwehr verbraucht ständig Vitamin C.

**TAGESDOSIS:**
Etwa 50 g Früchte oder 100 ml Saft. 36 mg Proanthocyanidine bei Cranberrypräparaten.

**BITTE BEACHTEN**
Wenn Sie Nierensteine hatten, sollten Sie Cranberrys, die viel Oxalsäure enthalten, nur nach ärztlicher Rücksprache einnehmen.

WIRKUNG AUF DIE BLASE

Cranberrys nehme ich zur Unterstützung und Stärkung meiner Blasengesundheit. Die Amerikanische Preiselbeere gehört zu den Pflanzen, die die Harnwege desinfizieren, das heißt keimfrei halten. Da Blasenentzündungen sehr häufig vorkommen, vor allem bei Frauen, und die Keime auch von der Harnblase in die Nieren aufsteigen könnten, beuge ich regelmäßig mit den roten Beeren vor.

» Zu den Pflanzen, die die Harnwege desinfizieren, gehören auch Bärentraube, Kapuzinerkresse und Meerrettich, aber Cranberrys eignen sich besonders gut **zur Vorbeugung und zur Selbstmedikation.** Und sie schmecken gut.
» Das Großartige bei diesen pflanzlichen Helfern ist: Sie wirken keimhemmend, aber sie schädigen die gesunde Darmflora nicht.
» Inzwischen belegen auch wissenschaftliche Studien, dass sich der regelmäßige Genuss von Cranberrys positiv auf Blase und Harnwege auswirkt und die Wirkung der Beere noch durch das enthaltene Vitamin C unterstützt wird.

**Blasenpflege mit Cranberry** empfinde ich immer als Pflege der angenehmen Art, denn so schmeckt Vorbeugung auch noch gut: Cranberry als Getränk, als pure Beere oder als Lutschtablette. Die Tabletten lassen sich auch problemlos im Reisegepäck mitnehmen. Diesen Tipp möchte ich besonders an Familien mit Kindern weitergeben.

T

**HIER IST TEAMARBEIT GEFRAGT**

Wenn Sie eine Blasenentzündung haben, sollten Sie sich nicht auf Cranberrys allein verlassen, denn sie fördern nicht die Durchspülung der Nieren. Trinken Sie auf alle Fälle Goldrutentee (siehe Seite 72) beziehungsweise Brennnessel-, Birken- oder Löwenzahntee dazu!

SELBER SAMMELN ODER KAUFEN

» Die Cranberry kommt aus Nordamerika, wo sie wild gedeiht. In den letzten Jahren ist sie hier immer bekannter geworden, und wer ihr den richtigen (sauren) Boden bereitet, kann sie durchaus auch anbauen. Und dann natürlich die Früchte selbst sammeln, sobald sie ausgereift, kirschgroß und knallig rot sind.
» Mit ihrer wachsenden Bekanntheit und dem Lob ihrer Wirksamkeit wuchs die Zahl der Präparate in Apotheken, Reformhäusern und gut sortierten Drogerien oder Naturkostläden. Auch über das Internet sind die Powerbeeren erhältlich. Kaufen Sie wirksame Cranberrypräparate am besten nach einer Beratung in der Apotheke. Führen Sie Ihre vier- bis sechswöchige Kur nach Packungsanweisung durch.
» Wie angenehm, wenn Gesundheit so gut schmeckt! Kaufen Sie getrocknete Cranberrys, aber bitte für die Gesundheitspflege keine gesüßten Früchte, denn die sind wirkstoffärmer. Oder greifen Sie zu ungesüßten Säften.

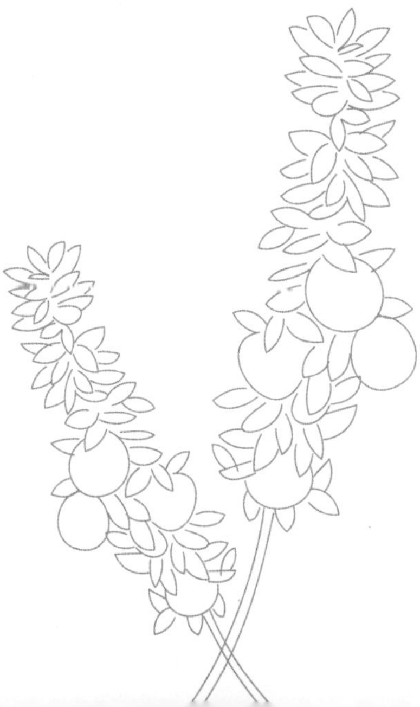

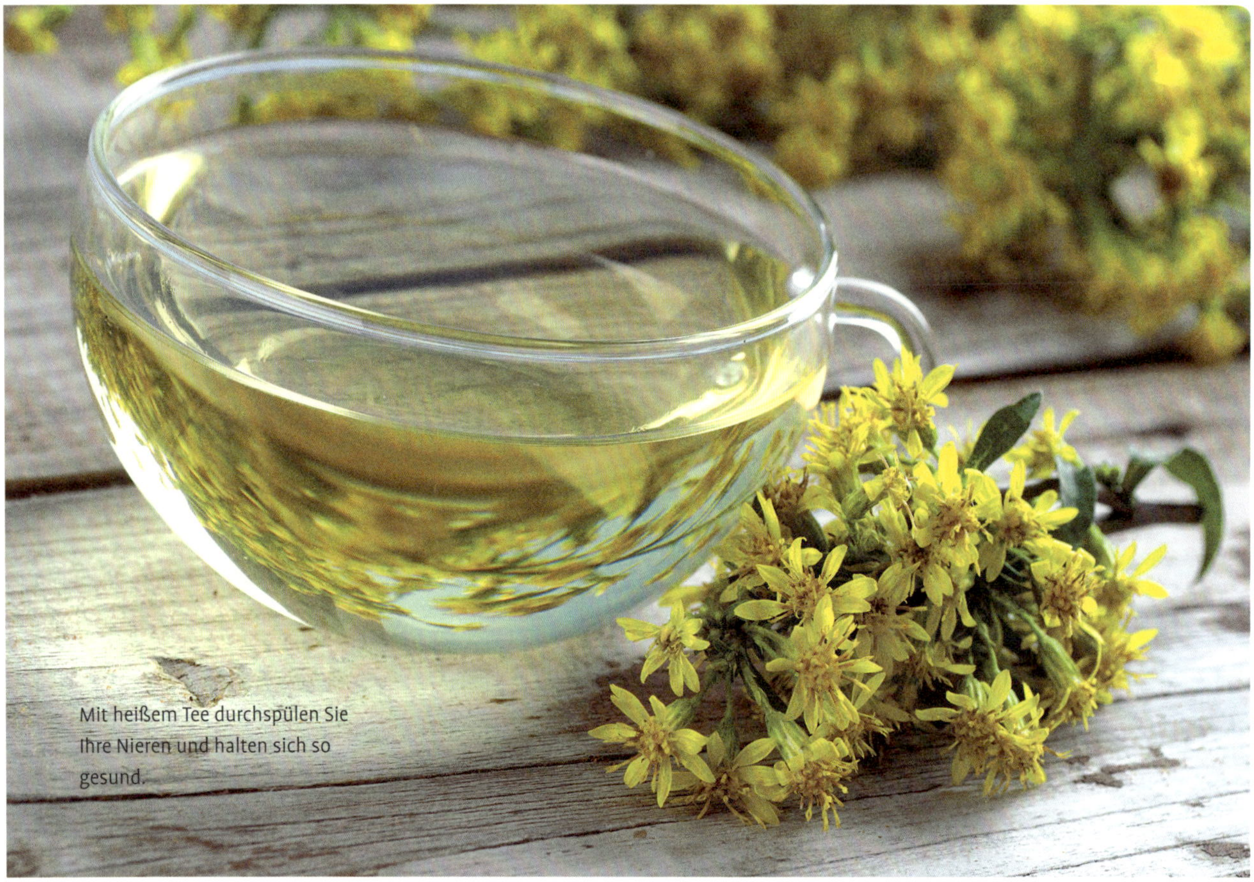

Mit heißem Tee durchspülen Sie Ihre Nieren und halten sich so gesund.

## *Goldrutentee-Kur für meine Nieren*

*Trinken Sie mindestens 2 Wochen lang Goldrutentee. Denn nur, wenn der Körper reichlich Flüssigkeit – zusammen mit wertvollen Heilstoffen – zur Verfügung hat, können Gifte im großen Stil herausgespült werden!*

KUR-ANLEITUNG

» Besorgen Sie sich 400 g Goldrutenkraut aus der Apotheke oder dem Reformhaus, oder halten Sie Ihr selbst gesammeltes Goldrutenkraut bereit.
» Trinken Sie 4 Wochen lang dreimal täglich 1 Tasse Tee zwischen den Mahlzeiten.
» Denken Sie bitte daran, zusätzlich genügend (warmes) Wasser zu trinken.

**Goldrutentee:** Überbrühen Sie 1–2 TL Goldrutenkraut (3–6 g) mit 150 ml heißem Wasser und gießen es erst nach 20 Minuten ab. So werden die wirksamen Flavonoide bestmöglich gelöst.

Bei der **Durchspülungstherapie** mit Goldrutentee werden Keime auf natürlichem Wege ausgeschwemmt. Wichtig ist, dass Sie nach Abklingen einer akuten Erkrankung noch weitere 3–6 Wochen Goldrutentee trinken, um einer erneuten Blasenentzündung vorzubeugen.
Goldrutentee wirkt auch hervorragend bei einer Reizblase und beugt Krämpfen im Bereich von Blase und Nieren vor, Pilzerkrankungen und auch Harnsteinen und Nierengrieß.
Man setzt ihn auch vorbeugend und therapeutisch ein bei Haut-, Stoffwechsel- und rheumatischen Erkrankungen und **begleitend zur Frühjahrskur** (siehe Seite 21).

**WENN DIE HARNWEGE UNTERSTÜTZUNG BRAUCHEN**

Goldrute ist besonders wirksam zur Vorbeugung wiederkehrender Harnwegsinfektionen (Harndrang und häufiges Wasserlassen mit Schmerzen, Brennen oder Krämpfen). Außerdem verhindert sie, dass eine Entzündung der Harnwege in die Nieren hochsteigt.

## Goldrutenwein-Kur

*Wer gerne selbst Ansätze herstellt, kann dies auch mit der Goldrute tun. Allerdings ist Goldrutenwein maximal eineinhalb Monate haltbar.*

KUR-ANLEITUNG

» Im Hochsommer Goldrute ernten, 1 l trockenen Bio-Weißwein und ein helles Schraubglas mit 1 l Fassungsvermögen besorgen.
» Goldrutenwein herstellen (Rezept siehe unten) und täglich 2–3 Likörgläschen (etwa 20 ml) trinken.
» Eine vierwöchige Kur wäre gut. Falls der selbst angesetzte Wein nicht für volle vier Wochen reicht, empfehle ich, die restlichen Tage Goldrutentee zu trinken.

**Goldrutenwein:** Das Glas zu einem Drittel mit frischem, klein geschnittenem und zusätzlich gemörsertem Goldrutenkraut füllen. Bis zum Rand mit dem Weißwein aufgießen, verschließen und 2–3 Wochen an einem nicht zu kühlen Ort stehen lassen. Dann abgießen. Die Menge reicht für 16–25 Tage.
Dieser Wein-Ansatz ist nur etwa 4–6 Wochen lang im Kühlschrank haltbar, Sie sollten also in diesem Falle Ihre Goldruten-Nierenkur im ausgehenden Hochsommer durchführen, wenn Sie frische Goldrute ernten können.

## Goldrutentinktur-Kur

*Wenn Sie absolut kein Arzneitee-Fan sind, nehmen Sie Goldrutentinktur. Träufeln Sie dreimal täglich 25 Tropfen in Ihren Lieblingstee, in Wasser oder verdünnte Säfte.*

KUR-ANLEITUNG

» Im Hochsommer Goldrute ernten.
» 40%igen Alkohol sowie ein Schraubglas mit 150 ml Fassungsvermögen besorgen.
» Tinktur nach unten stehendem Rezept selbst herstellen.
» Zur Nieren-und Blasenpflege dreimal täglich 25 Tropfen einnehmen – am besten in Tees „verdünnt“.

**Goldrutentinktur:** In das Schraubglas frisches, klein geschnittenes Goldrutenkraut bis an den Rand füllen und mit dem Alkohol ebenfalls bis zum Rand aufgießen. 3 Wochen stehen lassen und regelmäßig schütteln, danach in dunkle Tropffläschchen abfiltrieren. Diese Menge reicht für eine Kur von 30–40 Tagen. Im Gegensatz zum Wein ist die Tinktur 1 Jahr lang haltbar.

**MEINE EMPFEHLUNG**

T

Wenn Sie sich für eine Tinktur entscheiden, haben Sie einen Doppelnutzen für Ihre Nieren. Tropfen Sie sie in ein warmes Getränk. So schmeicheln Sie Ihren Nieren – zusätzlich zur Wirkung der Inhaltsstoffe – mit Wärme und Flüssigkeit. Eine Tinktur können Sie übrigens auch selber herstellen (Rezept siehe unten).

## Goldrutenpräparate-Kur

*Ganz ohne Aufwand: Kaufen Sie Goldrutenpräparate in der Apotheke oder im Reformhaus. Es gibt sie als Tinktur, Tabletten, Kapseln oder auch bewährte Fertigteemischungen.*

KUR-ANLEITUNG

» Bei Kurbeginn Goldruten-Präparate kaufen.
» Nach Packungsbeilage 4 Wochen lang einnehmen.

**WICHTIG**

!

Bei trübem Harn, Druckgefühl in der Nierengegend, Rückenschmerzen, geschwollenen Augenlidern, Durstgefühl, Kopfschmerz, Mattigkeit, Leistungsabfall oder Bluthochdruck sollten Sie sich ärztlich betreuen lassen!

## *Cranberrypräparate-Kur*

*Hier können Sie in die Vollen gehen, die Auswahl an Cranberrypräparaten ist groß: Tabletten, Kapseln, Granulat, Pulver zum Auflösen oder Tonikum. Ich persönlich mag Lutschtabletten und Säfte besonders gern.*

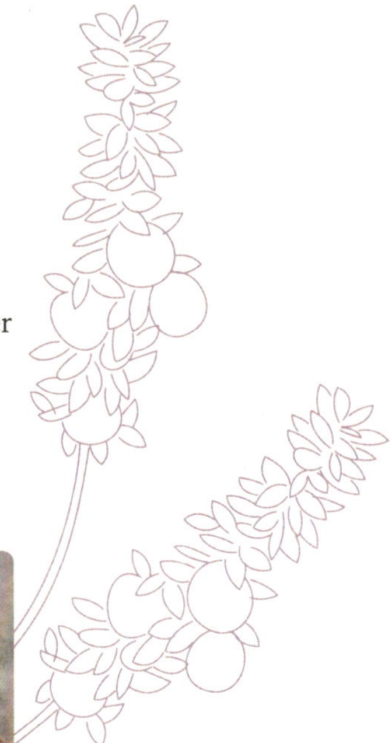

KUR-ANLEITUNG

» Bei Kurbeginn Cranberrypräparate in der Apotheke, im Reformhaus oder im Naturkostladen kaufen.
» Nach Packungsbeilage 4 Wochen lang einnehmen. Für die Wirksamkeit bitte darauf achten, dass Sie pro Tag 36 mg Proanthozyanidine einnehmen (der Gehalt steht auf der Packung).

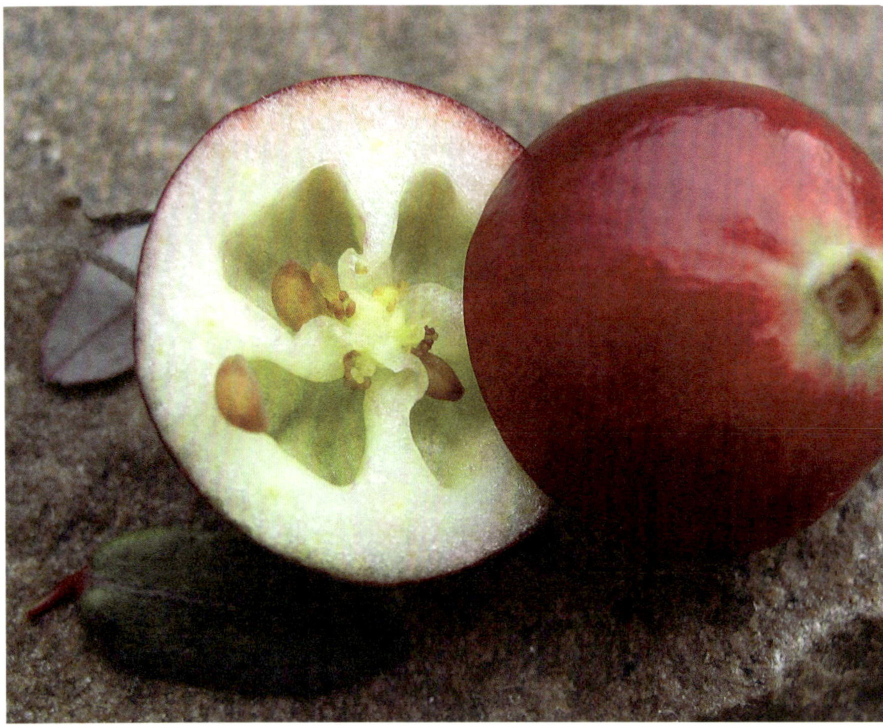

Die Amerikanische Preiselbeere hat in ihrem Inneren vier Luftkammern, deshalb schwimmt sie im Wasser oben.

**WENN DIE HARNWEGE UNTERSTÜTZUNG BRAUCHEN**

Cranberrys gehören zu den besten Mitteln, um wiederkehrende Harnwegsinfektionen einzudämmen, aber genauso auch zur Behandlung einer Blasenentzündung. Sie wirken keimhemmend, indem die Wirkstoffe das Festsetzen krankmachender Bakterien in den Harnwegen erschweren: Die Keime lassen sich einfach ausspülen, wenn Sie – und das ist wichtig – genügend Flüssigkeit dazu trinken. Am besten sind warmes Wasser, Goldruten- oder anderer Kräutertee und verdünnte Gemüsesäfte.

## *Cranberry-Genuss-Kur*

*Wer gern leckeres Essen zaubert, kann häufig zu Cranberrys greifen. Ich selbst liebe Gerichte, die schnell gehen, wie Smoothies oder Joghurt mit Früchten. Am besten Sie nehmen frische Früchte.*

KUR-ANLEITUNG

» Frisch oder getrocknete, ungezuckerte Cranberrys und Cranberrysäfte kaufen.
» Eventuell weitere Zutaten aus den Rezepten unten besorgen.
» Daraus täglich gesunde Gerichte zaubern. Wichtig dabei: die Cranberrys nicht kochen, sie verlieren sonst an Wirkstoffen.
» **Mein Tipp für Menschen mit wenig Zeit:** einfach etwa 50 g Beeren pro Tag kauen oder 100 ml Saft trinken; das ist auch genial für unterwegs oder tagsüber im Büro.

**Vielfalt in der Küche:** Die Beeren passen gut zu Fisch, Meeresfrüchten und Fleisch und ganz besonders zu Wild, zu Vorspeisen wie Guacamole, in Salate, Gemüse oder ins Müsli. Genießen Sie sie als feine Sauce, unter Frischkäse gerührt sowie in Desserts vielerlei Art. Ich weiche dazu die getrockneten Beeren gerne für einige Stunden in Cranberrysaft ein, dann werden sie weich und saftig. Cranberrys in Hühnersuppe waren bei amerikanischen Einwanderern berühmt gegen Erkältungen und Blasenentzündung. Wenn Sie das nachkochen möchten: Die Früchte unbedingt erst zum Schluss in die Suppe geben und nicht mehr kochen, damit die wertvollen Inhaltsstoffe nicht verloren gehen.

**Cranberrysaft** hat einen fruchtigen Geschmack mit eher herber Süße: zuerst ein bisschen süß, dann fruchtig-herb und nachhaltig sehr erfrischend. Er ist eine leckere Basis für Mixgetränke und bestens geeignet zum Verfeinern von Fruchtkompott und Süßspeisen.
Es gibt auch Früchtetees, Fruchtbärchen und Energieriegel mit Cranberry, aber das ist dann eher etwas für den begleitenden Genuss, weil häufig nicht so viele Früchte enthalten sind (stattdessen manchmal viel Zucker – das sehen Sie auf der Zutatenliste auf den Packungen).

**Süße Smoothies:** 50 g getrocknete Cranberrys 2–3 Stunden in 150 ml Cranberrynektar einweichen. Zusammen mit 80 g Himbeeren (frische oder aufgetaute Tiefkühl-Himbeeren), 1 kleine Banane, 80 g Joghurt und 100 ml Milch im Mixer auf höchster Stufe kräftig durchmixen und gleich genießen.
Statt Himbeeren und Banane können Sie andere Früchte Ihrer Wahl zugeben, statt der Milch auch Kokosmilch, Reis- oder Hafermilch und anstelle von Joghurt auch Kefir, Sauer- oder Buttermilch.

**Pikante Smoothies:** 50 g getrocknete Cranberrys 2–3 Stunden in 150 ml Joghurt einweichen. ½ kleine Salatgurke schälen, längs halbieren, die Kerne entfernen und in Stücke schneiden. Die Gurke zusammen mit dem Fruchtfleisch 1 reifen Avocado, dem Saft 1 Bio-Limette, 4 Stängeln Pfefferminze, etwas Salz und Pfeffer und dem Cranberry-Joghurt im Mixer pürieren.
Auch hier können Sie die Zutaten beliebig austauschen. Experimentieren Sie ruhig drauflos.

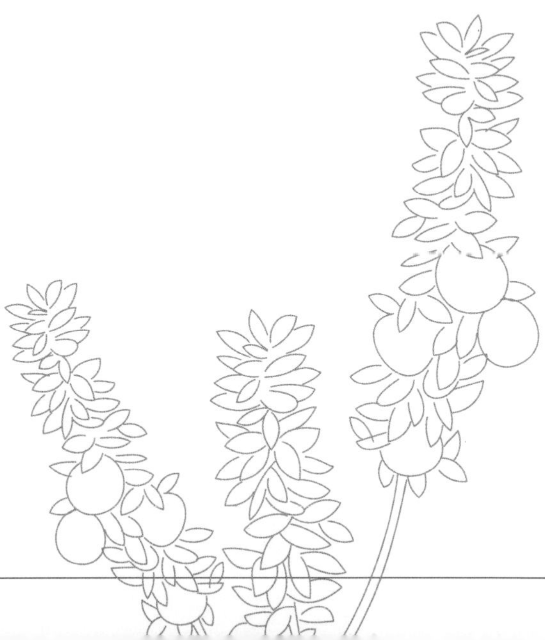

# Gutes für Nieren und Blase

*Zwei Dinge lieben die Nieren besonders: Flüssigkeit und Wärme. Schenken Sie ihnen beides, und Sie werden sehen: Gesund bleiben tut richtig gut!*

### 1: Frühjahrskur

Nieren und Blase profitieren von einer Frühjahrskur (siehe Seite 21) ungemein, denn sie werden dadurch bei der Entgiftung unterstützt. Wenn Sie zusätzlich zur Kur viel warmen Tee trinken, scheiden Sie vermehrt Giftstoffe aus. Denn schon seit alten Zeiten gilt: Wo man keine Flüssigkeit hineingibt, werden auch keine Gifte ausgespült.

### 2: Die Nieren mögen es warm

Wärme ist für die Nieren ein Garant für Gesundheit und Wohlbefinden, Kälte bedeutet hingegen Stress. Ein alter Spruch heißt: „Kopf kalt, Füße warm – macht den Mediziner arm." Bewährte und beliebte Wärmeanwendungen sind Fußbäder, die die Beckendurchblutung erhöhen, die Durchblutung allgemein fördern und ganz automatisch auf den gesamten Organismus wirken. Aber die Nieren mögen auch einen durchblutungsfördernden Heublumensack oder feuchtwarme Auflagen, die krampf- und schmerzlindernd wirken. Wählen Sie sich aus diesen Beispielen etwas aus.

*Wacholderfußbad:* Aus 6 EL Wacholderbeeren, fein gemörsert, und 1 l heißem Wasser einen starken Tee kochen. Diesen dann in eine Schüssel mit 2 l warmem Wasser geben; 10 Minuten lang die Füße darin baden. Anschließend dicke Wollsocken anziehen und mindestens ½ Stunde lang ruhen. Wacholder durchwärmt den ganzen Körper.

*Senfmehlfußbad:* 2 l 37 °C warmes Wasser in eine Fußbadewanne oder große Schüssel füllen und 3 EL Senfmehl (aus der Apotheke) einrühren. Die Füße darin 15 Minuten lang baden, anschließend mit lauwarmem Wasser abspülen und nachruhen. Senfmehl wirkt durchblutungsfördernd und sorgt für lang anhaltende Wärme.

*Ansteigendes Fußbad:* Eine Schüssel mit 33 °C warmem Wasser füllen, Füße darin baden und innerhalb von 20 Minuten das Wasser bis zur höchst erträglichen Temperatur aufheizen, das heißt, vorsichtig ständig heißes Wasser zugeben. Nach Wunsch 1 Handvoll Küchensalz zugeben. Anschließend warme Wollsocken anziehen und unbedingt nachruhen.

Kraftvolle Wacholderbeeren – klein, blau, hocharomatisch und sehr gesund!

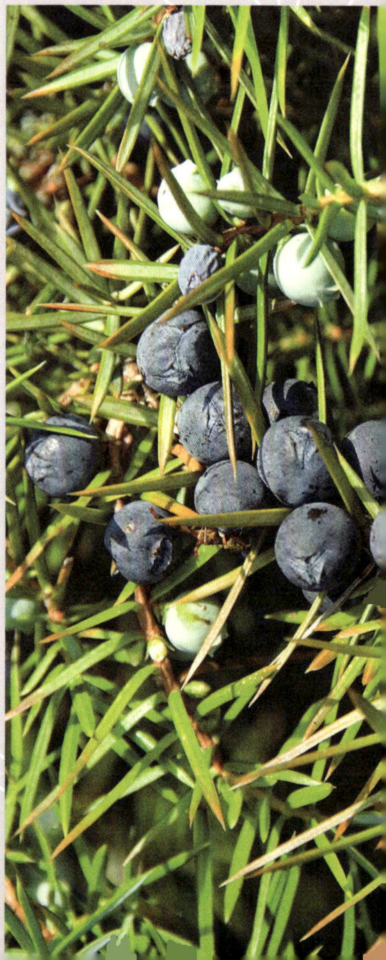

## 3: Nierengesund essen

*Wenn Sie empfindliche Nieren haben* oder zu Blasenentzündungen neigen, gehen Sie mit **Genussmitteln**, die die Harnwege reizen (Kaffee, Alkohol, scharfe Gewürze) sparsam um. Essen Sie außerdem wenig Nahrungsmittel, die den Urin ansäuern, also Fleisch oder Milch, Spinat oder Zitrusfrüchte. Bevorzugen Sie, vor allem bei wiederkehrenden Harnwegsinfekten, **basenbildende Nahrungsmittel** wie Kartoffeln und Gemüse. Auch Joghurt oder Sauerkraut verbessern die basische Stoffwechsellage.

Zwar bildet der menschliche Organismus Säuren – aber basische Stoffe zur Neutralisierung bekommt er ausschließlich von außen. Machen Sie daher einmal pro Woche einen **Saft- oder Obsttag:** Das heißt, Sie trinken einen Tag lang nur Saft oder essen möglichst wassertreibendes Gemüse wie Kartoffeln, Sellerie, Spargel oder Obst wie Birnen und Erdbeeren. Gewürze wie zum Beispiel Petersilie sind ebenfalls gut.

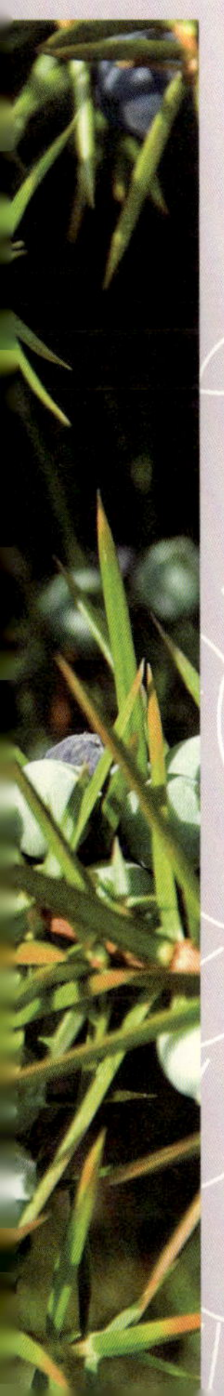

## 4: Sind Sie steinreich?

Wenn die Konzentration bestimmter Substanzen im Harn eine gewisse Höhe erreicht, können Nierensteine entstehen. Nierensteine sind Kristalle unterschiedlicher Zusammensetzung, die sich zusammenlagern und wachsen. Werden die Nieren gut durchspült, erleichtert das die Ausscheidung der Stoffe, aus denen sich die Steine bilden. Vorbeugung ist das Beste, was Sie tun können – besonders wenn Sie bereits zu kleineren Nierensteinchen oder Nierengrieß neigen. Trinken Sie viel dünne Flüssigkeit (Wasser, verdünnte Säfte und Tees), um die Partikel, die sich zu Steinen zusammenfügen können, möglichst auszuschwemmen. Besonders Löwenzahnblättertee hat sich bewährt. Dagegen entwässern manch andere Getränke eher, allen voran Alkohol, vor allem Bier. Man erkennt diese Getränke oft am berühmten „Nachdurst". Auch Kaffee und Schwarz- beziehungsweise Grüntee sind für die Durchspülung der Nieren nicht geeignet.

Wichtig ist, dass Sie auch abends genügend trinken, denn steinbildende Substanzen werden vor allem nachts ausgeschieden.
Bei größeren Nierensteinen müssen Sie unbedingt zum Arzt.

*Grieß-Löser-Tee:* Je 25 g Brennnessel- und Goldrutenkraut, Löwenzahn- und Brennnesselblätter mischen. 1 EL davon mit 250 ml kochendem Wasser überbrühen, 10 Minuten ziehen lassen. Über den Tag verteilt insgesamt 1 l trinken, 3–4 Wochen lang.

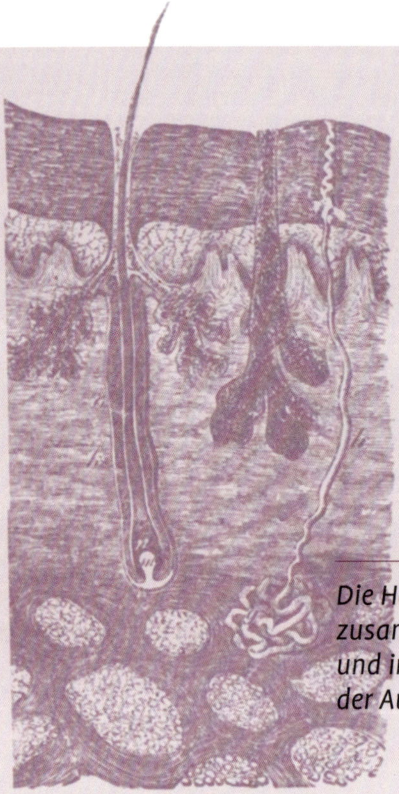

# Die Haut

*Die Haut umgibt mein gesamtes Äußeres und hält den Körper quasi zusammen. Die Haut ist eine sehr sensible Schutzhülle, ein Kontakt- und in gewisser Weise auch ein Kommunikationsorgan – es zeigt der Außenwelt mein Inneres.*

**DIE HAUT PFLEGEN HEISST:**

» *Sie von innen durch eine gesunde Ernährung pflegen.*

» *Sie von außen durch Licht, Luft, Wasser und eine natürliche Hautpflege gesund erhalten; so bleibt die äußere Hülle intakt, schützt mich und schenkt mir natürliche Schönheit und Wohlbefinden bis ins hohe Alter.*

## *Ihre Aufgaben*

### SCHÜTZEN, SPEICHERN UND REGULIEREN

Meine Haut schützt mich vor Druck und Stoß, vor Kälte oder Hitze, vor UV-Strahlen, Krankheitserregern und Schmutz. Drei Schichten sind es, die zusammen meine Schutzhülle bilden.

» Die **Oberhaut** (Epidermis) bildet den äußersten Schutz. Auf ihr liegt ein dünner Fettfilm aus Sekreten der Schweiß- und Talgdrüsen. Dieser Film wehrt Keime ab. In der Oberhaut selbst gibt es keine Blutgefäße, dafür Pigment bildende Zellen, die nach Sonneneinstrahlung für die begehrte Bräune sorgen.

» Darunter liegt die 1–2 mm dicke **Lederhaut** (Cutis), sie sorgt für Elastizität und Stabilität. Dort wird Kollagen aufgebaut, ein Hauptbestandteil der elastischen Fasern. In der Lederhaut befinden sich Blutgefäße, die die Haut ernähren und den Wärmehaushalt regulieren, außerdem Nervenenden und Rezeptoren, die Reize wie Druck, Kälte, Wärme, Schmerz und auch angenehme Berührung an das Gehirn weiterleiten – die Haut ist ein Sinnesorgan!

» Die **Unterhaut** (Subcutis), die unter der Lederhaut liegt, besteht hauptsächlich aus Fettgewebe, das als Wärmepolster sowie als Nahrungsdepot und Puffer gegen Stöße dient. Dieses Gewebe macht die Haut weich. Von hier aus verbinden Fasern die Haut mit Knochen, Sehnen und der Muskulatur.

Neben dem Schutz hat die Haut noch weitere Aufgaben: Sie kann Fett, Wasser, Blut, Mineralstoffe und Vitamine speichern. Außerdem reguliert sie über die Schweißdrüsen die Körpertemperatur.

### AUSSCHEIDEN UND ENTGIFTEN

Die Haut ist mit bis 2 m² Gesamtfläche und bis 15 kg Gewicht mein größtes Organ. Sie ist neben Leber, Niere, Darm und Lunge auch für die Ausscheidung und Entgiftung zuständig: Sie entgiftet über die Talg- und Schweißdrüsen. Ist mein Stoffwechsel zu sehr belastet, setzt der Organismus in zunehmendem Maße die Haut als Ausscheidungsorgan ein und lagert Substanzen ab, die zu Juckreiz, Reizzuständen und Ekzemen auf der Haut führen können. Umso wichtiger ist es, die Haut auch von innen zu pflegen!

### DIE HAUT REDET MIT DER SEELE

Meine Haut zeigt mir meinen Gesundheitszustand: rosige Haut oder blaue Lippen, straffe, seidig-glatte oder trockene beziehungsweise fettige Haut, allergische Reaktionen oder auch Kinderkrankheiten wie Masern.

Die Haut ist unter all meinen Organen eines der sensibelsten. Sie gilt als Spiegel der Seele und als Kommunikationsorgan: erröten vor Scham, erblassen vor Schreck oder schwitzen vor Angst teilen mein seelisches Befinden mit. Nicht von ungefähr kommen Redewendungen wie „das geht mir unter die Haut“ oder „es ist zum aus der Haut fahren“. Über sogenannte „Head-Zonen“ haben bestimmte Hautsegmente zudem spezifische Verbindungen zu inneren Organen und können über die Haut aktiviert werden. Das wird über äußerliche Anwendungen wie Wickel, Einreibungen oder auch in der Akupressur genutzt.

### JUNG BLEIBEN

Dass die Haut mit zunehmendem Alter dünner, trockener, rauer, weniger elastisch und faltiger wird, ist ein natürlicher Vorgang. Denn anders als junge Haut speichern die Zellen der älteren Haut weniger Wasser. Vor allem im Gesicht und an den Händen – also Partien, die am meisten der UV-Strahlung der Sonne ausgesetzt sind, altert die Haut sichtlich. Man erkennt es an den Altersflecken. Mit einem bewussten Umgang mit Sonnenlicht und vitalstoffreicher Ernährung halten Sie Ihre Haut am ehesten jung.

#### DA FREUT SICH DIE HAUT

- Ausreichend trinken (2–3 l pro Tag) und schlafen, Genussgifte meiden, Stress reduzieren.
- Vollwertig und vitalstoffreich essen, das schenkt der Haut, die von innen nach außen wächst, ihre wichtigsten Aufbaustoffe.
- Genug Vitamin E essen, es unterstützt die Neubildung frischer Zellen, sodass Hautschäden rasch repariert werden können. Vitamin E steckt in Avocados sowie in Sonnenblumen- und Weizenkeimöl.
- Natürliche Hautpflege, die die Haut atmen lässt, erhält die Schutzfunktion der Haut.
- Auf Luft- und Sonnenbäder und hautverträgliche Kleidung achten.
- Natürliche Lebensführung und positive Lebenseinstellung ist der beste Garant für gesunde, schöne Haut.
- Übertriebene Körperpflege (zu häufiges Baden und Duschen mit aggressiven synthetischen Zusätzen) schadet der Haut.

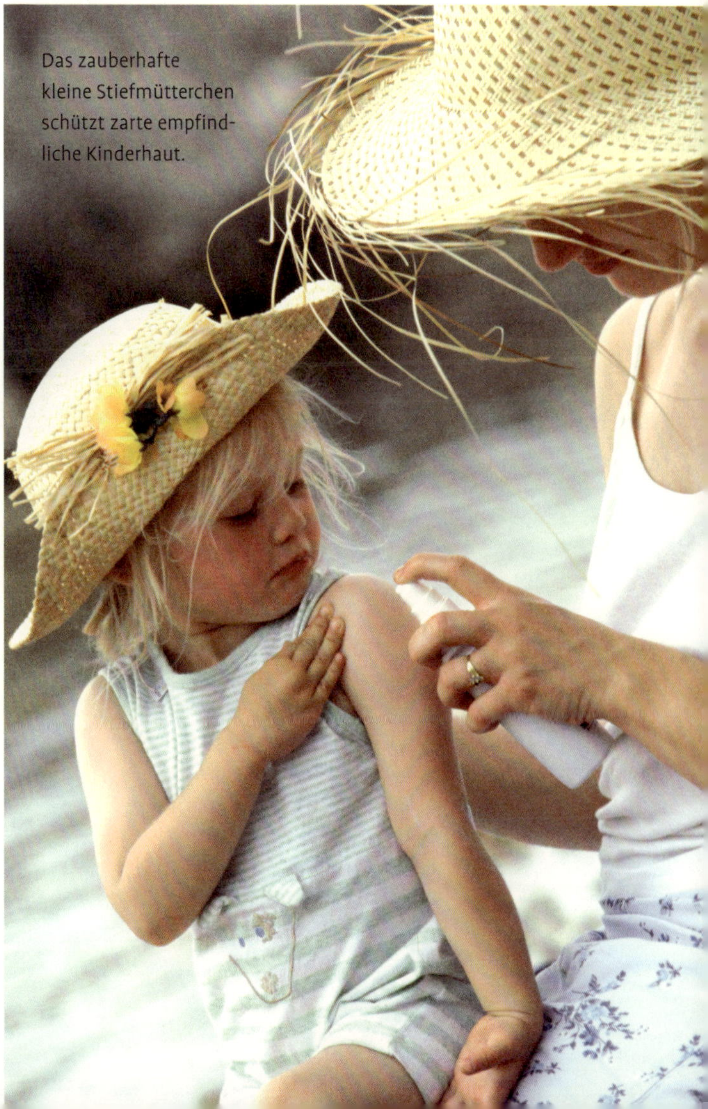

Das zauberhafte kleine Stiefmütterchen schützt zarte empfindliche Kinderhaut.

## *Hautfreundliches Acker-Stiefmütterchen*

*Mit Acker-Stiefmütterchen, diesem freundlichen kleinen Blümchengesicht mit großen Heilkräften, können Sie die Haut von innen und außen pflegen.*

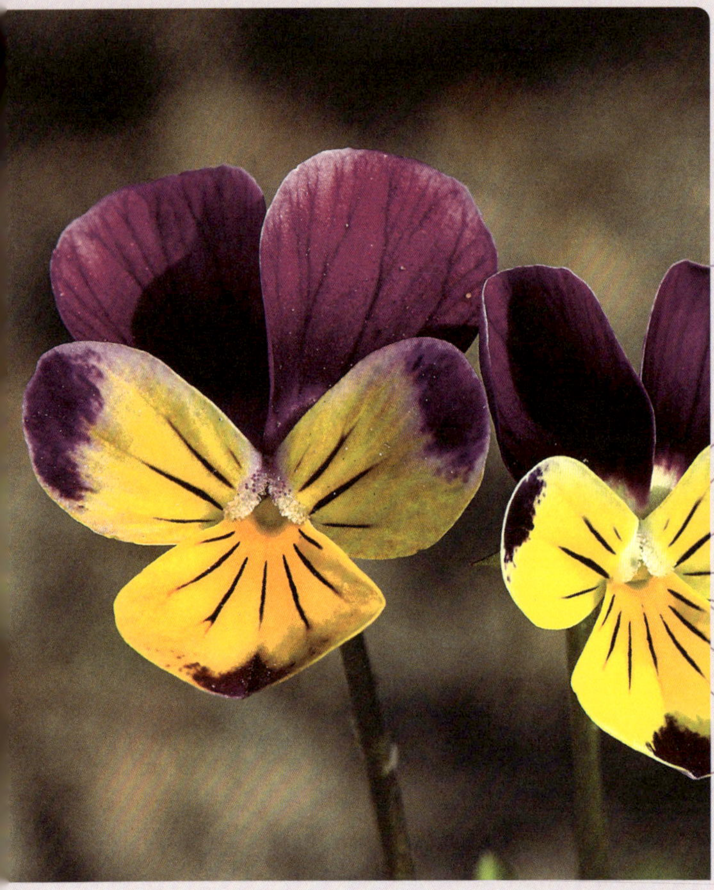

Acker-Stiefmütterchen,
Viola tricolor

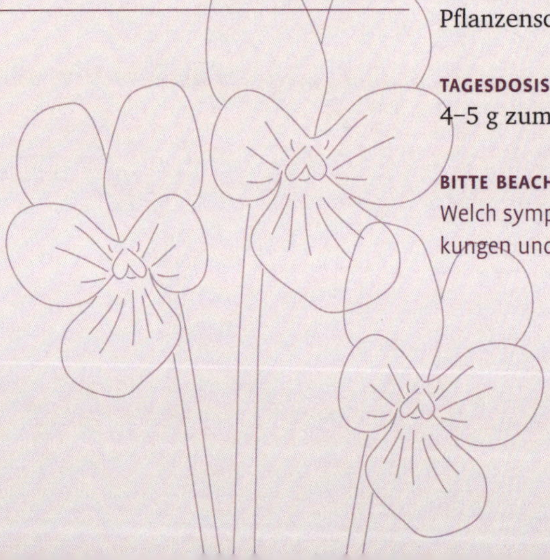

**DIE PFLANZE:**
Das reizende kleine dreifarbige (tri-color) Stiefmütterchen aus der Familie der Veilchengewächse ist in allen gemäßigten Zonen Europas und Asiens heimisch.

**NÜTZLICHE TEILE:**
Das blühende Kraut, den ganzen Sommer über ernten.

**DAS IST DRIN:**
Flavonoide (Rutin), 10 % Schleimstoffe, saponinähnlich wirkende Peptide, Methylsalicylglykosid, Gerbstoffe, wenig ätherische Öle, Carotinoide und Cumarin.

**SO WIRKT SIE:**
Das Acker-Stiefmütterchen regt den Stoffwechsel an und wirkt leicht harntreibend. Deshalb setzt man es auch begleitend bei rheumatischen Erkrankungen, Blasenentzündung, zur Frühjahrskur und vor allem bei stoffwechselbedingten Hauterkrankungen ein. Durch seine antioxidativen Eigenschaften ist es ein guter Zell- und Gefäßschutz. Auf bereits erkrankte Haut wirkt es dank seiner Gerbstoffe und Salicylate kortisonähnlich entzündungshemmend und lindert Schmerz und Juckreiz. Mit ihren saponinähnlichen Stoffen hilft die Pflanze, bei Husten den Schleim zu lösen.
In der äußerlichen Anwendung lindern seine Pflanzenschleime Hautreizungen.

**TAGESDOSIS:**
4–5 g zum Einnehmen.

**BITTE BEACHTEN**
Welch sympathische Pflanze: Es sind keine Nebenwirkungen und Gegenanzeigen bekannt.

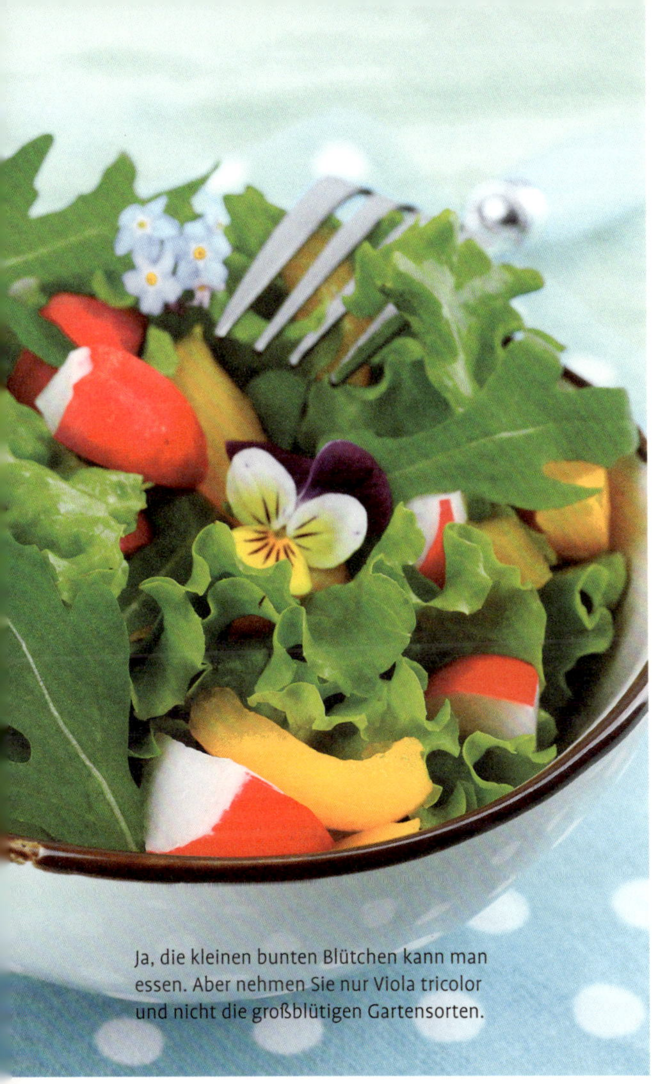

Ja, die kleinen bunten Blütchen kann man essen. Aber nehmen Sie nur Viola tricolor und nicht die großblütigen Gartensorten.

### WIRKUNG AUF DIE HAUT

Acker-Stiefmütterchen wirkt stoffwechselfördernd, schweiß- und harntreibend und regt damit die Entgiftungsorgane an. Das beugt von vornherein der Entstehung von Reizzuständen auf der Haut vor. Meine Haut bleibt so von innen und von außen gesund.
Vor allem besticht es mit seinem enorm hohen Rutin-Gehalt (ein Flavonoid, 25 % des Rutin-Gehalts steckt in den Blüten!). Dieser Pflanzenstoff ist ein ausgewiesener Schutz für meine Zellen und kleinen Gefäße, die Blutkapillaren. Er kräftigt und schützt diese vor Brüchigkeit und einer erhöhten Durchlässigkeit der Kapillarwände. Damit beugt Acker-Stiefmütterchen der Bildung von Ödemen und Entzündungen vor. Außerdem wirkt es allergischen Reaktionen entgegen, da es zusätzlich die Histaminausschüttung im Körper hemmt. Auch verbessert es die Elastizität der Gefäßwände, denn es hilft dem Körper bei der Produktion von Kollagen, das seinerseits die Straffheit der Haut sicherstellt und so eine Art Altersschutz für die Haut bildet. So sorgt Acker-Stiefmütterchen für ein jugendliches Hautbild. Übrigens: Rutin fördert die Aufnahme von Vitamin C, welches das Kollagen im Bindegewebe schützt. Deshalb genieße ich in der Zeit meiner Stiefmütterchen-Hautkur besonders viel Vitamin-C-reiches Obst und Gemüse!

- Acker-Stiefmütterchen sorgt in Verbindung mit seinen antioxidativ wirkenden Flavonoiden für einen guten Zellschutz.
- Es schützt die Haut vor Alterserscheinungen und hält sie elastisch.
- Bei vorgeschädigter Haut hemmt es ähnlich wie Kortison Entzündungen.

**Hautpflege mit Acker-Stiefmütterchen** ist für meine Haut, die mit dem Alter etwas trockener und empfindlicher geworden ist, eine absolute Wohltat. Es ist Pflege von innen (beispielsweise als Tee) und gleichzeitig von außen (als Hautpflege zum Waschen oder als Salbe).

#### MEIN FAMILIEN-TIPP

Stiefmütterchen ist eine richtige Kinderheilpflanze, die Hautkrankheiten und auch jugendliche Akne lindert. Vor allem der Tee, als Gesichtswasser verwendet (Rezept auf Seite 84), hilft gut bei Akne und ist ohne Nebenwirkungen.

### SELBER SAMMELN ODER KAUFEN

- Acker-Stiefmütterchen kann man gut selbst sammeln. Vielleicht haben Sie sogar Pflanzen im eigenen Garten. Oder Sie pflücken es auf erholsamen Wiesenspaziergängen. Bitte nicht das Garten-Stiefmütterchen *Viola wittrockiana* verwenden!
- In der Apotheke bekommen Sie Acker-Stiefmütterchen als Teekraut, Tinktur, Hautöl und Salben. Machen Sie damit nach Packungsanweisung Ihre vier- bis sechswöchige Kur, am besten von innen und von außen gleichzeitig.
- Im Naturkostladen, Reformhaus und in der Apotheke oder übers Internet gibt es gute kosmetische Präparate.

#### WICHTIG

Auch bei einer Kur mit Acker-Stiefmütterchen bitte genug trinken – um Gifte auszuspülen und um der Haut genügend Feuchtigkeit von innen zu schenken.

## *Sandorn – Luxuspflege für die Haut*

*Die Sanddornfrucht ist ein Multivitamin-Wunder vom Strauch. Aus ihrem Fruchtfleisch wird das leuchtend rotgoldene Öl gewonnen, das auf sanfteste Weise der Haut schmeichelt.*

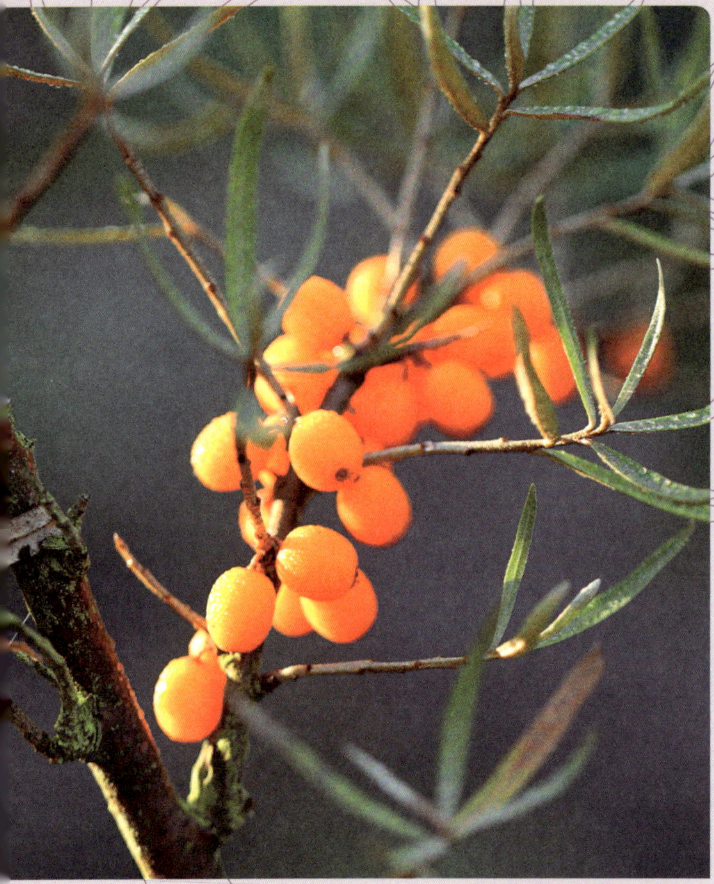

Sanddorn, Hippophae rhamnoides

DIE PFLANZE

Der lichthungrige dornige Strauch, ein Ölweidengewächs, gedeiht an Meeresküsten, Auengebieten und in Höhenlagen bis zu 5000 m wie in Tibet, in Gebieten mit sibirischen Dauerfrösten oder langen Dürrezeiten.

NÜTZLICHE TEILE

Die reifen goldroten Früchte und das daraus gewonnene fette Fruchtfleischöl.

DAS IST DRIN

Im **Fruchtfleischöl** fettlösliche Vitamine wie Provitamin A (Beta-Carotin), B-Vitamine (B1, B2, B6, B9 und B12), Vitamin K und E; viele gesättigte und ungesättigte Fettsäuren (Palmitin- und Palmitoleinsäure), Sterole und Cholin. In der Frucht zusätzlich viel Vitamin C (bis 2500 mg auf 100 g Früchte), Mineralstoffe, Spurenelemente.

SO WIRKT SIE

**Sanddornsaft beziehungsweise -elixier** ist seit langem in Erkältungszeiten bewährt. Neu ist das **Fruchtfleischöl**, das man äußerlich und innerlich einsetzen kann. Mit seinen entzündungshemmenden, reizmildernden, schmerzstillenden und antiseptischen Eigenschaften ist es gut zur Linderung bei chronischen Hauterkrankungen wie Schuppenflechte, Neurodermitis und allergischen Hauterkrankungen, bei Wunden, Wundliegen, Geschwüren und schlechter Narbenbildung, Verbrennung, Sonnenbrand, Sonnenallergie, Erfrierungen und Pigmentstörung. Bei Schleimhauterkrankungen des gesamten Verdauungssystems (Mund- und Rachentzündung, Sodbrennen, Gastritis) und der Genitalschleimhäute.

**TAGESDOSIS:** 1–3 ml Öl.

BITTE BEACHTEN

Welch wunderbare Heilpflanze: Bei der innerlichen und äußerlichen Anwendung von Sanddornöl sind keine Nebenwirkungen bekannt.

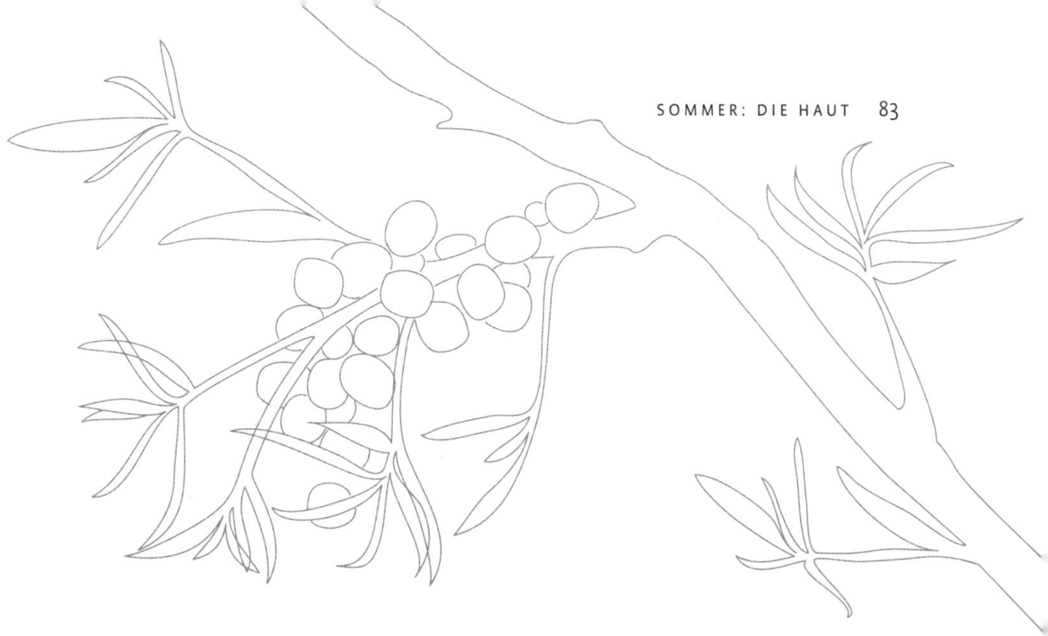

### WIRKUNG AUF DIE HAUT

Nicht die Früchte, sondern das daraus gepresste fette Fruchtfleischöl nährt und pflegt die Haut ausgesprochen gut. Mit seinen Vitaminen schützt es sie. Man spricht neudeutsch auch von einem „Skin repair-Effekt“, weil der Alterungsprozess der Haut verlangsamt wird und sie sichtbar regeneriert.

» Sanddornöl unterstützt die Abwehr- und Schutzmechanismen meiner Haut.
» Das Öl pflegt und schmeichelt der Haut, strafft das Hautgewebe, beugt Faltenbildung und Pigmentstörungen vor und sorgt für Feuchtigkeit.
» Sanddornöl gilt als ein hervorragendes Antioxidans, es schützt also meine Zellen.
» Sonnenexponierte oder empfindliche Hautstellen werden besonders geschützt – vorbeugend, aber auch wenn es schon zu Hautirritationen gekommen ist.

**Hautpflege mit Sanddorn** ist für mich wie eine Schutzhülle aus „Samt und Seide“, die ich auf die Haut bringe. Das Fruchtfleischöl ist seit langem mein Lieblingshautöl und gehört zu meiner Haut- und auch Haarpflege dazu. Als Hautöl wende ich es nur verdünnt an, denn es färbt stark (siehe Seite 86).

Ich habe es immer im Bad parat stehen, um es – bei welchen Hautproblemen auch immer – sogleich zur Hand zu haben. Auch die Mundschleimhaut behandele ich mit dem Öl, um wunde Stellen oder Reizungen erst gar nicht auftreten zu lassen: Ich tupfe das Öl einfach pur auf die Stelle.

Übrigens: Sanddornöl hält sich jahrelang ohne ranzig zu werden, weil es in sich seinen eigenen Antioxidationsschutz beherbergt. Es ist der gleiche Schutz, der auch meiner Haut zugutekommt.

### SELBER SAMMELN ODER KAUFEN

» Sanddornfrüchte können Sie natürlich selbst sammeln, wenn Sie Standorte des schönen „Wildlings“ kennen. Wer auf Rügen oder an den Rheinauen wohnt oder in der Mongolei Urlaub macht, findet ihn dort zuhauf.
» Aber das daraus gewonnene fette Fruchtfleischöl, das ja für die Hautpflege verwendet wird, müssen Sie kaufen. Man kann es nicht selbst auspressen.
» Überlegen Sie bitte, ob Sie das reine Fruchtfleischöl haben und selbst nach Wunsch und Anlass verdünnen möchten, oder ob Sie fertige Mischungen kaufen wollen. Reines Fruchtfleischöl wird in kleinen Mengen gekauft, etwa in 30 ml-Fläschchen. Es duftet wunderbar fruchtig, ist rotgolden, färbt und ist leider teuer. Dafür brauchen Sie aber stets nur wenige Tropfen, denn meist wird es verdünnt eingesetzt. Bei fertigen Mischungen ist das Fruchtfleischöl bereits in anderes fettes Pflegeöl in einem bestimmten Verhältnis enthalten. Mittlerweile gibt es hervorragende, hochwertige Kosmetikprodukte mit wenigen Prozentanteilen Sanddornöl, zum Beispiel Körperöle, Bodylotionen, Seifen, Shampoos oder Tagescremes. Ich bevorzuge beides: Ich kaufe natürliche Kosmetikprodukte mit Sanddorn-Fruchtfleischöl, und ich habe zusätzlich stets reines Öl parat; damit kann ich bei Bedarf auch meine eigenen Lieblingscremes aufbessern.

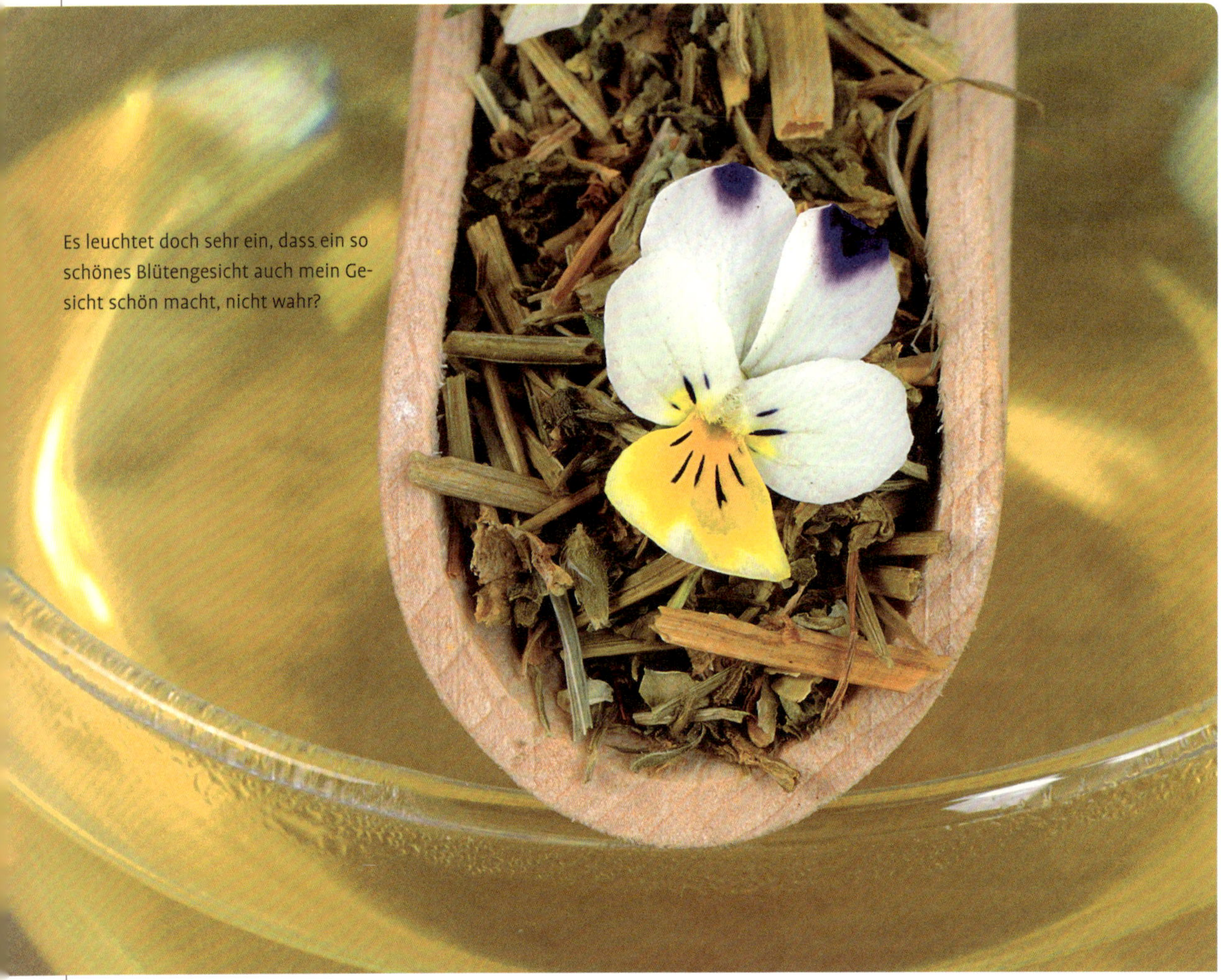

Es leuchtet doch sehr ein, dass ein so schönes Blütengesicht auch mein Gesicht schön macht, nicht wahr?

## *Teekur mit Acker-Stiefmütterchen*

*Acker-Stiefmütterchen-Tee wende ich entweder pur an oder in einer Mischung mit weiteren stoffwechselfördernden Pflanzen, zum Beispiel wenn meine Haut einmal nicht so schön und glatt ist, wie ich das gern hätte.*

KUR-ANLEITUNG

» Acker-Stiefmütterchen-Tee in der Apotheke kaufen oder selbst gesammeltes Kraut bereithalten.
» Passende Teemischung auswählen, weitere Kräuter aus dem Rezept besorgen.
» 4 Wochen lang dreimal täglich 1 Tasse frischen Tee trinken.
» Oder ein- bis zweimal täglich 1 Tasse Tee zubereiten und äußerlich anwenden (den Tee dann doppelt so stark als zum Trinken zubereiten, Rezept siehe unten).
» Soll die Wirkung verstärkt werden: in jede Tasse zusätzlich 25 Tropfen Acker-Stiefmütterchen-Tinktur einträufeln – das gilt für die innerliche und äußerliche Anwendung.

**Tee pur:** 1 TL getrocknetes Acker-Stiefmütterchen-Kraut (etwa 1,5 g) mit 1 Tasse kochendem Wasser übergießen, 10 Minuten ziehen lassen, abgießen und trinken.

**Teemischung für empfindliche Haut:** 50 g Acker-Stiefmütterchen-Kraut mit je 25 g Ringelblumenblüten sowie Birken-, Walnuss- und Zistrosenblättern mischen beziehungsweise gleich in der Apotheke mischen lassen. Die Zubereitung erfolgt wie beim Rezept Tee pur. Dann trinken.

**Für die äußerliche Anwendung:** Die Rezepte für den Tee pur oder die Teemischung doppelt so stark wie eben beschrieben zubereiten, also für 1 Tasse Wasser 2 TL Kraut nehmen. Den Tee dann als Gesichtswasser, zum Waschen oder als Auflage für empfindliche, gereizte Hautstellen verwenden:

**Gesichtswasser:** einen Wattebausch in den Tee tunken und damit das Gesicht reinigen oder unreine Hautstellen (Akne) betupfen.

**Gesichtspackung:** ein Gesichtshandtuch in den heißen Tee tunken, auswringen und 10 Minuten lang U-förmig so auf das Gesicht legen, dass die Nase frei bleibt. Macht eine schöne Haut!

**Auflage:** ein sauberes Baumwoll- oder Leinentuch mit dem warmen Tee tränken, leicht ausdrücken und mehrmals am Tag auf entzündete, juckende und gereizte Hautstellen legen.

**Ganzkörperwaschung:** ½ l Tee zubereiten, diesen ins Waschbecken gießen und Gesicht und Körper damit waschen; anschließend nicht trockenrubbeln, die Haut nur sanft abtupfen.

**Bäder:** 4–6 EL Kraut mit 2 l kochendem Wasser übergießen, nach etwa 15 Minuten abgießen und in das Badewasser geben.

T

**MEIN TIPP FÜR FAMILIEN MIT KINDERN**

Für hautkranke Säuglinge können Sie Acker-Stiefmütterchen-Tee anstelle von Wasser zur Nahrungszubereitung verwenden. Die Dosierung dabei: ¼ TL Kraut auf 1 Tasse Wasser. Sie können auch eine Teemischung zu gleichen Teilen aus Acker-Stiefmütterchen-Kraut, Ringelblumen- und Gänseblümchenblüten für die äußerliche und innerliche Anwendung einsetzen.

## *Präparatekur mit Acker-Stiefmütterchen*

*Lassen Sie sich in der Apotheke beraten, welches Präparat des wundervollen Acker-Stiefmütterchens für Sie das passende ist. Bei Hautproblemen besorgen Sie sich Shampoo, Salbe oder Hautöl.*

KUR-ANLEITUNG

Bei Kurbeginn Präparate mit Acker-Stiefmütterchen in der Apotheke kaufen.

Nach Packungsanweisung 4 Wochen lang einnehmen beziehungsweise auftragen.

**WENN DIE HAUT UNTERSTÜTZUNG BRAUCHT**

Acker-Stiefmütterchen wird in der Naturheilkunde zur inneren und äußeren Anwendung bei Ekzemen, chronischen Hauterkrankungen, Akne, Juckreiz, Säuglingsekzem, Windeldermatitis und Milchschorf eingesetzt. Dass es tatsächlich reizlindernd wirkt und das Hautbild bessert, wurde in wissenschaftlichen Untersuchungen bewiesen.

## *Sanddornpräparate-Kur*

*Gönnen Sie sich und Ihrer Haut diesen Luxus: reines, rotgoldenes Sanddorn-Fruchtfleischöl in Bioqualität.*

KUR-ANLEITUNG

- » Vor Kurbeginn Fruchtfleischöl in der Apotheke oder im Reformhaus kaufen.
- » Rezept auswählen und weitere Zutaten besorgen.
- » Tropfenweise innerlich einnehmen oder äußerlich auf die Haut auftupfen, genaue Dosierungen finden Sie in den Rezepten unten.
- » Achtung beim Auftragen auf die Haut: Sanddorn färbt, deshalb an sichtbaren Stellen verdünnt auftragen (zum Beispiel in Ihre normale Creme einrühren), an verdeckten Hautpartien Anwendung pur möglich, dann aber dunkle Wäsche tragen oder für Wäscheschutz sorgen.

REZEPTE FÜR DIE ÄUSSERLICHE ANWENDUNG

**Kosmetik mit „rotem Gold“:** Wenige Tropfen Sanddorn-Fruchtfleischöl (2 %, das bedeutet 20 Tropfen Sanddornöl auf 50 ml Creme oder Lotion) mit einem abgekochten Löffel in Ihre Lieblingsbodylotion, ein Körperöl, Shampoo oder in Ihre Gesichtscreme einrühren. Dadurch erreichen Sie eine enorme Qualitätsverbesserung, die Ihre Haut sofort spüren wird.

**Pflegeöl für sensible, trockene Haut:** Je älter ich werde, desto mehr muss ich meine Haut nähren und pflegen. Diese Mischung kommt meinen Ansprüchen sehr entgegen: 50 ml Mandelöl mit 10 ml Nachtkerzenöl (am besten alles in Bioqualität, Bezugsquellen siehe Serviceteil ab Seite 183) und 40 Tropfen (2 ml) Sanddorn-Fruchtfleischöl mischen. Nach Wunsch 5 Tropfen ätherisches Rosen- oder Neroliöl (Duft von Orangenblüten) zusetzen. Diese Öle sind teuer, da sie sehr wertvoll sind; sie duften und pflegen aber wunderbar. Morgens und abends auf das gereinigte Gesicht auftragen.

**Sonnenschutz:** Je 100 ml ungeröstetes Sesamöl und Johanniskrautöl in Bioqualität mit 100 Tropfen (5 ml) Sanddorn-Fruchtfleischöl und 30 Tropfen ätherischem Lavendelöl (Lavandula angustifolia) mischen. Ich reise gern in südliche Länder, da ist ein guter Sonnenschutz wichtig. Mit dieser Mischung öle ich mich gleich morgens nach dem Duschen ein – auf die noch feuchte Haut – und nehme sie ebenso am Abend als After-Sun-Pflege. Diese Ölmischung bietet, auf die Haut aufgetragen, einen wirksamen Schutz vor den schädlichen Auswirkungen von zu viel Sonne auf der Haut, Verbrennungen, starker Ozoneinwirkung, Photosensibilisierung oder Sonnenallergien und pflegt die Haut zugleich.

REZEPTE FÜR DEN INNERLICHEN EINSATZ

**Sonnenschutz von innen:** Sie haben sonnenempfindliche Haut, leiden unter einer Sonnenallergie („Mallorca-Akne“) oder haben vor, „mitten im Winter“ in sonnige Gebiete zu fahren, ohne

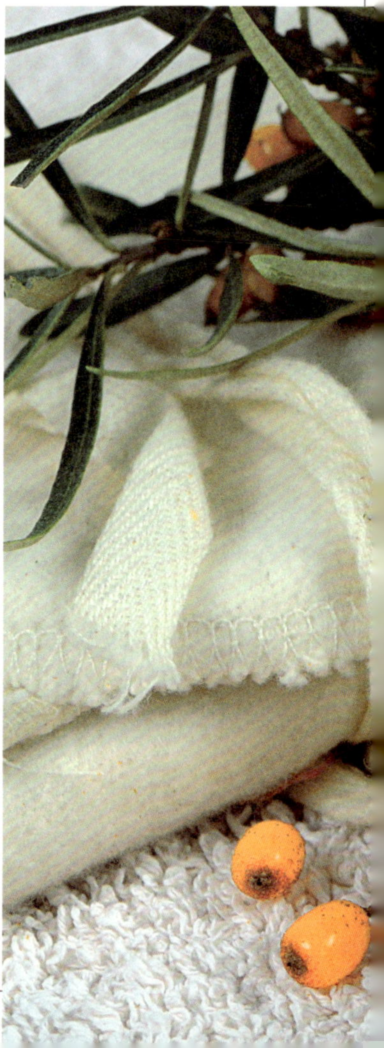

Kostbares rotgoldenes Luxusöl pflegt Ihre Haut von innen und von außen. Nur Vorsicht: Pur angewendet färbt es.

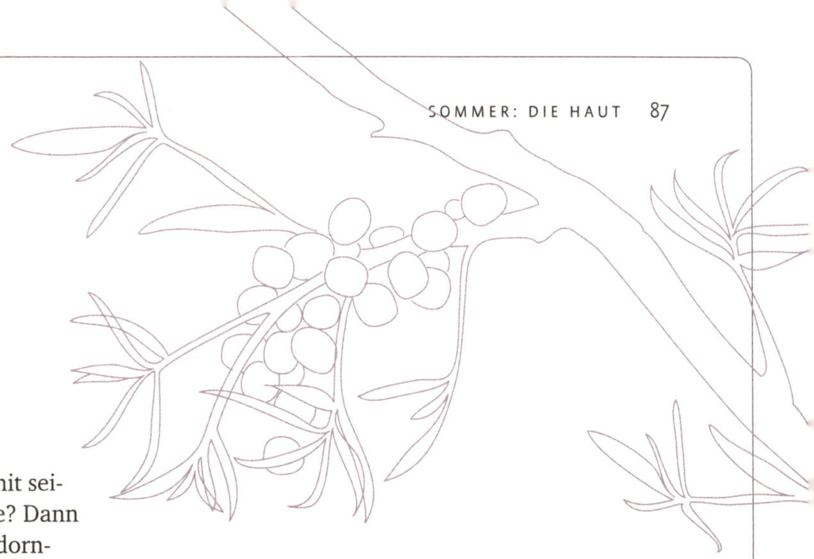

dass die Haut vorgebräunt ist und sich somit seinen eigenen Sonnenschutz zulegen konnte? Dann nehmen Sie 2 Wochen vor der Reise Sanddorn-Fruchtfleischöl ein: täglich 20–30 Tropfen pur oder in Honig oder Joghurt gerührt. Dann lagern sich die enthaltenen Carotinoide in die Haut ein und bewirken einen Sonnenschutz von innen.

**Bei Schleimhautentzündungen und Reizungen:** sechsmal täglich 3 Tropfen entweder pur oder mit 1 TL Honig oder Joghurt vermischt einnehmen; wirkt bei Entzündungen im Mund, Rachen und Kehlkopf (sehr gut für Sänger) sowie bei Reizungen der Speiseröhre oder im Magen-Darmkanal.

**WENN DIE HAUT UNTERSTÜTZUNG BRAUCHT**

Bei Hautproblemen, Wunden und Ekzemen ist Sanddorn-Fruchtfleischöl ein absolut verlässliches Mittel. Es beschleunigt den Heilungsprozess der Haut und trägt zu einer guten Abheilung ohne Narbenbildung bei. Bei Reizungen der Schleimhäute, vor allem im Mund-Rachen-Raum, hilft es auch innerlich.

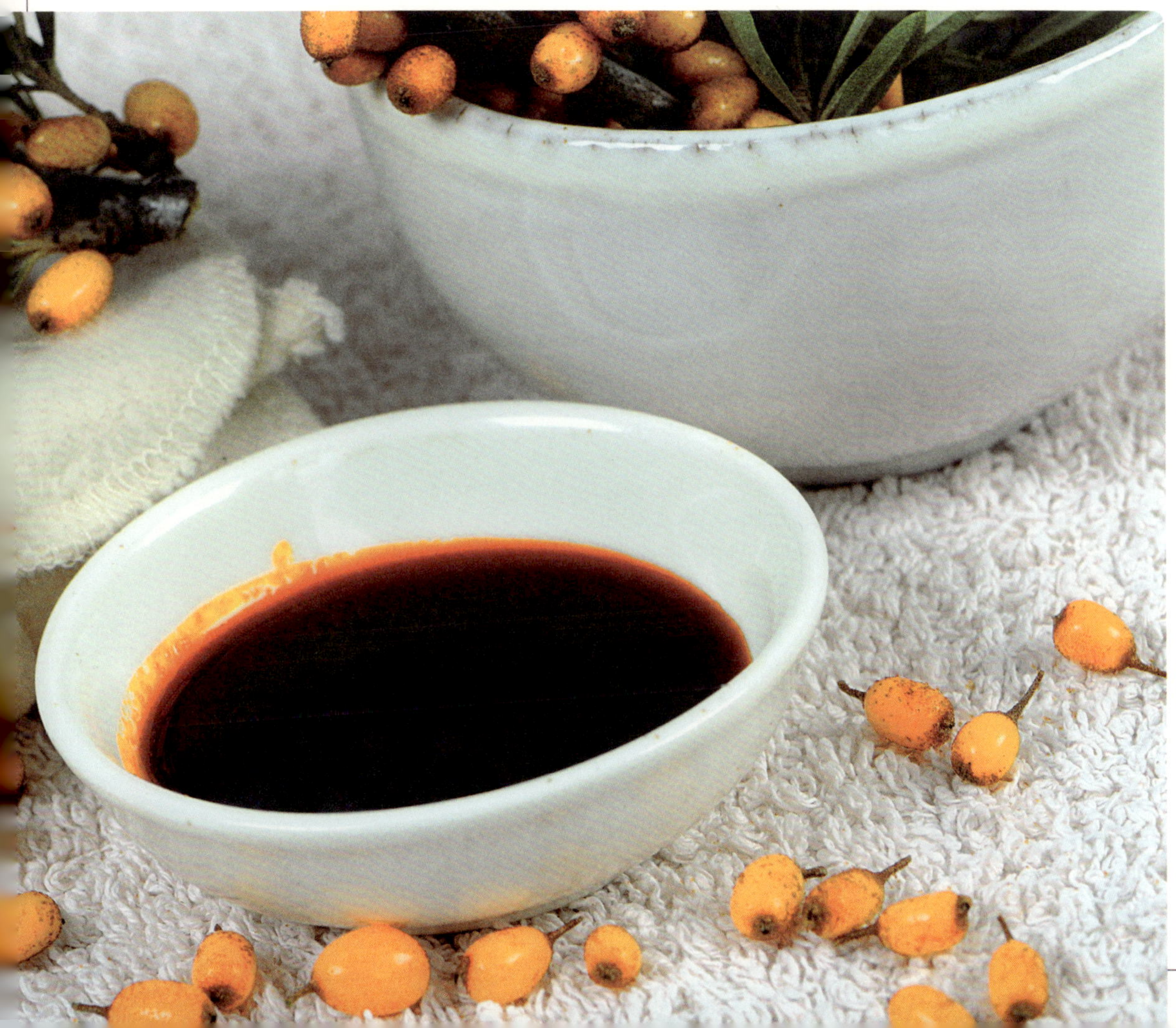

# Hautpflege ist Seelenpflege

*Die Haut ist das Spiegelbild der Seele. Deshalb bedeutet Hautpflege für mich immer, mir eine Extraportion Wohlfühlen zu schenken. Und das wird dann auch noch belohnt durch besseres Aussehen!*

## 1: Ein Schönheitstag

Gönnen Sie sich einmal im Monat einen ganz natürlichen Schönheitstag – vielleicht zusammen mit der besten Freundin. Hier ein Vorschlag für ein komplettes Verwöhnprogramm für rosig-frische Haut:

*1. Reinigungskompresse mit Rosentee:* 2 EL getrocknete oder 4 EL frische, ungespritzte Rosenblüten mit ¼ l heißem Wasser überbrühen, bedeckt 10 Minuten ziehen lassen, abgießen. Ein Gästehandtuch im warmen Tee einweichen, auswringen und U-förmig auf das Gesicht legen. Mund, Nase und Augenpartie dabei aussparen. Nach 10 Minuten abnehmen. Nun haben Sie eine sanfte Vorreinigung, die die Poren öffnet. Dieser Tee ist für jede Haut geeignet und wirkt antiseptisch, klärend, pflegend und straffend.

*2. Reinigungsmilch für jeden Hauttyp:* 50 ml Buttermilch mit 2 TL Grapefruitsaft und 1 TL flüssigem Honig in eine Flasche geben, gut schütteln. Auf einen feuchten Wattebausch geben, das Gesicht damit sanft reinigen, danach lauwarm abwaschen. Diese Milch regeneriert den Säureschutzmantel der Haut. Die Mischung ist gekühlt 1 Woche haltbar.

*3. Bevor Sie nun die Gesichtsmaske auftragen:* Schützen Sie Ihre Augenpartie und gönnen Sie ihr so außerdem etwas Erholung: einfach einen Wattebausch mit Schwarz-, Fenchel-, Malven- oder Rosentee tränken und auf die Augen legen. Oder rohe Kartoffel- oder Gurkenscheiben auflegen; das „Gemüse" strafft die zarte Haut um die Augen.

*4. Wählen Sie, je nach Hauttyp, eine der Masken aus:* **Bananenmaske für zarte, junge Haut:** ¼ Banane mit einer Gabel zerdrücken und 1 EL Sahne einrühren (bei trockener Haut können Sie auch 1 Eigelb nehmen). Auf das gereinigte Gesicht auftragen, nach 15 Minuten abnehmen.
**Avocadomaske für sensible, trockene Haut:** ¼ Avocado mit 1 Eigelb (oder Quark, Joghurt oder Sauerrahm) und wenig Zitronensaft (oder etwas Essig) zum Brei verrührt auf Gesicht und Hals verteilen. Nach ½ Stunde abwaschen.
**Heilerdemaske für unreine oder fette Haut:** 2 EL Heilerde mit wenig Wasser (oder Tee beziehungsweise Karottensaft, eventuell mit 1 TL Honig oder Öl) zu streichfähigem Brei verrühren und für 20 Minuten auftragen, dann mit lauwarmem Wasser abnehmen.

Ein ganzer Wellnesstag nur für Sie alleine, welch köstliche Aussichten.

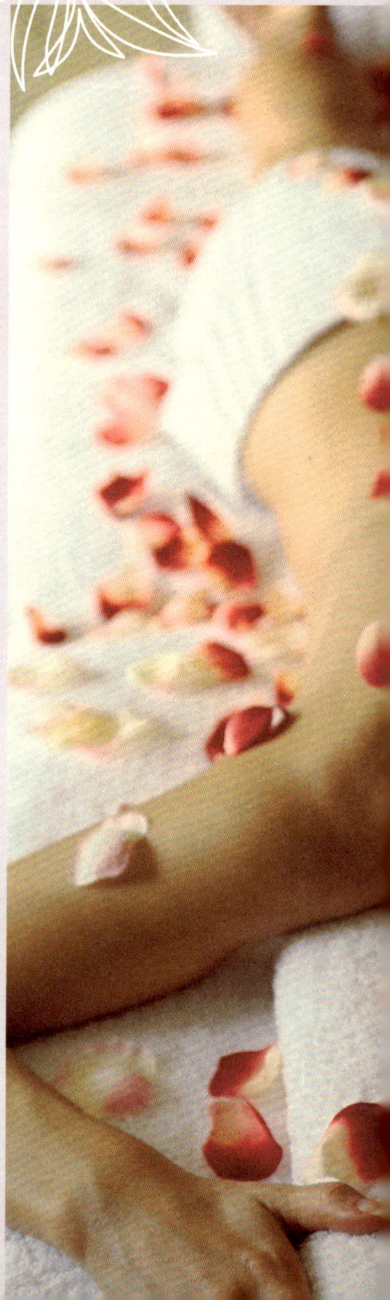

### + 2: Frühjahrskur

*Wer eine empfindliche Haut besitzt* oder zu Ekzemen neigt, wird staunen, wie sehr sich die Haut nach einer Frühjahrskur (siehe Seite 21) bessert. Über den Winter hat das Hautbild oft gelitten: Denn bei vermehrter Stoffwechselbelastung wird die Haut zunehmend als Ausscheidungsorgan eingesetzt, es kommt zu Juckreiz, Reizzuständen und Ekzemen. Auch bei einem Säure-Basen-Ungleichgewicht wird die Haut empfindlicher und reagiert mit Unverträglichkeiten.
Da schafft eine Frühjahrskur Abhilfe und heilt von innen nach außen.

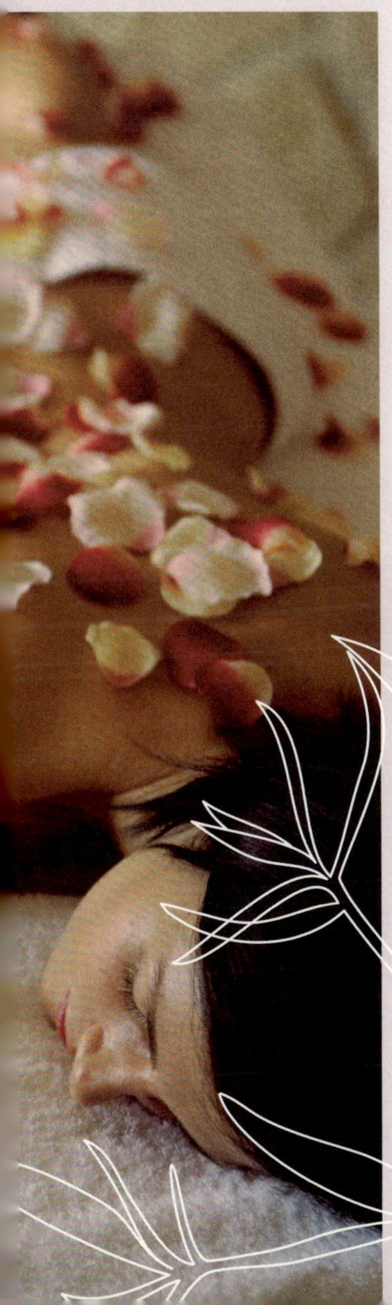

### + 3: Stark mit Kieselsäure

Kieselsäure ist ein wichtiger Bestandteil von Haut, Schleimhaut und Bindegewebe. Sie stärkt das Bindegewebe, steigert die Fähigkeit der Haut, Wasser zu binden und wirkt somit feuchtigkeitsspendend. Ein Mangel macht die Haut anfälliger, dünner, „welker" und weniger elastisch. Zusätzlich kommt es zu stumpfen Haaren oder Haarausfall und brüchigen Nägeln.

Also öfter **kieselsäurehaltige Lebensmittel** wie Hafer, Hirse, Gerste und Kartoffeln, Bananen und Vollkornprodukte, Zwiebeln, Möhren und Rote Bete oder kurweise zu Tees wie Acker-Schachtelhalm- (siehe Seite 98), Brennnessel- oder Hohlzahnkrautee.

### + 4: Rosencreme für jede Haut

*Creme für jeden Hauttyp:* Besorgen Sie sich in der Apotheke 3 g Bienenwachs, 3 g Kakaobutter und 10 g Lanolinanhydrid, 30 ml Mandelöl und 40 ml Rosenwasser sowie reines ätherisches Rosenöl (teuer, aber wunderbar) oder das günstigere Rosengeraniumöl.

Schmelzen Sie Bienenwachs, Kakaobutter und Lanolin im Wasserbad, geben das Mandelöl zu und erwärmen alles auf 70 °C. Gleichzeitig erwärmen Sie das Rosenwasser in einem anderen Topf im Wasserbad auf 70 °C. Nun das Rosenwasser tropfenweise unter die Fett-Öl-Mischung wie bei einer Mayonnaise einrühren, am besten mit einem sauberen Stabmixer.

Wenn die Creme etwas angedickt und unter 30 °C abgekühlt ist, 2–3 Tropfen des ätherischen Öls zugeben und mit einem sauberen Glasstab (aus der Apotheke) kurz unterrühren. In drei 30-ml-Tiegel füllen, verschließen, beschriften und kühl, zum Beispiel im Kühlschrank, aufbewahren. Angebrochene Cremetöpfe innerhalb etwa eines Monats zügig aufbrauchen.

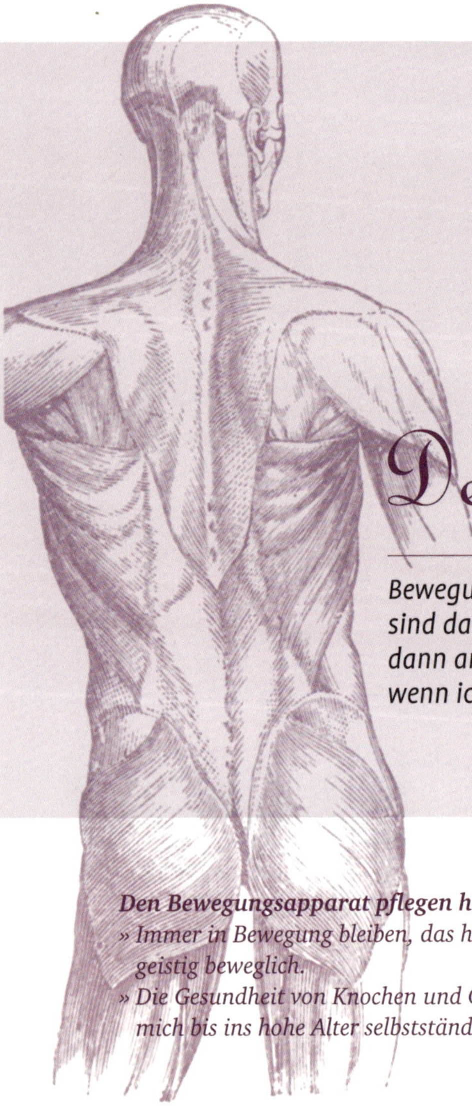

# Der Bewegungsapparat

**Bewegung ist Leben. Meine Knochen, Gelenke, Sehnen und Muskeln sind dafür optimal aufeinander abgestimmt. Sie alle funktionieren dann am besten, wenn sie immer schön in Bewegung bleiben – und wenn ich sie mit meinen Kuren sanft pflege.**

***Den Bewegungsapparat pflegen heißt:***

*» Immer in Bewegung bleiben, das hält mich körperlich fit und auch geistig beweglich.*

*» Die Gesundheit von Knochen und Gelenken aktiv unterstützen, das lässt mich bis ins hohe Alter selbstständig bleiben.*

## Seine Aufgaben

### EIN EINGESPIELTES TEAM

Mein sogenannter Stütz- und Bewegungsapparat ist auch ein Organ. Er gibt meinem Körper mit seinen passiven Bestandteilen, also den Knochen, Gelenken, Bändern und der Wirbelsäule, seine Form. Der aktive, bewegliche Teil des Bewegungsapparats – mit Muskeln, die über Sehnen an den Knochen verankert sind – ist für meine Körperhaltung verantwortlich und ermöglicht mir, mich überhaupt zu bewegen. Den Mittelpunkt des Skeletts bildet die Wirbelsäule mit dem Rückenmark; sie schützt das Nervensystem und fängt Erschütterungen ab. Auch viele meiner anderen Knochen schützen lebenswichtige innere Körperorgane.

Übrigens: Knochen sind lebendig! Unterschiedliche Knochenzellen bilden Knochen beziehungsweise bauen sie ab oder sorgen für ihre Ernährung. Und im Inneren der Knochen, im Knochenmark, werden Blutzellen gebildet.

### EIN KÖRPER IN BEWEGUNG

Geistige und körperliche Beweglichkeit gehören gleichermaßen zu einem gesunden, erfüllten Leben. Für reibungslose Bewegungen sind knapp 150 Gelenke als Hebel, Scharniere und Stoßdämpfer tätig, in Zusammenarbeit mit über 200 Knochen und unzähligen Muskeln.

Meine Gelenke verbinden jeweils zwei feste Teile, die Knochen, miteinander. Sie sind von einer schützenden Gelenkkapsel überzogen und von Bändern stabilisiert. Damit Knochen beziehungsweise Knorpel nicht direkt aufeinanderstoßen und -reiben, produziert die Gelenkinnenhaut „Gelenkschmiere". Sie dämpft zusätzlich die Gelenkbelastung ab, hält meine Knorpel feucht und ernährt sie. Gelenkknorpel wirken wie Stoßdämpfer und brauchen Bewegung: Unter Druck wird das Gewebe zusammengepresst, bei Entlastung wieder aufgefüllt: Druck und Entlastung sind die „Knorpelpumpe", die auf diese Weise Nährstoffe

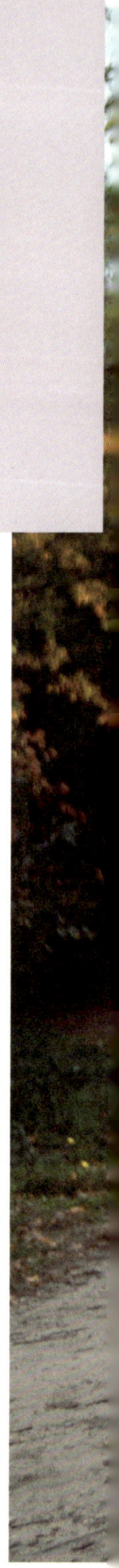

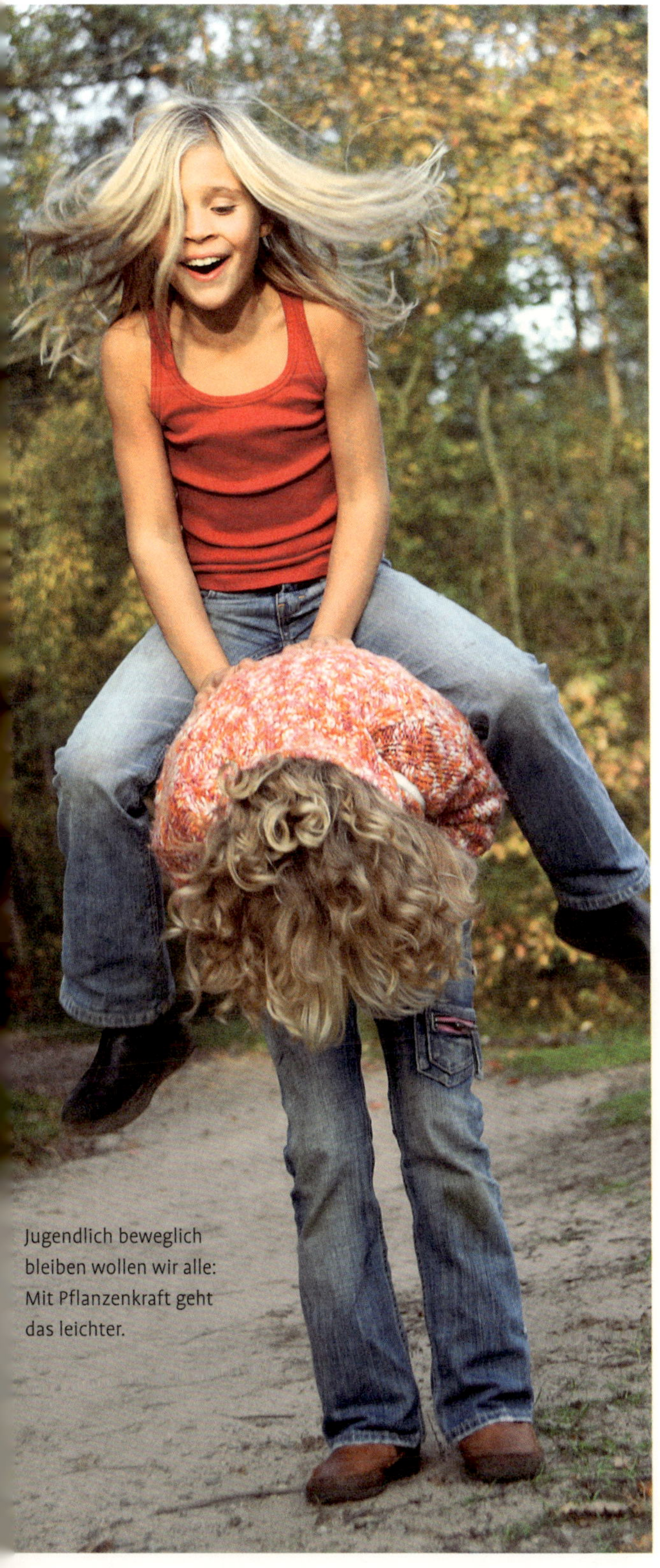

Jugendlich beweglich bleiben wollen wir alle: Mit Pflanzenkraft geht das leichter.

zuführt und das, was nicht gebraucht wird (Verschleiß- und Stoffwechselendprodukte), wieder entsorgt. So wird die Gelenkschmiere optimal verteilt.
Das Zauberwort heißt: bewegen. Denn nur ein bewegtes und ausreichend trainiertes Gelenk wird auch gut durchblutet, mit Nährstoffen versorgt und bildet genügend Gelenkschmiere.

#### AKTIV BIS INS HOHE ALTER

Auch bei Bewegungseinschränkungen, egal ob aufgrund von natürlichen Alterungsprozessen oder anderen Ursachen, bitte stets in Bewegung bleiben – natürlich in einem angemessen Umfang. So bleiben Sie bis ins Alter flexibel und unabhängig und können sich Ihren Alltag selbst gestalten.

T

#### MEINE KNOCHEN LIEBEN GUTES ESSEN

Ein gesunder Bewegungsapparat braucht neben regelmäßiger Bewegung auch gesunde Ernährung. Auch der härteste Knochen baut sich ständig auf und ab, und dafür muss er „Treibstoff" haben, also gesunde Stoffe, die ihm die nötige Stabilität und Kraft schenken. Deshalb ist gutes, vollwertiges, vitamin- und vitalstoffreiches Essen für die Knochengesundheit so wichtig.

#### DA FREUT SICH DER BEWEGUNGSAPPARAT

» Viel bewegen und gesund essen.
» Basenreiche Kost wählen: viel Obst und Gemüse in allen Farben (weil in ihnen unterschiedliche Stoffe enthalten sind), sehr gut sind Kartoffeln.
» Einen ausgeglichenen Säure-Basen-Haushalt unterstützen (siehe auch Seite 97, 100): mit wenig Stress, genügend Schlaf und mit Bewegung an der frischen Luft.
» Wenig tierische Nahrungsmittel essen, denn sie wirken säurebildend.
» Genügend trinken, am besten sind Wasser, verdünnte Gemüse- und Obstsäfte sowie Kräutertees.
» Einmal im Jahr möglichst eine Frühjahrskur machen (siehe Seite 21).
» Sanfter Sport: Suchen Sie sich eine Bewegungsart, die Ihnen Freude macht – das garantiert Ihnen, dass Sie auch langfristig dabei bleiben.

## *Brennnessel hält den Körper beweglich*

*Welch große Heilpflanze! Jeder Pflanzenteil ist heilsam, wirkt aber ganz unterschiedlich: Die Samen stärken, die Blätter durchspülen die Nieren und das blühende Kraut lässt mich beweglich bleiben.*

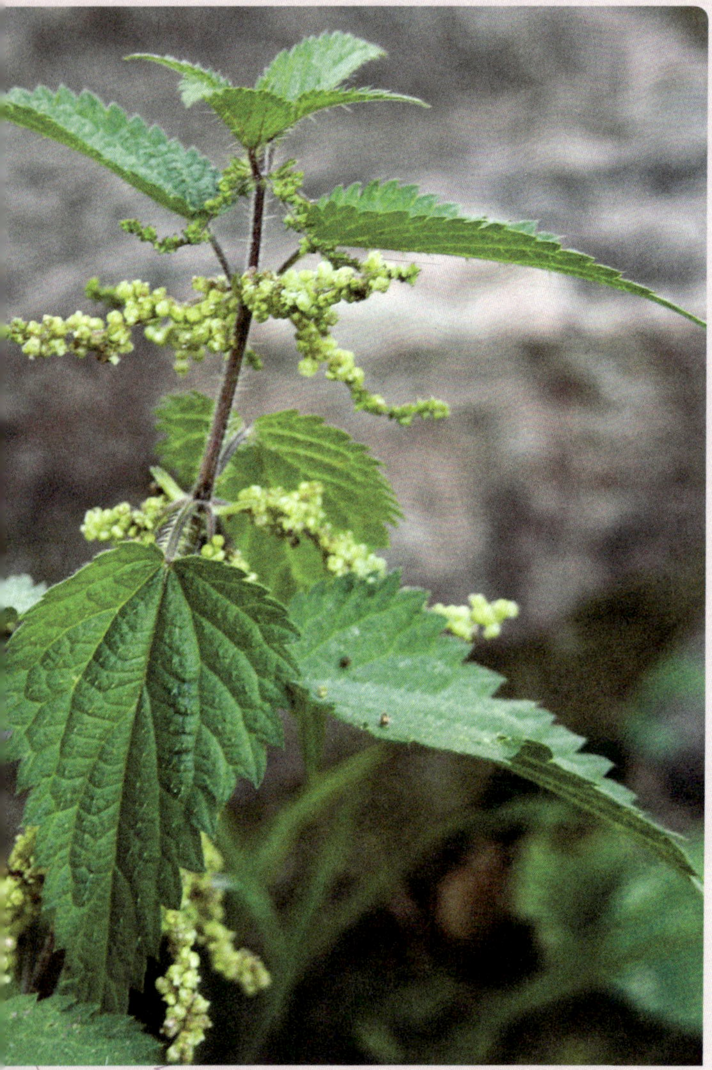

Brennnessel, Urtica dioica

**DIE PFLANZE:**
Gehört zur Familie der Nesselgewächse. Am häufigsten kommt bei uns die bis 1,50 m hohe Große Brennnessel *Urtica dioica* vor; seltener die Kleine Brennnessel *Urtica urens*. Letztere wird etwa 50 cm hoch und eher in der Homöopathie eingesetzt. Beide bilden die kieselsäurehaltigen spröden Brennhaare, die mit ihrem Nesselgift eine anschwellende Quaddel mit brennendem Juckreiz erzeugen.

**NÜTZLICHE TEILE:**
Blätter und Brennnesselkraut mit Stängelanteilen von maximal 3 mm Durchmesser für die Durchspülung und bei rheumatischen Beschwerden. Wurzel bei gutartiger Vergrößerung der Vorsteherdrüse. Samen zur Stärkung.

**DAS IST DRIN:**
Bis 20 % Mineralstoffe (Kieselsäure, Kalium, Kalzium, Eisen), Flavonoide, ungesättigte Fettsäuren, Caffeoylchinasäuren, Chlorophyll. In den Brennhaaren Histamin, Acetylcholin und Serotonin.

**SO WIRKT SIE:**
Die harntreibende Wirkung der Brennnesseln ist allseits bekannt. Sie entsteht durch den hohen Kaliumgehalt und kommt nur in Verbindung mit reichlich Flüssigkeit zur Wirkung. Damit lindert sie entzündliche Erkrankungen der ableitenden Harnwege, beugt Nierengrieß vor und gehört zur Frühjahrskur. Neuerdings bewiesen ist ihr Einsatz bei der unterstützenden Behandlung rheumatischer Beschwerden, denn sie wirkt auch entzündungshemmend.

**TAGESDOSIS:**
8–12 g Droge.

**BITTE BEACHTEN**
Es sind keine Nebenwirkungen bekannt. Aber bitte nicht einsetzen bei Ödemen (Wasseransammlungen im Gewebe), die aufgrund einer eingeschränkten Herz- oder Nierentätigkeit entstanden sind.

### WIRKUNG AUF DEN BEWEGUNGSAPPARAT

Eine Brennnesselkur ist ideal zur Pflege von Knochen und Gelenken und unterstützt meine Beweglichkeit gleich in vielfacher Weise:

» Brennnessel regt den **Körperstoffwechsel** an und hilft, Gifte und Stoffwechselendprodukte, die sich in Gelenken oder Bindegewebe abgelagert haben, auszuleiten.
» Sie wirkt basisch auf meinen Körper und enthält einen hohen Mineraliengehalt, vor allem Kieselsäure, das ist für die Knochen gut.
» Sie **verhindert, blockiert** oder **verlangsamt die Bildung von Entzündungsstoffen,** die bei der Entwicklung von Arthrose- und Arthritis-Beschwerden eine Rolle spielen.
» Brennnessel hilft Harnsäure auszuscheiden und mindert dadurch das Risiko, an Gicht zu erkranken.

**Die Pflege des Bewegungsapparates mit Brennnessel** ist altbekannt. Brennnesselkuren haben sich bestens bewährt und sind nicht umsonst berühmt als **„Großmutters Anti-Rheumamittel“**. Ja, die Brennnessel kommt uns bei allen Leiden der Gelenke zu Hilfe, sagt der Volksmund. Das wurde auch wissenschaftlich belegt: Brennnessel wirkt gegen Arthrose und ist entzündungshemmend. Und zwar hemmt sie die Produktion der für die Entzündung verantwortlichen Botenstoffe, wodurch der Schmerz gelindert und die Beweglichkeit verbessert wird.

In Langzeitstudien stellte man fest, dass die Gelenksteifigkeit nach dem Verzehr von Brennnesselmus deutlich abnahm. Da ist es kein Wunder, dass die Brennnessel zur Vorbeugung und Therapie rheumatischer oder Ischias-Beschwerden eingesetzt wird. Außerdem bei Rückenschmerzen – und wer kennt das nicht: Verspannungen, Rückenschmerzen, Muskel- und Gelenkbeschwerden, ohne eigentlich richtig krank zu sein.

Um solchen Problemen vorzubeugen, mache ich jährlich meine Brennnesselkur und achte in dieser Zeit wieder bewusst auf basische Ernährung (siehe Seite 184) und Stressausgleich. Denn enthält meine Nahrung zu wenig basisch wirkende Stoffe, werden die im Körper natürlicherweise entstandenen Säuren im Bindegewebe, später auch in Muskeln und Gelenken, zwischengelagert und können zu Beschwerden führen. Im Notfall löst der Körper sogar Kalzium aus den Knochen, um Säuren zu neutralisieren. Umso wichtiger ist es daher, dem Körper genügend Basen anzubieten. Dabei hilft die Brennnessel.

» Brennnessel gehört zu den basischen Wildkräutern und sorgt mit Löwenzahn, Birkenblättern und Schachtelhalm für einen ausgeglichenen Säure-Basen-Haushalt.
» Weil Brennnessel harntreibend wirkt, hilft sie dem Entgiftungsorgan Niere, schädliche Stoffe auch wirklich auszuscheiden.

**WICHTIG**

Trinken Sie reichlich. Wasser, basenreiche dünne Gemüsebrühen, basische Heilwässer oder sehr dünne Kräutertees unterstützen die vorbeugende Wirkung der Brennnessel. Eine ausreichende Flüssigkeitszufuhr ist aber auch wichtig, damit die Knorpelschicht in den Gelenken und die Gelenkschmiere nicht austrocknen beziehungsweise schrumpfen.

### SELBER SAMMELN ODER KAUFEN

» Natürlich können und sollten Sie Brennnesseln selber sammeln: von März bis Juni die jungen zarten Blätter (für Wildgemüse und harntreibenden Tee), im Hochsommer das blühende Kraut, das heißt die oberen 5–10 cm langen Triebe samt Blüten (gegen rheumatische Beschwerden). Ziehen Sie am besten dünne Lederhandschuhe an, damit sie Sie nicht „brennt“.
» Oder Sie können auch einfach im Reformhaus, Naturkostladen oder Apotheke einige der vielseitigen Brennnesselpräparate kaufen: Es gibt Tinkturen, Urtinkturen, Dragees, Kapseln und Frischpflanzen-Presssaft.

## *Acker-Schachtelhalm gibt Halt und Stabilität*

*Acker-Schachtelhalm schenkt den Knochen Stabilität, dem Bindegewebe Elastizität und Halt. Er ist also die ideale Pflanze für einen gesunden Bewegungsapparat.*

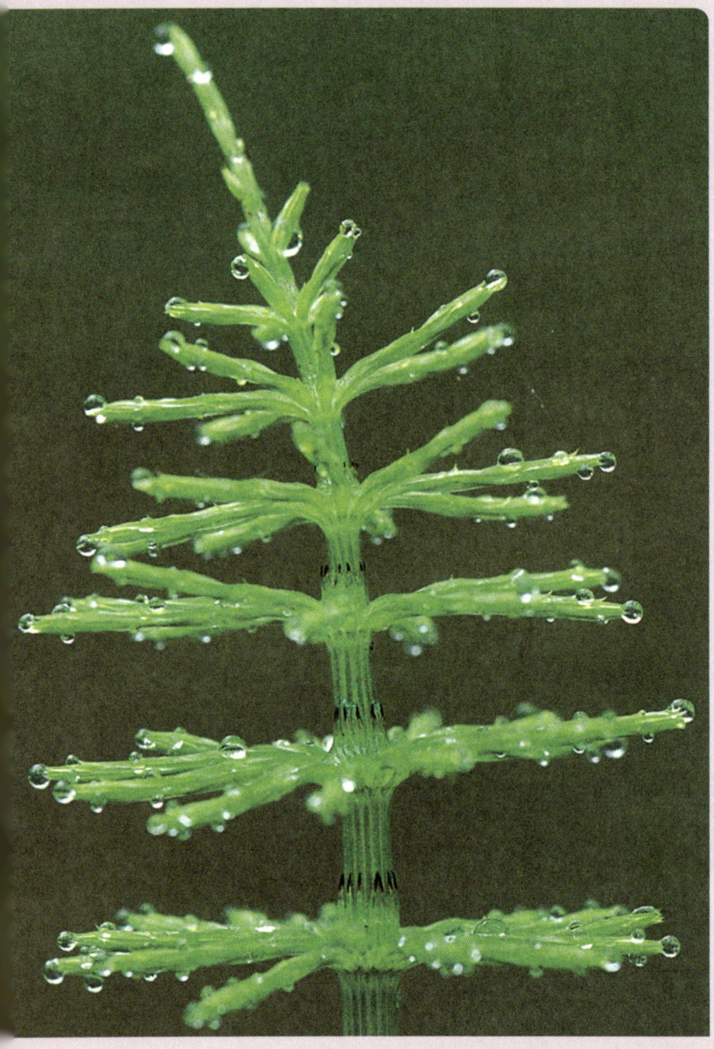

Acker-Schachtelhalm,
Equisetum arvense

DIE PFLANZE:
Vor Millionen von Jahren war die Schachtelhalmfamilie weit verbreitet, damals bedeckten sogar riesige Schachtelhalmwälder die Erde. Heute gilt der quirlig verzweigte Acker-Schachtelhalm als Kieselsäurepflanze Nummer eins.

**NÜTZLICHE TEILE:**
Der grüne Sommertrieb: das Schachtelhalmkraut.

**DAS IST DRIN:**
Bis 10 % Kieselsäure, Flavonoide (Quercetin- und Kämpferolglykoside), Kaffeesäureester und Mineralien (Kalium, Kalzium, Magnesium, Eisen).

**SO WIRKT SIE:**
Acker-Schachtelhalm schenkt Knochen und Gelenke Kieselsäure. Die Pflanze wirkt antioxidativ (als Radikalfänger) und schwach harntreibend. Der hohe Kieselsäureanteil wird über die Nieren ausgeschieden und hilft dabei, Stoffwechselsubstanzen bei Nieren-, rheumatischen und Hauterkrankungen auszuscheiden. Außerdem wird sie zur Durchspülung bei bakteriellen und entzündlichen Erkrankungen der ableitenden Harnwege eingesetzt, bei Blasenentzündung, Nierengrieß, Gicht und rheumatischen Erkrankungen.
Acker-Schachtelhalm regt den Hautstoffwechsel an und festigt das Bindegewebe, lindert Juckreiz und fördert die Wundheilung. Man kann ihn also gut bei juckenden Ekzemen einsetzen, zur unterstützenden Behandlung schlecht heilender Wunden und in der Kosmetik bei Haut- und Haarproblemen.

**TAGESDOSIS:**
Für die innere Anwendung 6 g Kraut. Für die äußere Anwendung 10 g Kraut auf 1 l Wasser.

**BITTE BEACHTEN**
Bei äußerlicher Anwendung sind weder Nebenwirkungen noch Gegenanzeigen bekannt. Innerlich jedoch nicht bei Ödemen, die auf eine eingeschränkte Herz- oder Nierenfunktion zurückzuführen sind, verwenden.

### WIRKUNG AUF DEN BEWEGUNGSAPPARAT

Acker-Schachtelhalm besitzt reichlich Kieselsäure, die sehr nützlich für die Beweglichkeit unseres Körpers ist. Kieselsäure wirkt in der Natur als Baumeister: Die Pflanzen verdanken ihr ihre Standfestigkeit. Sie wird zur Stärkung der Zellwände in die Pflanzenzelle eingelagert und ist damit ein wichtiger Baustein für eine stabile Form. Wo immer es also auf Stabilität in Verbindung mit einer gewissen Elastizität und Flexibilität ankommt, spielt Kieselsäure eine wichtige Rolle. Das gilt nicht nur im Pflanzenreich, sondern auch bei uns Menschen: Kieselsäure macht Knochen stark und Bindegewebe elastisch. Kieselsäure ist ein unentbehrlicher Bestandteil des menschlichen Organismus und ein wichtiger Nährstoff für das Bindegewebe, zu dem auch Sehnen und Bänder zählen. Sie unterstützt dessen Aufbau, den Feuchtigkeitshaushalt und die Bildung elastischer Fasern, sodass das Bindegewebe flexibel bleibt.

Kieselsäure wirkt örtlich anregend und aktiviert den Stoffwechsel der Haut, des Bindegewebes und des Unterhautzellgewebes sowie der Sehnen und Bänder. Nährstoffe werden besser zugeführt, Stoffwechselendprodukte besser abtransportiert und das Wasserbindevermögen verbessert. Das macht sich im Bereich der Gelenke bemerkbar und an einer schönen elastischen Haut.

Kieselsäure ist ebenfalls **gut für Knochen und Knorpel.** Sie sorgt für den Kalziumstoffwechsel im Körper, weil sie das an sich schwer aufzunehmende Kalzium (und auch andere Mineralien) in die Knochen einschleust und so für Festigkeit und Neubildung von Knochengewebe sorgt. Die Knorpel unterstützt sie bei der Kollagenbildung. Zudem ist sie **gut für die Zähne** und die Zellen der **Haare, Nägel und Haut.** Sie aktiviert den Zellstoffwechsel und -aufbau und hemmt den Alterungsprozess in Geweben und Blutgefäßen.

**Die Pflege des Bewegungsapparates mit Acker-Schachtelhalm** sorgt dafür, dass Sie Ihr **jugendlich-elastisches Bindegewebe** noch etwas länger behalten. Normalerweisen nimmt mit dem Alter der Kieselsäuregehalt im Körper ab und damit auch die Elastizität und Spannkraft des Bindegewebes. Deshalb führe ich meinem Körper dieses Spurenelement regelmäßig zu.

» Acker-Schachtelhalm gehört zu meiner Osteoporose-Vorsorge.
» Er stärkt schwaches Bindegewebe, Sehnen, Bänder und Gelenke.
» Eine Kur mit Acker-Schachtelhalm stärkt und stützt mit seinem hohen Kieselsäuregehalt den Bewegungsapparat.

**NICHTS FÜR UNGEDULDIGE**

Kieselsäure muss für eine nachhaltige Wirkung immer wieder kurweise und stets langfristig eingesetzt werden, mindestens 2–3 Monate.

### SELBER SAMMELN ODER KAUFEN

» Acker-Schachtelhalm können Sie selbst sammeln, aber nur wenn Sie sich zuvor kundig gemacht haben über das genaue Aussehen. Denn medizinisch verwendet wird nur der Acker-Schachtelhalm, *Equisetum arvense,* den man unterscheiden können muss, vor allem vom Sumpf-Schachtelhalm, *Equisetum palustre,* der häufig von einem Pilz befallen und dann giftig ist. Erntezeit ist Mai bis August.
» Acker-Schachtelhalm besitzt schachtelartig ineinander gesteckte Stängelglieder, die sich leicht auseinander nehmen lassen und zur deutschen Namensnennung führten. Ziehen Sie den Mitteltrieb eines Stängels heraus, bleibt auf jeder Ebene ein kleines „Krönchen" (die Blattscheide) übrig. Und ist das jeweils erste Teilglied der Seitentriebe länger als das Krönchen des Mitteltriebes, ist es Acker-Schachtelhalm!
» Wer sich unsicher ist: in der Apotheke Acker-Schachtelhalm-Tee kaufen.
» Oder Sie besorgen sich in der Apotheke, im Reformhaus oder Naturkostladen Präparate mit Acker-Schachtelhalm zur innerlichen oder äußerlichen Anwendung.

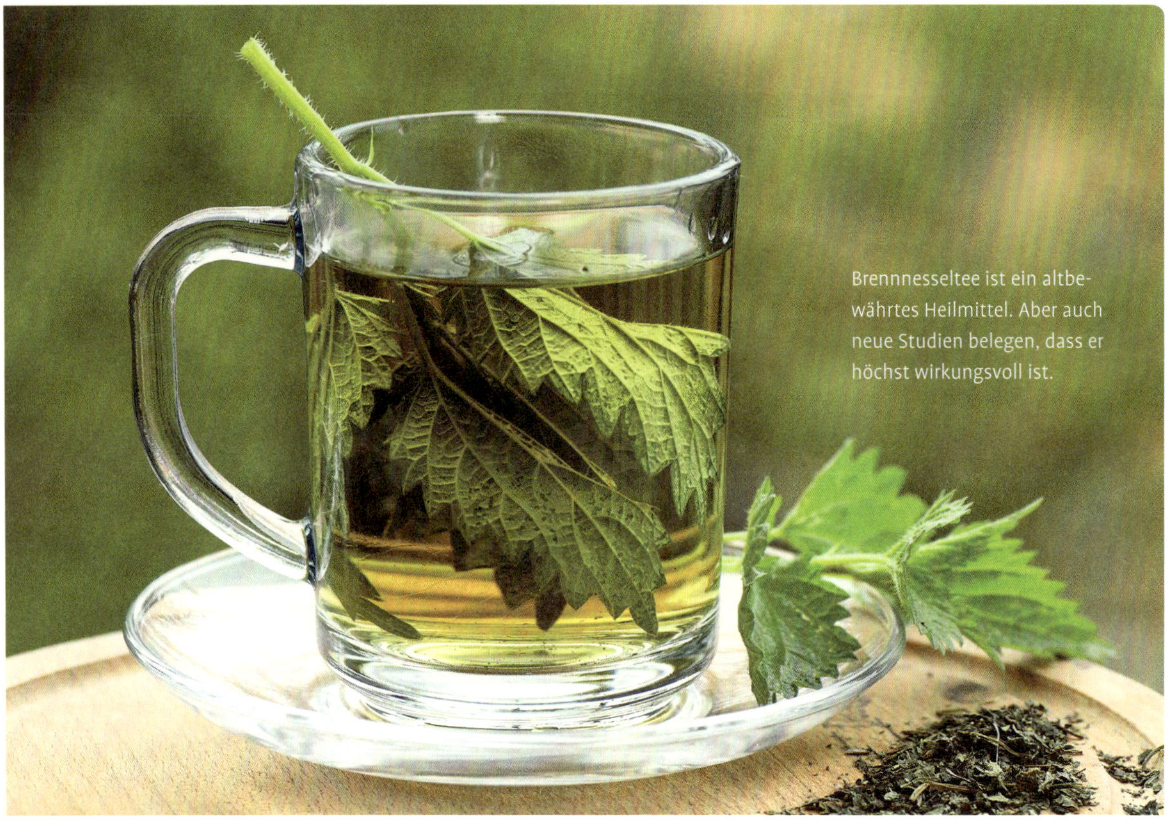

Brennnesseltee ist ein altbewährtes Heilmittel. Aber auch neue Studien belegen, dass er höchst wirkungsvoll ist.

## *Brennnesseltee-Kur*

*Dies ist eine ganz einfache Kur: Brennnesselkraut ist schnell besorgt, die Zubereitung geht kinderleicht. Und schon allein die größeren Mengen an Flüssigkeit, die ich während der Kur trinke, tun mir gut.*

KUR-ANLEITUNG

» Brennnesselblätter und -kraut bereithalten, 300 g reichen für eine Vier-Wochen-Kur.
» Für den Beweglich-Tee außerdem noch Birken- und Löwenzahnblätter sowie Acker-Schachtelhalm-Kraut und ganze Hagebutten besorgen.
» Für die Knochenstärker-Teemischung (Zubereitung wie Beweglich-Tee) neben den Brennnesseln noch Acker-Schachtelhalm- und Hohlzahnkraut kaufen.
» Drei- bis viermal täglich 1 Tasse Tee trinken.

**Brennnesseltee:** 2 TL Brennnessel mit 150 ml siedendem Wasser übergießen, nach 10 Minuten abseihen.

**Beweglich-Tee:** je 100 g Brennnesselkraut, Birken- und Löwenzahnblätter sowie je 50 g Acker-Schachtelhalm-Kraut und ganze Hagebutten vermengen.1 EL der Mischung in 250 ml kaltem Wasser 30 Minuten einweichen (die Hagebutten vor dem Einweichen mörsern), kurz aufkochen lassen und nach 10 Minuten abgießen.

**Knochenstärker-Teemischung:** je 100 g Acker-Schachtelhalm- und Hohlzahnkraut mischen.

WICHTIG

Während einer Brennnesselkur bitte genug trinken. Entgiftetes muss auch ausgespült werden können und das klappt nur mit viel zusätzlicher Flüssigkeit.

## Brennnesselpräparate-Kur

*Das ist die zeitsparende Variante der Brennnesselkur, aber trotzdem hochwirksam: Einfach Präparate aus dem Reformhaus, Naturkostladen oder der Apotheke besorgen.*

KUR-ANLEITUNG

» Bei Kurbeginn Brennnesselpräparate kaufen.
» Nach Packungsbeilage 4 Wochen bis maximal 3 Monate lang einnehmen.

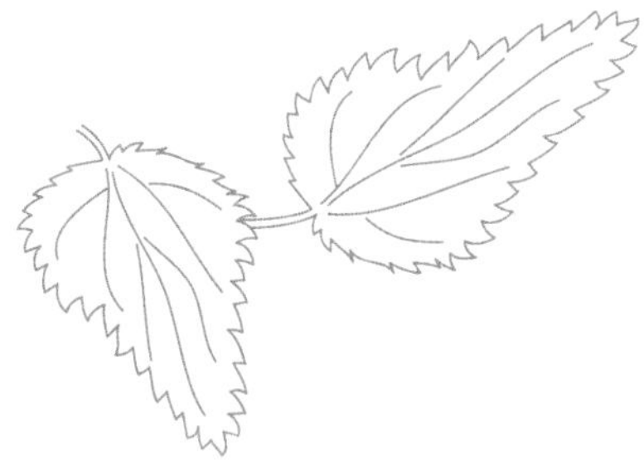

## Brennnessel-Genuss-Kur

*Einige Wochen lang Brennnessel essen ist langweilig? Überhaupt nicht, denn sie lässt sich vielseitig zubereiten: als Suppe, Pfannkuchen, Mus, auf Quiche oder Pizza, in Nudeln, Reis oder Gratins. Ein Muss und ein Genuss für meinen Körper.*

KUR-ANLEITUNG

» Alle 1–2 Tage frische Brennnesselblätter sammeln.
» Rezept auswählen und weitere Zutaten besorgen.
» Täglich ein genussvolles Brennnesselgericht essen, 3–6 Wochen lang.
» Auf Wunsch Vorräte anlegen, zum Beispiel Brennnessel-Pesto, -Butter oder Basenpulver.

**Brennnessel-Pesto:** Eine große Schüssel frischer, zarter Brennnesselblätter (auch mit Löwenzahnblättern gemischt) mit 3–4 Knoblauchzehen und Salz kurz im Mixer pürieren. Anschließend Saft und abgeriebene Schale einer Bio-Zitrone, 150 g gemahlene Haselnüsse, 100 ml Walnuss- oder Olivenöl und 50–100 g geriebenen Parmesankäse unterheben und ziehen lassen. Abschmecken und mit so viel Öl auffüllen dass alle Kräuter bedeckt sind. Lecker auf warmem Baguette, zu Ziegenkäse, Gemüse, Kartoffeln und Spaghetti.

**Brennnessel-Frischkäse:** Etwa 100 g frische zarte Brennnesselblätter kurz blanchieren, abtropfen und abkühlen lassen, fein schneiden. 1–2 Knoblauchzehen zerdrücken, mit Brennnessel und 200 g Frischkäse verrühren und mit etwas Zitronensaft, Salz und Pfeffer abschmecken.

**Brennnessel-Salat:** Brennnesselblätter wie beim Frischkäse vorbereiteten, jedoch nur grob schneiden. Dazu ein Dressing zubereiten aus Senf, Joghurt, Gemüsebrühe und Fruchtgelee (Orangen- oder Holunderblütengelee machen sich gut) oder Fruchtsaft, dazu Zitronensaft, Salz und Pfeffer.

**Basenpulver:** getrocknete Brennnessel- und Löwenzahnblätter in der Kaffeemühle pulverisieren und im geschlossenen Schraubglas aufbewahren. Einfach bei Bedarf über Gerichte streuen. Das Pulver hilft, Säuren im Körper abzubauen. Übrigens: Im Internet finden Sie Listen mit basenreichen Kräutern (siehe Serviceteil ab Seite 178). Sie können dann variieren und sich Ihre Lieblingsmischung selbst kreieren.

**ZU SCHADE ZUM WEGSCHÜTTEN**

T

Das Wasser, in dem Sie die Brennnesselblätter blanchiert haben, sollten Sie trinken. Es schmeckt fein und ist sehr gesund.

**WENN DER BEWEGUNGSAPPARAT UNTERSTÜTZUNG BRAUCHT**

Bei Arthrose und genauso bei Arthritis sind Präparate mit Brennnessel zu empfehlen.

## Acker-Schachtelhalmtee-Kur

*Dieser Tee ist überraschend wohlduftend und mit ein bisschen Organisationstalent wirklich einfach in die tägliche Ernährung einzubeziehen.*

KUR-ANLEITUNG

- 300 g Acker-Schachtelhalm-Tee kaufen oder selbst gesammelte Ware bereithalten.
- Tee zubereiten und mehrmals täglich 1 Tasse zwischen den Mahlzeiten trinken, 2–3 Monate lang.

**Schachtelhalmtee „über Nacht“:** 5 EL Acker-Schachtelhalm-Kraut über Nacht in 1 l Wasser einweichen und bedeckt stehen lassen. Am nächsten Tag Kraut samt Einweichwasser zum Kochen bringen und 30 Minuten leicht köcheln lassen, danach abgießen. So zubereitet, löst sich am meisten Kieselsäure. Der Tee kann getrunken oder aber äußerlich bei Hautunreinheiten, Wunden und Knochenbrüchen angewendet werden.

**Schachtelhalmtee für Eilige:** 1 EL (2 g) Acker-Schachtelhalm-Kraut in 150 ml kaltes Wasser geben, aufkochen und 15 Minuten köcheln lassen. 30 Minuten stehen lassen, abgießen und noch warm trinken.

**MEIN TIPP FÜR ZEITSPARER**

Einfach die Tagesration von 3–5 Tassen zubereiten, dann nach Bedarf tassenweise erwärmen und trinken.

**Tee für die Küchenapotheke:** Den Tee nach einem der beiden eben genannten Rezepte kochen und dann daraus Suppen oder Saucen zubereiten, Gemüse andünsten oder Hirse, Nudeln, Reis oder Getreide kochen. Ich bereite während meiner Acker-Schachtelhalm-Kur immer 1–2 l Tee mehr pro Tag vor – das nutze ich dann für Suppen und Co.

**WENN DER BEWEGUNGSAPPARAT UNTERSTÜTZUNG BRAUCHT**

Acker-Schachtelhalm unterstützt auch die Heilung nach einem Knöchelbruch oder einer Verrenkung. Dazu Schachtelhalmtee „über Nacht“ zubereiten und als Fußbad, Auflage oder Umschlag einsetzen. Dieser Tee ist auch geeignet zur Behandlung und Regeneration kleinerer Wunden, Entzündungen, leichter Verbrennungen, Sonnenbrand und anderen Hautreizungen. Oder bei unreiner, schlaffer Haut als Gesichtswasser und bei brüchigen Nägeln als Bad.

## Präparatekur mit Acker-Schachtelhalm

*Bei diesen Präparaten haben Sie die Wahl: Besorgen Sie sich Frischsaft, Kapseln, Dragees, oder Tinkturen und zur äußerlichen Anwendung Öle, Silicea-Gel oder -Balsam und Salben.*

**FALLS SIE NICHT GLEICH FÜNDIG WERDEN**

Acker-Schachtelhalm nennt man auch Zinnkraut, deshalb werden einige Präparate unter diesem Namen geführt – es ist alles die gleiche Pflanze: botanisch *Equisetum arvense.*

KUR-ANLEITUNG

- Präparate mit Acker-Schachtelhalm kaufen.
- Nach Packungsbeilage über längere Zeit (2–3 Monate) anwenden.

## *Tinkturkur mit Acker-Schachtelhalm*

*Kieselsäure löst sich in Alkohol, aber nicht in Öl. Deshalb lohnt es sich, eine Tinktur selbst herzustellen. So kommen mir die Inhaltsstoffe optimal zugute.*

KUR-ANLEITUNG

» 100 g getrocknetes oder 150 g frisches Acker-Schachtelhalm-Kraut, eine 2 l-Glasflasche und 1–2 l Wodka besorgen.

» Eine Tinktur nach unten stehendem Rezept zubereiten und dreimal täglich 30–40 Tropfen einnehmen, mehrere Wochen lang. Diese Kur können Sie ruhig zweimal pro Jahr durchführen.

**Acker-Schachtelhalm-Tinktur:** Das Acker-Schachtelhalm-Kraut so klein wie möglich schneiden (frisches Kraut zusätzlich mörsern, eventuell mit wenig Alkohol zusammen). In die Flasche füllen und bis zum Rand mit dem Wodka aufgießen. 6 Wochen stehen lassen und regelmäßig schütteln. Anschließend in Tropffläschchen abfüllen.

**MEIN TIPP: KIESELSÄURE-GEL**

Dieses tolle Gel aus der Drogerie oder Apotheke lässt Hautentzündungen und Sonnenbrand schneller abheilen und kühlt dabei angenehm. Es bindet Krankheitskeime und Wundsekrete und fördert dadurch den Heilungsprozess.

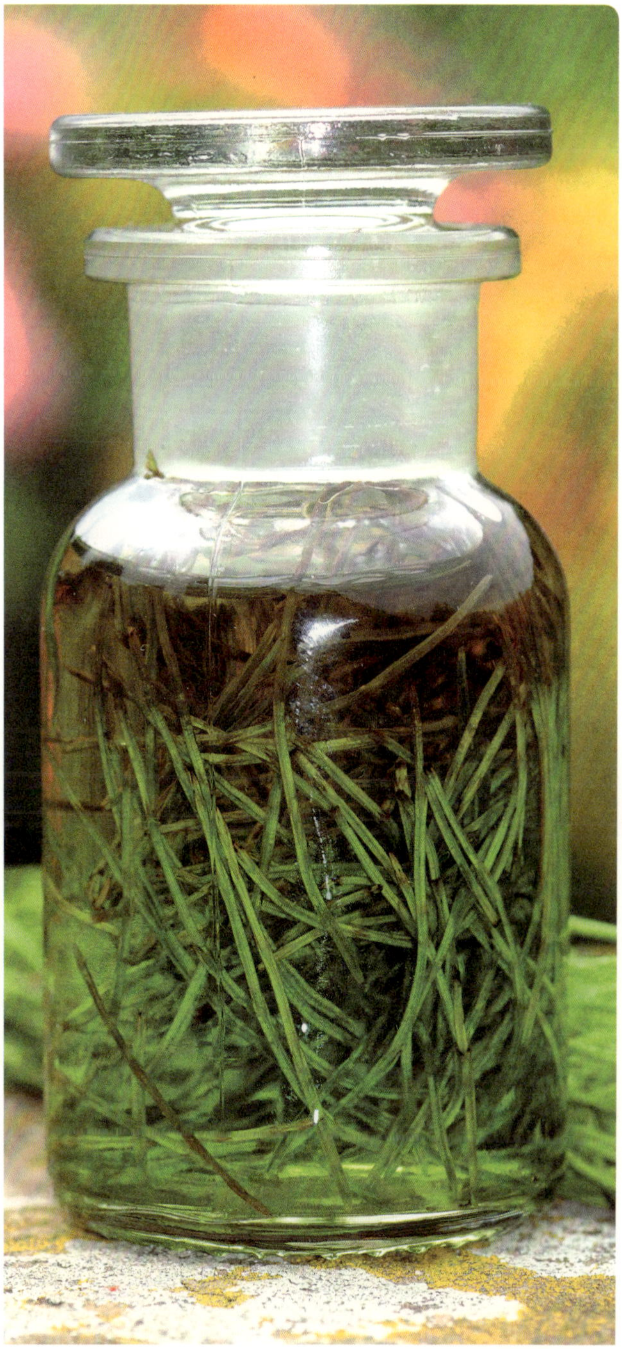

Je kleiner Sie die Schachtelhalmtriebe schneiden, desto besser löst sich die Kieselsäure.

# Alles für Ihre Beweglichkeit

*Jeder will beweglich sein und bleiben. Dass Sie das auf so angenehme Art und Weise unterstützen können, ist das Überraschende dabei. Legen Sie los!*

### 1: Frühjahrskur

*Eine Frühjahrskur* (siehe Seite 21) tut nicht nur im Frühjahr gut, man kann sie natürlich zu jeder Jahreszeit durchführen. Sie tut auch dem Bewegungsapparat gut: Durch die Anregung der Entgiftungsorgane werden die im Bindegewebe abgelagerten Stoffwechselendprodukte und Gifte mobilisiert und vermehrt ausgeschieden. Das verbessert Ihren Stoffwechsel. Denn wenn Stoffwechselendprodukte nicht ausgeschieden werden, sondern im Gewebe verbleiben „verschlackt" dieses und Gelenke, Knochen und Muskeln werden oft nicht optimal versorgt. Der Körper reagiert darauf unter anderem mit Schmerzen in Muskeln oder Gelenken.

*Frühjahrskur-Tees* mit Brennnessel, Löwenzahn oder Birke gelten gleichzeitig als „Rheumatees" mit basischem pH-Wert. Mischen Sie dem Frühjahrstee Bitterkräuter wie Enzian, Pomeranze, Tausendgüldenkraut oder Wermut bei, sie helfen mit, Ihren Säure-Basen-Haushalt auszugleichen. Basisch sind neben Mineralien (Kalium, Kalzium, Magnesium, Natrium) vor allem Kartoffeln und grünes Gemüse.

**WICHTIG**
Bitte trinken Sie immer genügend klares Wasser dazu, um die gelösten Giftstoffe auch wirklich ausscheiden zu können.

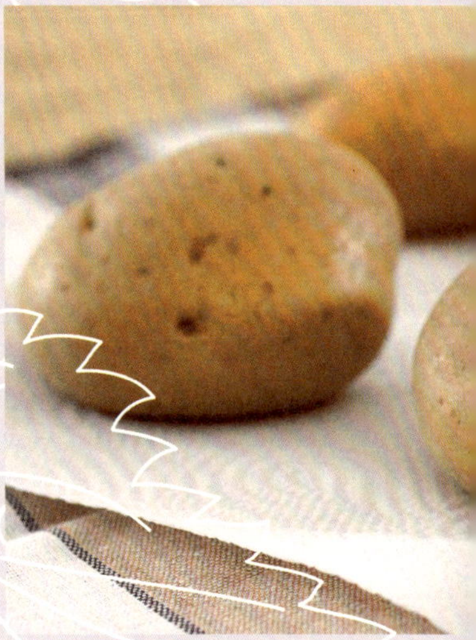

### 2: Kur mit Wacholderbeeren

Wacholder, *Juniperus communis,* wirkt harntreibend, wärmend, stoffwechsel- und durchblutungsfördernd und entspannt verspannte Muskulatur. Es hilft daher auch gut bei Arthrose und Gicht, innerlich und auch äußerlich.

*Wacholdermassage:* 6 Tropfen ätherisches Wacholderöl in 30 ml Mandel- oder Olivenöl mischen, auf die schmerzende Stelle auftragen und den Schmerz sanft wegmassieren.

*Wacholderbad:* 6–10 Tropfen ätherisches Wacholderöl in 2 EL Sahne, Salz oder Honig einrühren und dem eingelassenen Badewasser zugeben.

Kartoffeln mit der Schale kochen und dann bitte nicht essen, sondern als heißes Päckchen auf verspannte Muskeln legen – das tut gut!

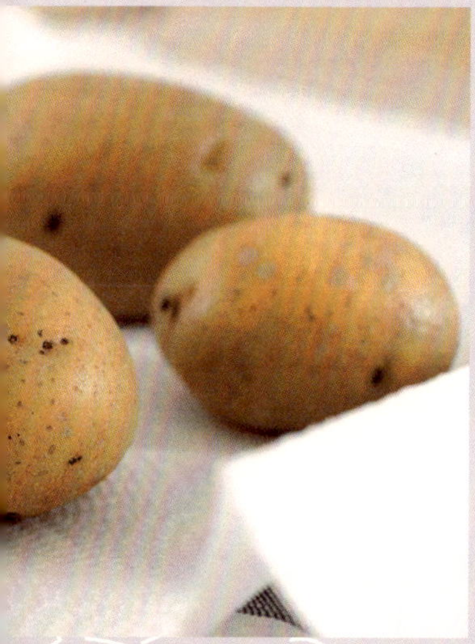

## 3: Wonne in der Wanne

Der Rücken schmerzt, Sie sind verspannt und fühlen sich steif. Wie wäre es mit einem genüsslichen Bad, das den Körper durchwärmt, die Durchblutung steigert, gleichzeitig entspannt und Sie später beruhigt einschlafen lässt? Die druckentlastende Auftriebswirkung des Wassers trägt zur Schmerzlinderung bei, die angenehme Wärme schenkt Wohlgefühl pur.

*Für ein Vollbad* 50–100 g getrocknete „wärmende" Pflanzen (Rosmarinblätter, Wacholderbeeren oder Heublumen aus der Apotheke) mit 3 l Wasser überbrühen oder abkochen, nach 10 Minuten abgießen, dem 38 °C warmen Badewasser zugeben. Dann das Bad genießen und anschließend gleich ins Bett kuscheln.

*Oder kaufen* Sie sich durchblutungsfördernde Badeextrakte in der Apotheke oder im Reformhaus. Oder Sie bereiten sich ein Bad mit reinen ätherischen Ölen (Rosmarin, Wacholder oder Heublumenextrakt) aus der Apotheke zu. Nehmen Sie 3–10 Tropfen für ein Vollbad. Die Öle sind jedoch nicht wasserlöslich. Daher tropfen Sie sie nicht direkt ins Wasser, sondern zuerst in 2–5 EL Honig, Milch, Sahne oder Salz und geben diese Mischung ins Badewasser – dann verbinden sich Öl und Wasser.

## 4: Bauernfango

Fango ist eine heiße Auflage, in diesem Fall wird sie mit Kartoffeln zubereitet. Sie lindert Rückenschmerzen und entspannt verspannte Muskeln spürbar. Sie ist so einfach wie wirksam – und Achtung: heiß!

*Bauernfango:* 500 g weichgekochte heiße Kartoffeln mit Schale in ein Papierküchentuch und anschließend in ein Geschirrhandtuch einwickeln. Im „Paket" zerdrücken und zu einer 2–3 cm dicken Auflage formen. Die Auflage sollte so groß sein wie die schmerzende Stelle. Dann auf die betroffene Körperpartie legen und mit einem wollenen Außentuch oder Schal straff und möglichst ohne Luft zwischen Auflage und Schal fixieren. Lassen Sie die Auflage liegen, solange Sie sie als angenehm empfinden – das können 15 Minuten bis mehrere Stunden oder auch die ganze Nacht sein. Nach dem Abnehmen der Auflage nachruhen.

*Kartoffel-Fußwärmer:* Bereiten Sie wie eben beschrieben zwei Fußgroße Kartoffelauflagen zu, legen Sie sie auf Ihre Fußsohlen und ziehen Sie Wollsocken darüber. Das wärmt auf lange Zeit und fördert danach die Beweglichkeit. Nicht nur nachts tun diese Fußwärmer gut, es ist auch eine einfache, ungemein angenehme Möglichkeit für diejenigen, die lange am Schreibtisch sitzen müssen und stets kalte Füße haben.

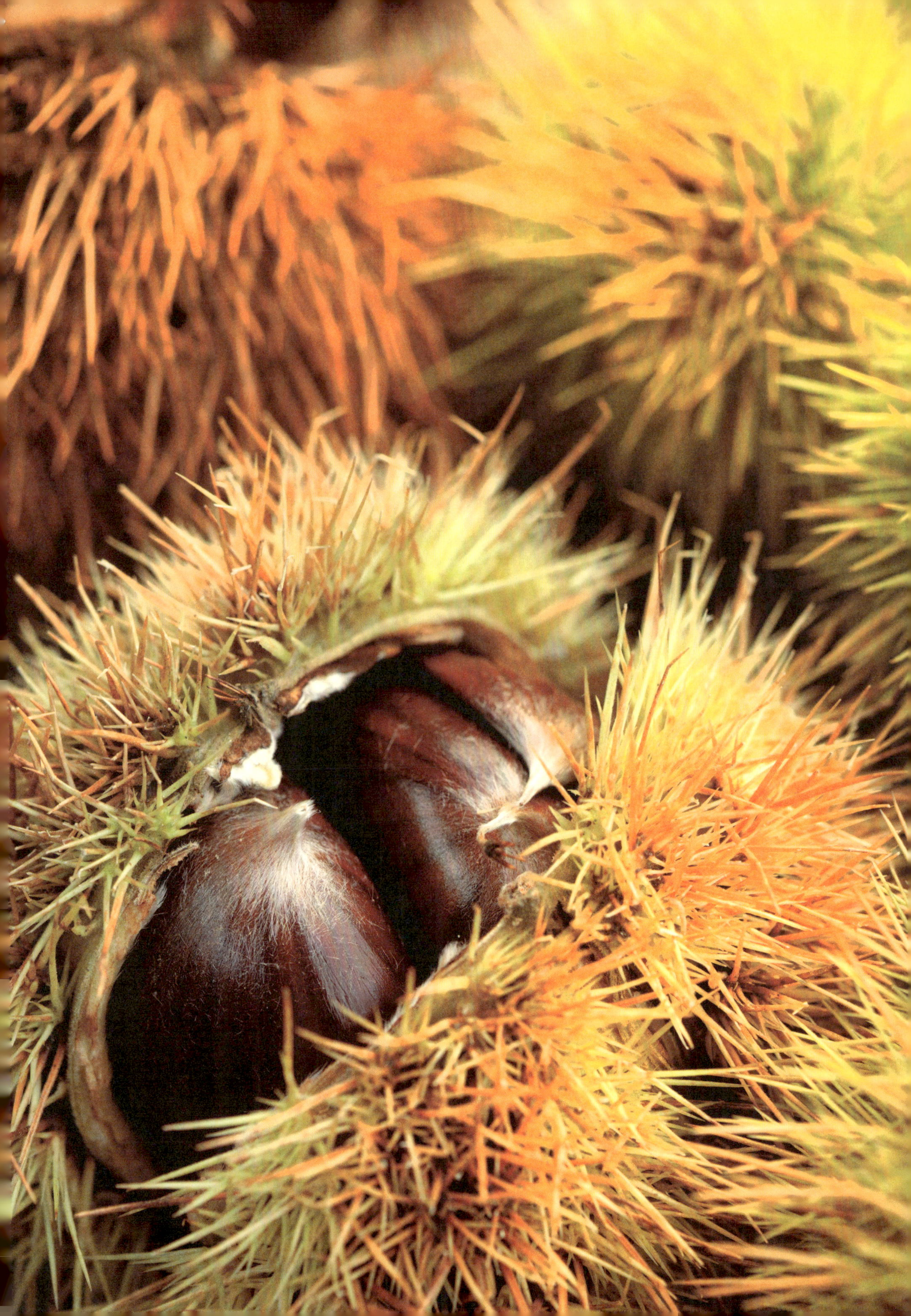

*Es wird kälter, Herbststürme ziehen auf und wir beginnen zu heizen. Nun haben Erkältungsviren wieder ein leichteres Spiel. Gerade deshalb ist jetzt eine günstige Gelegenheit, den Körper in seiner Abwehr zu unterstützen und Lunge und Immunsystem zu pflegen. Und ein wenig gute Laune kann auch nicht schaden: Der Herbst ist ebenfalls die passende Zeit, Nerven und Seele mit der Kraft der Heilpflanzen zu stärken.*

# Herbst

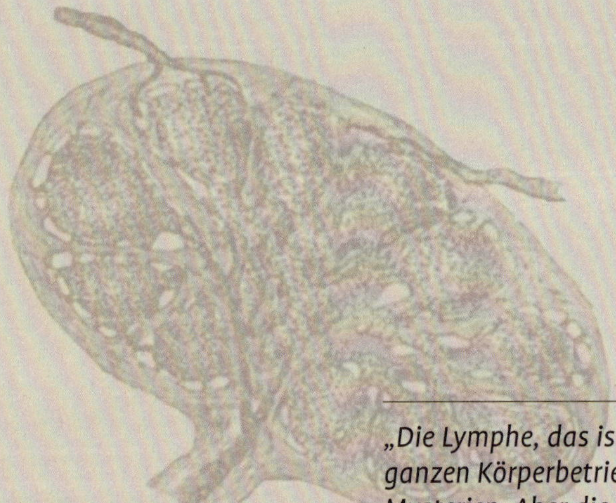

# Immunsystem und Lymphe

*„Die Lymphe, das ist das Allerfeinste, Intimste und Zarteste in dem ganzen Körperbetrieb. Man spricht immer vom Blut und seinen Mysterien. Aber die Lymphe ist ja erst der Saft des Saftes, die Essenz ...“ (Thomas Mann, Der Zauberberg).*

***Immunsystem und Lymphe pflegen heißt:***
*» Gesund und abwehrstark bleiben.*
*» Den Heilungsverlauf von Krankheiten unterstützen.*
*» Mich vor schädlichen Einflüssen aus der Umwelt schützen.*

## *Ihre Aufgaben*

### TEAMARBEITER

Mein **Immunsystem** ist größtenteils im Lymphsystem angesiedelt und für die Abwehr von Krankheitserregern wie Bakterien, Viren oder Pilze zuständig. Das **Lymphsystem** ist wesentlicher Bestandteil meines Immunsystems und neben dem Blutkreislauf die wichtigste Transportmöglichkeit im Körper: Die Lymphe befördert Fremdkörper zu den Lymphknoten, wo die Immunabwehr eingeleitet wird. Zum Lymphsystem gehören, neben der Lymphe selbst mit ihren Lymphbahnen und -knoten, auch die Lymphorgane Mandeln, Rachen, Thymus, Milz und lymphatisches Gewebe.

### AUFNEHMEN UND TRANSPORTIEREN

- Meine **Lymphe** transportiert Nährstoffe und Stoffwechselprodukte, Krankheitserreger und Fremdstoffe, Zell- und Gewebetrümmer durch viele kleine Gefäße, die parallel zu den Venen laufen. Normalerweise ist Lymphe hellgelb und klar. Nur nach einer fettreichen Mahlzeit ist sie milchig trüb, denn – im Gegensatz zum Blut – transportiert sie auch größere Fett- und Eiweißmoleküle.
- Lymphkapillare sind feinste Gefäße, in denen die Lymphe fließt. Sie beginnen im Bindegewebe und sind wie Dränagerohre mit vielen Öffnungen versetzt, damit die Abfallstoffe ungehindert reinströmen können. Die Kapillare vereinigen sich zu immer größeren Lymphgefäßen und münden in die Lymphknoten.
- **Lymphknoten** filtern das Blut auf Krankheitserreger und beseitigen diese. Die Lymphflüssigkeit fließt dann in die Blutbahn zurück und der Kreislauf ist geschlossen. In den Lymphknoten werden **Abwehrzellen** (Lymphozyten) gebildet und „trainiert“. Bei Kontakt mit Krankheitserregern werden diese aktiviert, vermehren sich und können so eine Ausbreitung der Erreger verhindern. Bei einer Infektion schwellen die

Lymphknoten im betroffenen Bereich (Halsbereich, Achsel, Leistengegend) spürbar an.

ABWEHREN

Mein Immunsystem sorgt dafür, dass Krankheitserreger, von denen ich ununterbrochen „angegriffen" werde, vernichtet werden – möglichst bevor sie eine Infektion hervorrufen. Dazu stehen mir Abwehrsysteme zur Verfügung, die unabhängig voneinander ablaufen und meist erst im Zusammenspiel maximal wirksam sind: die angeborene (unspezifische) und die erworbene (spezifische) Immunabwehr.

» **Die angeborene Immunabwehr** ist wie ein Starterpaket ins Leben: Von Geburt an schützt sie mich gegen Krankheitserreger. Die **erste äußere Barriere** bilden Haut und Schleimhaut. Dabei bleiben Erreger beispielsweise an der Rachenschleimhaut hängen und werden dann abgehustet. Auch die Darmschleimhaut ist ein wichtiges Zentrum der Abwehr, 70 % meines Immunsystems sitzt dort. Auch der Magensaft ist beteiligt: Er vernichtet Bakterien mithilfe der Magensäure. Haben Erreger es dennoch geschafft, die Haut oder Schleimhaut zu passieren und in den Körper einzudringen, treffen sie auf den **zweiten, inneren Schutzwall:** Weiße Blutkörperchen im Blut und im Gewebe „fressen" die Erreger, und Enzyme töten Bakterien ab oder lösen körperfremde Zellen auf.

» **Die erworbene Abwehr** tritt auf den Plan, wenn die angeborene Abwehr die Erreger nicht aufhalten konnte. Mein Körper „erwirbt" sich diese im Laufe des Lebens gezielt durch die direkte Auseinandersetzung mit einem bestimmten Krankheitserreger. Gegen ihn bildet er Abwehrstoffe (Antigene). Zwar vergeht eine gewisse Zeit zwischen dem erstmaligen Eindringen eines Erregers und der entsprechenden Abwehrreaktion, dafür werden zum Glück Gedächtniszellen gebildet, mit deren Hilfe der erneute Angriff desselben Erregers abgewehrt wird. So „lernt" mein Immunsystem mit jedem erfolgreich bekämpften Infekt hinzu.

DA FREUEN SICH IMMUNSYSTEM UND LYMPHE

» Gesunde, vollwertige Ernährung mit viel Vitamin C (Hagebutte, Schwarze Johannisbeere, Sanddorn) steigert die Widerstandsfähigkeit des Körpers, und Selen-reiches Essen (Bio-Gemüse, Steinpilze, Nüsse) stärkt die Abwehrkraft.

» Ausreichend Schlaf hilft Kräfte sammeln.

» Stress abbauen, denn Stress schwächt das Immunsystem

» Füße warm halten, denn warme Füße durchbluten die Kopfregion und das wiederum stärkt die Schutzbarriere der Nasen-Rachenschleimhaut.

» Viel Bewegung an frischer Luft, Sonnenlicht und eine angemessene Abhärtung des Körpers (Schwimmen, in die Sauna gehen, Kneippen, leichtes Ausdauertraining) stärken das Immunsystem – Hochleistungssport dagegen belastet es.

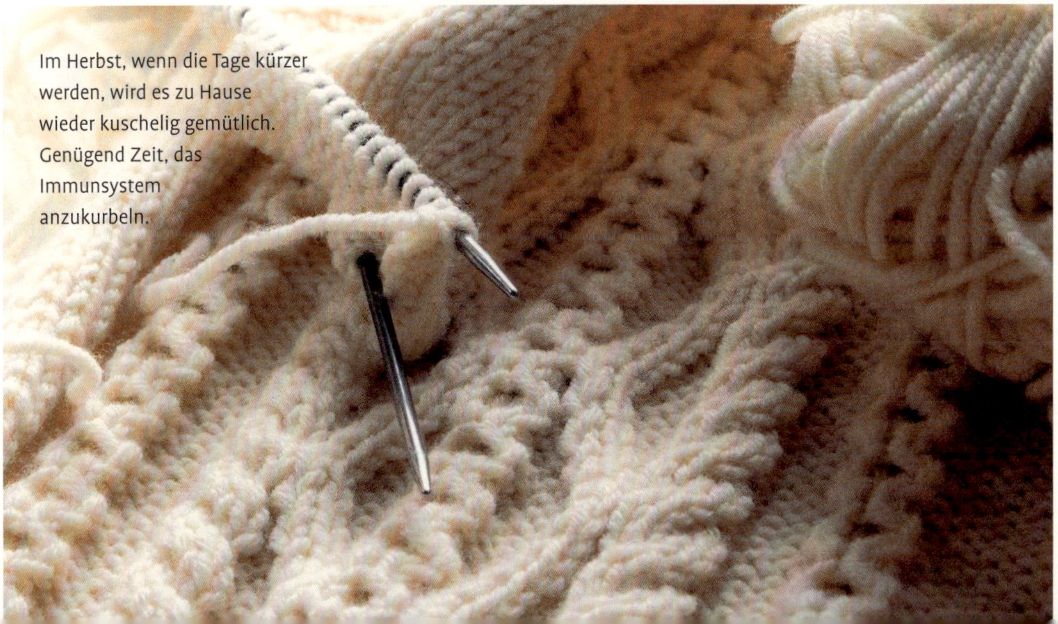

Im Herbst, wenn die Tage kürzer werden, wird es zu Hause wieder kuschelig gemütlich. Genügend Zeit, das Immunsystem anzukurbeln.

## *Kapuzinerkresse stärkt die Abwehrkräfte*

*Diese zauberhafte Sommerpflanze verschönert viele Gärten und Balkone. Aber was manche nicht wissen: Sie ist nicht nur ein pflanzliches Antibiotikum, sondern auch bei der Stärkung der Abwehrkräfte unschlagbar.*

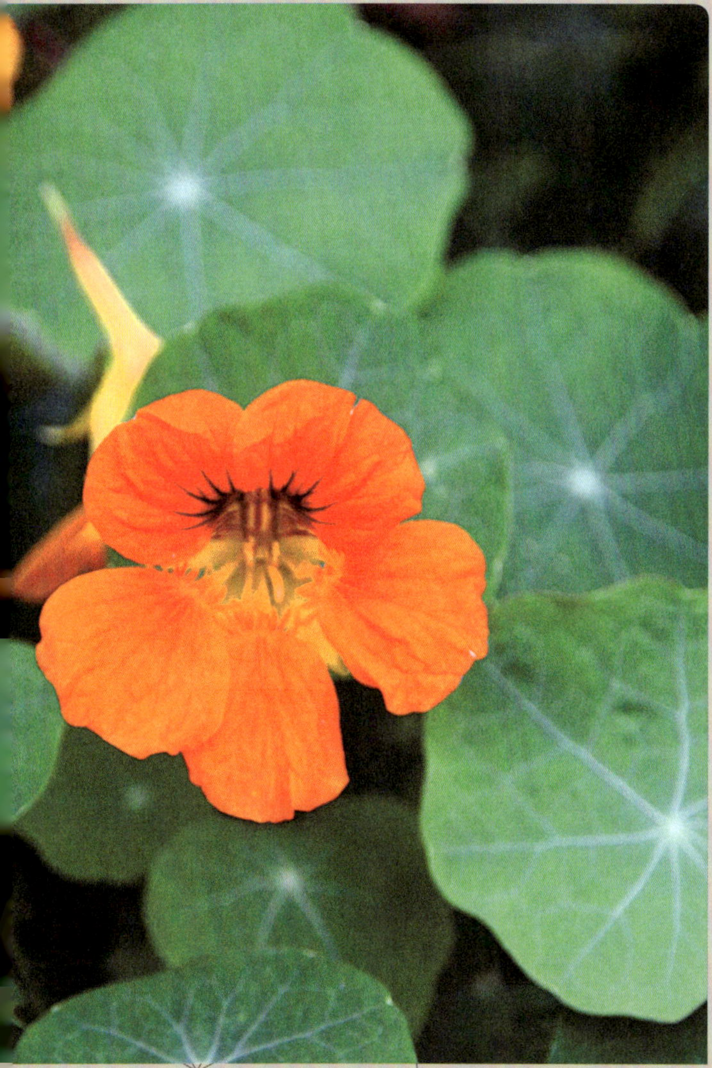

Kapuzinerkresse, Tropaeolum majus

DIE PFLANZE:
Sie gehört zur Familie der Kapuzinerkressegewächse mit über 60 Arten in Mittel- und Südamerika. Trägt kreisrunde Blätter, an deren Oberfläche kein Schmutz haftet (Lotus-Effekt) und gelbe, rote oder orangefarbene Blüten mit kapuzenartig zugespitztem Sporn.

**NÜTZLICHE TEILE:**
Oberirdische Teile mit Blüten und Blättern.

**DAS IST DRIN:**
Senfölglykoside (Benzylsenföl), viel Vitamin C (285 mg auf 100 g frische Blätter, zum Vergleich: Zitronen haben 50 mg Vitamin C auf 100 g Fruchtfleisch), Vitamin B, Flavonoide, Carotinoide und Mineralien (Schwefel, Eisen, Kalium, Magnesium, Phosphor).

**SO WIRKT SIE:**
Kapuzinerkresse unterstützt das Immunsystem. Ihre Senföle hemmen Bakterien und Viren in ihrem Wachstum und wirken gegen krankheitserregende Pilze. Als Fertigpräparat werden sie deshalb bei Atem- und Harnwegsinfekten, Nebenhöhlenentzündung und bei grippalen Infekten eingesetzt, sowie zur Begleitbehandlung bei Darmpilzen. Äußerlich zur Aknebehandlung. Krebshemmend.

**TAGESDOSIS:**
10 g Kraut. Oder dreimal täglich 15 mg Benzylsenföl, wenn Sie Präparate einnehmen.

**BITTE BEACHTEN**
Bei Überdosierung Magen-, Darm- und Nierenreizungen möglich, deshalb Präparate, Tinkturen und Frischpresssäfte nach der Mahlzeit einnehmen, maximal 6 Wochen lang. Während der Therapie keinen Alkohol trinken, da Kapuzinerkressepräparate die Alkoholtoleranz verringern. Äußerlich Kontaktallergie möglich. Nicht bei Magen-Darmgeschwür, Nierenerkrankung und nicht bei Kindern unter 4 Jahren anwenden.

### WIRKUNG AUF DIE IMMUNABWEHR

Eine Kapuzinerkresse-Kur **stärkt die Abwehrkraft** meines Körpers. Vor allem gilt Kapuzinerkresse als **natürliche Infektabwehr ohne Nebenwirkungen.** Das verdankt sie besonders ihren scharfen Senfölen. Senföle gehören zu den sekundären Pflanzenstoffen, die Pflanzen zu ihrem eigenen Schutz produzieren, zum Beispiel zur Abwehr krankmachender Keime oder gegen Fraßschäden durch Schädlinge. Diesen Schutz macht man sich zu eigen.
Außerdem ist der abwehrstärkende Effekt auch auf den hohen Gehalt an Vitamin C zurückzuführen, der die Widerstandskraft stärkt. Denn Vitamin C ist an der Abwehr von Viren und Bakterien beteiligt; es unterstützt die Abtötung von Erregern und fördert die Bildung von Antikörpern. Die Immunabwehr verbraucht ständig Vitamin C: die Vitamin-C-Konzentration verringert sich im Blut um die Hälfte, wenn Abwehrzellen aktiv werden müssen.
Wer kurmäßig vorbeugend Kapuzinerkresse einnimmt, bekommt einen wirksamen und nebenwirkungsarmen Schutz vor wiederkehrenden Infekten. Die Pflanze hilft auch, Rückfälle zu vermeiden.

» In Erkältungszeiten, wenn überall Viren herumschwirren, kommen ihre besonderen Eigenschaften zum Tragen: Kapuzinerkresse hemmt die Vermehrung von Bakterien, Pilzen und Viren. Kein Wunder, wird sie als pflanzliches Breitband-Antibiotikum bezeichnet.
» Ihre Senföle werden über die Nieren und die Atemwege ausgeschieden, und dort wirken sie auch: gegen die typischen Krankheitserreger von Atem- und Harnwegsinfekten.
» Das Besondere ist, dass Senföle bereits im Dünndarm vollständig ins Blut aufgenommen werden. Somit schädigen sie auch nicht die für das Immunsystem wichtige körpereigene Darmflora, wie das sonst bei synthetischen Antibiotika der Fall ist. Weil die normale Bakterienflora des Verdauungstraktes intakt bleibt, kommt es auch nicht zu Durchfall, wie man das als Nebenwirkung bei der Einnahme herkömmlicher Antibiotika kennt.
» Die Pflanze bietet uns noch einen Zusatz-Bonus: Bei der Einnahme von Kapuzinerkressepräparaten kommt es weder zu Überempfindlichkeitsreaktionen noch zu Allergien, wie sie häufig bei synthetischen Antibiotika auftreten. Und gegen Kapuzinerkresse bilden Krankheitserreger auch keine Resistenzen aus.

**Immunsystempflege mit Kapuzinerkresse** ist äußerst wirksam, und sie schmeckt: die meisten mögen den scharf würzigen Geschmack der Blätter und Blüten sehr gern.

**BESSER OBST UND GEMÜSE ESSEN**
Vitamin C aus Kräutern, Früchten und Gemüse (vor allem Kartoffeln) kann der Körper viel besser verwerten als künstlich hergestelltes Vitamin C (Nahrungsergänzungsmittel)!

**WICHTIG**
Eine Kapuzinerkresse-Kur darf nie zu lange und nie zu hochdosiert eingesetzt werden, weil Senföle Magen und Nieren reizen können.

### SELBER SAMMELN ODER KAUFEN

» Kapuzinerkresse können Sie im eigenen Garten anbauen und selber sammeln. Ernten Sie das oberirdische Kraut von Mai bis Oktober, also Blätter, Blüten und Stängel.
» Die Apotheke hält eines der besten pflanzlichen Antibiotika bereit: Dragees mit einer Mischung aus Kapuzinerkresse und Meerrettich. Sie helfen gegen Infekte der Atem- und Nierenwege. Außerdem können Sie eine hochwirksame Urtinktur kaufen.

**FÜR MEINE REISEAPOTHEKE**
Ich habe auf Reisen immer ein solches Präparat dabei, denn Infektionen können mich quasi überall treffen: Infektionen der Atemwege schon im Flugzeug, ein Blaseninfekt am Strand – wie gut, wenn ich schnell und ohne Bedenken vorbeugen oder behandeln kann.

## *Gelber Steinklee lässt die Lymphe fließen*

*Unglaublich, dass so eine zierliche Pflanze in flirrender Hitze einen solch unbeschreiblich feinen Duft entwickeln kann. Ihr Duft-Wunder, die Cumarine, machen die Heilkraft dieser Pflanze aus.*

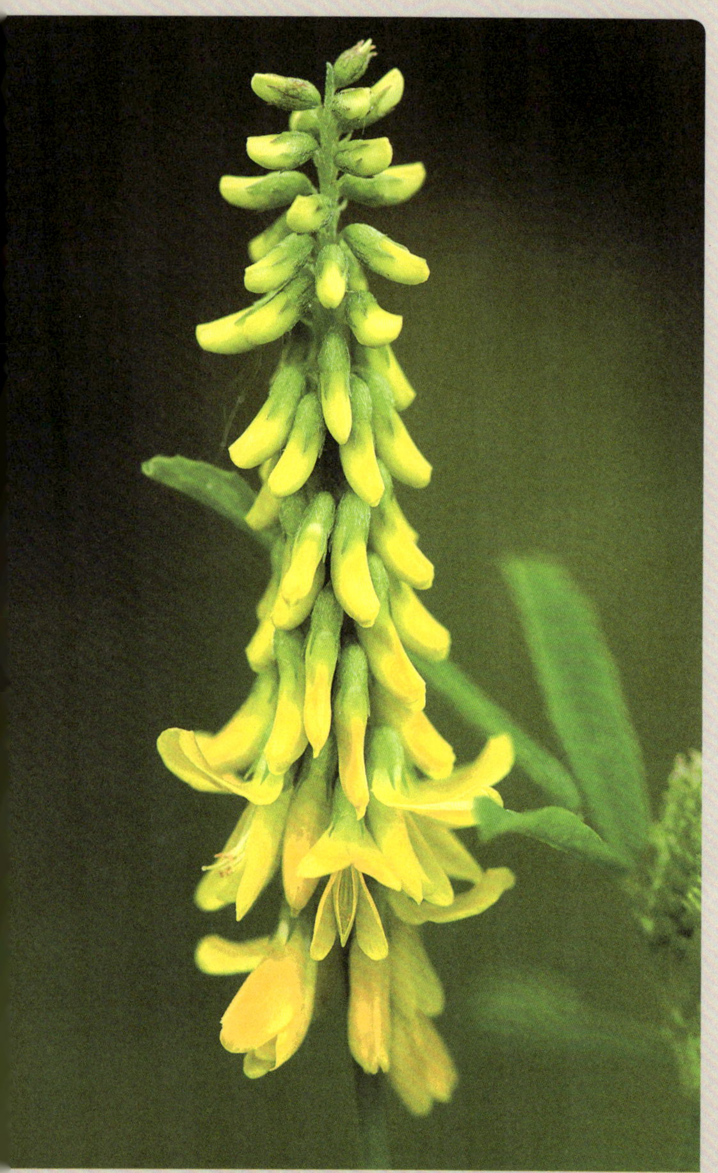

Gelber Steinklee, Honigklee,
Melilotus officinalis

**DIE PFLANZE:**
Zarter, feingliedriger Schmetterlingsblütler mit gelben, nach Honig duftenden Blüten. Gedeiht in Kiesgruben, auf Schuttplätzen und Bahndämmen.

**NÜTZLICHE TEILE:**
Das blühende Kraut.

**DAS IST DRIN:**
Cumarine (Melilotosid, Melilotin und andere), Flavonoide, Saponine, Schleim, ätherische Öle.

**SO WIRKT SIE:**
Gelber Steinklee lässt die Lymphe fließen. Er stabilisiert die Gefäßwand der kleinen Blutgefäße, senkt die krankhaft erhöhte Durchlässigkeit der Venen und aktiviert den venösen Rückfluss durch Verbesserung des Lymphflusses. So staut sich das Blut weniger in den Beinen und es bilden sich weniger Wasseransammlungen im Gewebe (Ödeme). Einsatzgebiete sind daher Krampfaderleiden, Lymph- und Venenstauungen, verhärtete Lymphknoten und Brustdrüsenschwellung. Die Pflanze wirkt außerdem entzündungshemmend, beschleunigt die Wundheilung bei Prellung, Verstauchung und Bluterguss, bei geschwollenen Mandeln sowie Schwellungen durch Insektenstiche, und sie fördert die Eiterbildung bei Akne oder Furunkeln.

**TAGESDOSIS:**
4–6 g des getrockneten Krauts, bei Präparaten entsprechend 3 bis 30 mg Cumarin.

**BITTE BEACHTEN**
In seltenen Fällen Kopfschmerzen. Keine weiteren Nebenwirkungen bekannt. Sicherheitshalber nicht während Schwangerschaft und Stillzeit, nicht in höheren Dosen oder ohne ärztlichen Rat über längere Zeit einnehmen.

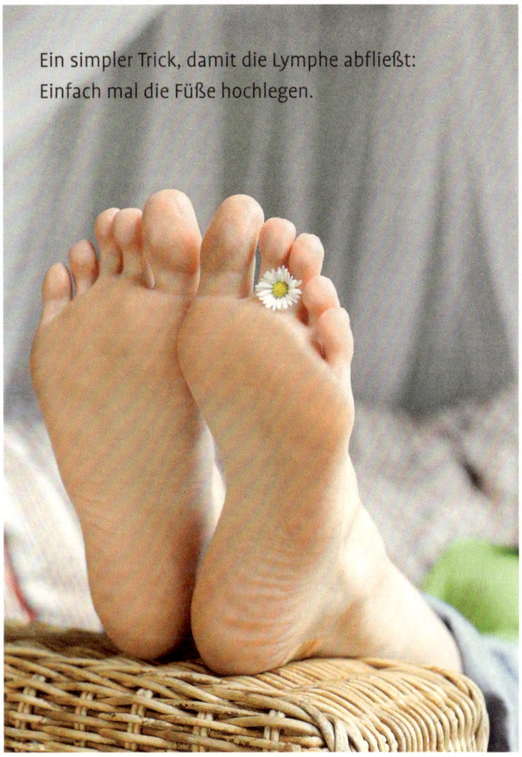
Ein simpler Trick, damit die Lymphe abfließt: Einfach mal die Füße hochlegen.

### WIRKUNG AUF DIE LYMPHE

Steinklee unterstützt den Lymphstrom und fördert damit den Abfluss von Lymphe. Zur Stärkung des Lymphflusses genügt jedoch nicht einfach ein „Mittelchen“, auch kein pflanzliches; dies können nur verschiedene Faktoren gemeinsam. Dazu gehört vor allem Bewegung, denn die kleinen Lymphkapillare liegen parallel zu den Venen. Sie werden mit den Beinvenen zusammen durch die Wadenmuskelpumpe darin unterstützt, das Blut beziehungsweise die Lymphe zum Herzen zurückzuführen. Das funktioniert folgendermaßen: Die Anspannung der Beinmuskeln komprimiert die zwischen den Muskeln liegenden Venen, die darauffolgende Entspannung der Muskeln führt zu einem Unterdruck, der das Blut nach oben führt.

Bei Lymphstauungen in den Beinen kennt man „Venenpflanzen“ wie Rosskastanie, Buchweizen (siehe Seite 158) oder Stechenden Mäusedorn – und eben den Steinklee, mit seiner genialen Gesamtkombination an Wirkstoffen, die venenstärkende und -schützende Eigenschaften vereinen.

Steinklee-Wirkstoffe setzen sich aus gefäßstützenden Flavonoiden, seifenähnlichen Saponinen, die Verhärtetes lösen, und duftenden Cumarinen, die den Lymphstrom aktivieren, zusammen.

» Steinklee sorgt für einen beschleunigten und verbesserten Abtransport der Lymphe.
» Er steigert die Durchflussmenge im Venen- und Lymphsystem und wirkt einer erhöhten Durchlässigkeit der Blutkapillare entgegen. Damit verhindert er den Austritt von Flüssigkeiten im Gewebe und die Bildung von Ödemen – nicht nur in den Beinen.
» Er entkrampft die Blutgefäße und lindert damit Schmerzen, wirkt beruhigend und entzündungshemmend.

**Vorbeugende Lymphpflege mit Steinklee** sollte kurmäßig erfolgen und 2 bis maximal 4 Wochen dauern.

**GUT ZU WISSEN**

Das Cumarin in frischem und sorgfältig getrocknetem Steinklee wirkt nicht „blutverdünnend“, wie oft behauptet wird. Die blutgerinnungshemmende Eigenschaft entsteht nur bei falscher Trocknung. Wenn das Kraut schimmelt, wandelt sich „einfaches“ Cumarin um in sogenanntes Dicumarol, einem blutgerinnungshemmenden Stoff.

### SELBER SAMMELN ODER KAUFEN

» Setzen Sie hauptsächlich standardisierte Fertigpräparate ein, damit können Sie eine gesicherte Wirkung erzielen und Überdosierungen vermeiden. Sie können Tinktur oder Einreibemittel in der Apotheke kaufen.
» Das getrocknete Kraut können Sie zur Selbstmedikation ebenso in der Apotheke kaufen.
» Die blühenden Triebe lassen sich aber auch gut selbst sammeln und dann trocknen. Sie duften ungemein gut während des Trocknens. Wichtig ist, sie müssen schnell und vollständig durchgetrocknet werden (siehe „Gut zu wissen“). Zur unterstützenden Pflege kann man sie kurzfristig innerlich und auch äußerlich einsetzen.

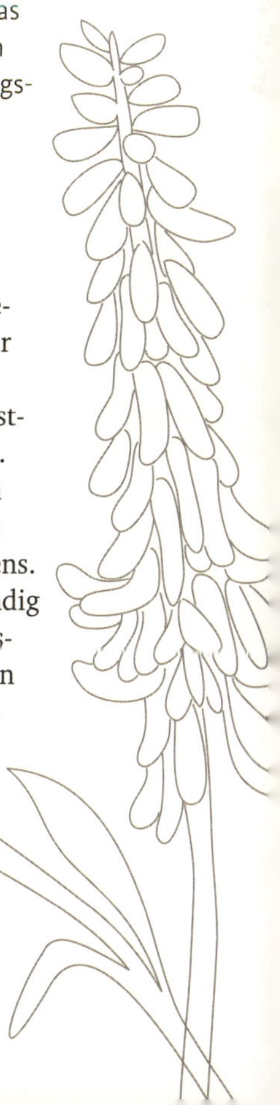

## *Kapuzinerkresse-Genuss-Kur*

*Diese Anwendung spricht besonders diejenigen an, die die Zutaten im eigenen Garten ernten möchten. Wenn Sie dann noch gern pikant und leicht scharf essen, wird das Ihre Lieblingskur werden!*

KUR-ANLEITUNG

» Täglich etwa 15 Blätter und Blüten sammeln und roh genießen.
» Oder eine Auswahl an Gerichten treffen und entsprechend einkaufen.
» Auf Wunsch Vorräte anlegen (Butter einfieren oder Essig herstellen).
» Nicht länger als 4 Wochen anwenden.

**Kapuzinerkresse-Salat:** Kapuzinerkresse passt zu beliebigen Salaten: zu Blattsalat, Nudel-, Kartoffel-, Gemüse- oder Reissalat. Bereiten Sie den Salat so zu, wie Sie ihn mögen, heben Sie einfach die herzhaften, klein geschnitten Blätter unter und dekorieren üppig mit den bunten Blüten. Das ist immer ein Augen- und Gaumenschmaus, denn auch die Blüten können Sie essen.

**Abendbuffet mit Kapuzinerkresse:** Mit Kapuzinerkresse kann man schnell verschiedene Snacks zaubern. Kapuzinerkresseblätter, -stängel und -blüten einfach frisch aus dem Garten auf Butter- oder Käsebrote streuen oder üppig in Frischkäse oder Quark einrühren. Lecker sind auch Frischkäsebällchen, die in den klein geschnittenen Blüten gewälzt wurden. Als Appetithäppchen die Blüten mit einem Tupfen geschlagener Sahne, Ricotta oder Gorgonzola, mit gebratenen Champignons, Zucchini, Lachs oder ganz eigenen Kreationen befüllen. Die bunten Blüten (oder auch die Blätter und Stängel, dann aber farblich nicht so interessant) klein geschnitten unter weiche Butter mengen – das gibt würzige, gelb-orange Kräuterbutter. Und Sie können mit Kapuzinerkresse-Stängeln äußerst hübsch dekorieren, es mutet fast japanisch an.

**Kapuzinerkresse-Essig:** Eine Handvoll Blüten locker in ein Glasgefäß füllen und bis an den Rand mit Bio-Apfelessig übergießen. Schon nach 1 Woche ist daraus ein zartpikanter Würzessig

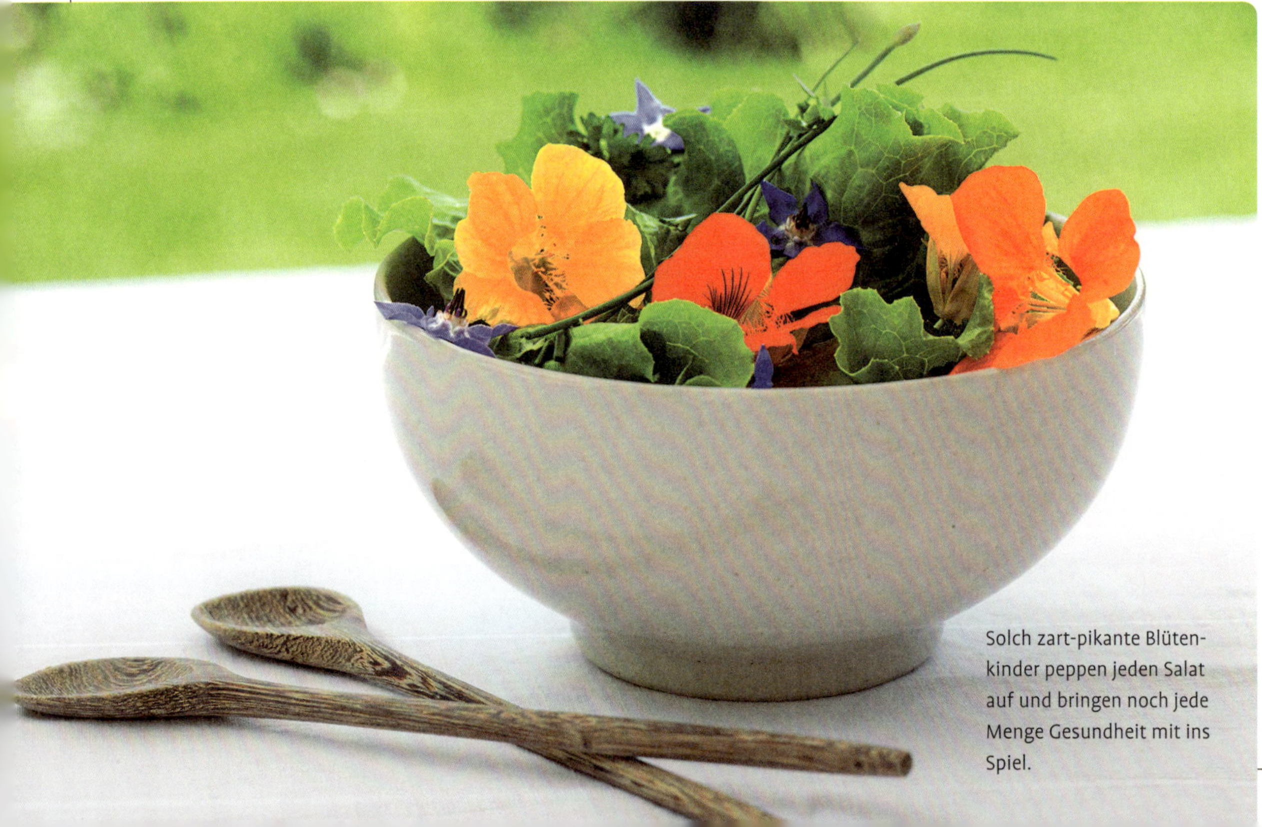

Solch zart-pikante Blütenkinder peppen jeden Salat auf und bringen noch jede Menge Gesundheit mit ins Spiel.

geworden. Die Blüten dürfen im Essig bleiben. Dieser gesunde Salatessig ist auch Medizin: Für eine stoffwechsel- und darmregulierende Kur trinken Sie 3 Wochen lang morgens und abends 1 Glas warmes Wasser mit 2 TL Essig und 1 TL Honig. Bei Halsweh oder Angina den Essig im Verhältnis 1:10 mit lauwarmem Wasser verdünnen und damit gurgeln.

**WENIG HILFT VIEL**
Schon der Genuss von etwa 10 g Kapuzinerkresse macht die Bakterien im Urin unschädlich, ergaben Studien.

## *Tinktur- und Frischsaftkur*

*Genau richtig für Menschen, die auf unkomplizierte Art die Heilkraft Ihres Gartens nutzen wollen und die Spaß daran haben, Ansätze selbst herzustellen.*

KUR-ANLEITUNG
- 100 g Blätter, Blüten und Stängel sammeln.
- Für die Tinktur 250 ml 45 %igen Alkohol und ein leeres 500 ml-Glas besorgen.
- Für die Frischsaftkur Apfelsaft oder Buttermilch und einen Mixer bereithalten.
- 4 Wochen lang dreimal täglich 30 Tropfen Tinktur in warmes Wasser träufeln, oder 2-3 Wochen lang die unten beschriebene Menge an frisch zubereitetem Saft genießen. Bitte jeweils nach den Mahlzeiten einnehmen.

**Kapuzinerkressetinktur:** Kapuzinerkresse fein geschnitten mit dem Alkohol übergießen und gut verschlossen 10 Tage lang stehen lassen; regelmäßig schütteln. Anschließend abfiltern und in Tropffläschchen füllen.

**Kapuzinerkresse-Frischsaft:** Täglich eine kleine Handvoll frische Blätter und Blüten fein geschnitten mit dem Fünffachen an Wasser, Apfelsaft oder Buttermilch zusammen im Mixer kurz pürieren.

## *Kapuzinerkressepräparate-Kur*

*Diese Kur tut besonders gut in Zeiten erhöhter Anfälligkeit gegen Infekte, also vor allem im Herbst und Winter.*

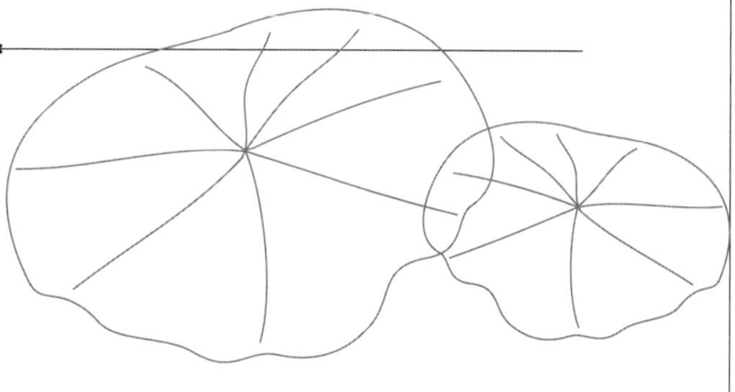

KUR-ANLEITUNG
- Bei Kurbeginn Kapuzinerkessepräparate (Urtinktur oder Dragees in Kombination mit Meerrettich) in der Apotheke kaufen.
- Nach Packungsbeilage nach den Mahlzeiten einnehmen.

**WICHTIG**
Bei sehr empfindlichen Personen kann es wegen der örtlich reizenden Eigenschaften der Senföle zu leichten Magen-Darm-Beschwerden kommen. Deshalb nicht länger als 6 Wochen und immer nach dem Essen einnehmen.

**WENN DAS IMMUNSYSTEM UNTERSTÜTZUNG BRAUCHT**
Bei unkomplizierten Infekten der Harn- oder Atemwege durch Viren oder Bakterien sollte man pflanzliche Antibiotika, zum Beispiel ein Präparat mit Kapuzinerkresse, bevorzugen. Dadurch wird das Immunsystem gestärkt, die Regeneration unterstützt und es kommt nicht so schnell zu einem wiederholten Infekt. Ein erfreulicher Aspekt beim Einsatz von Kapuzinerkresse ist, dass Krankheitserreger keine Resistenzen gegen diese Pflanze entwickeln.

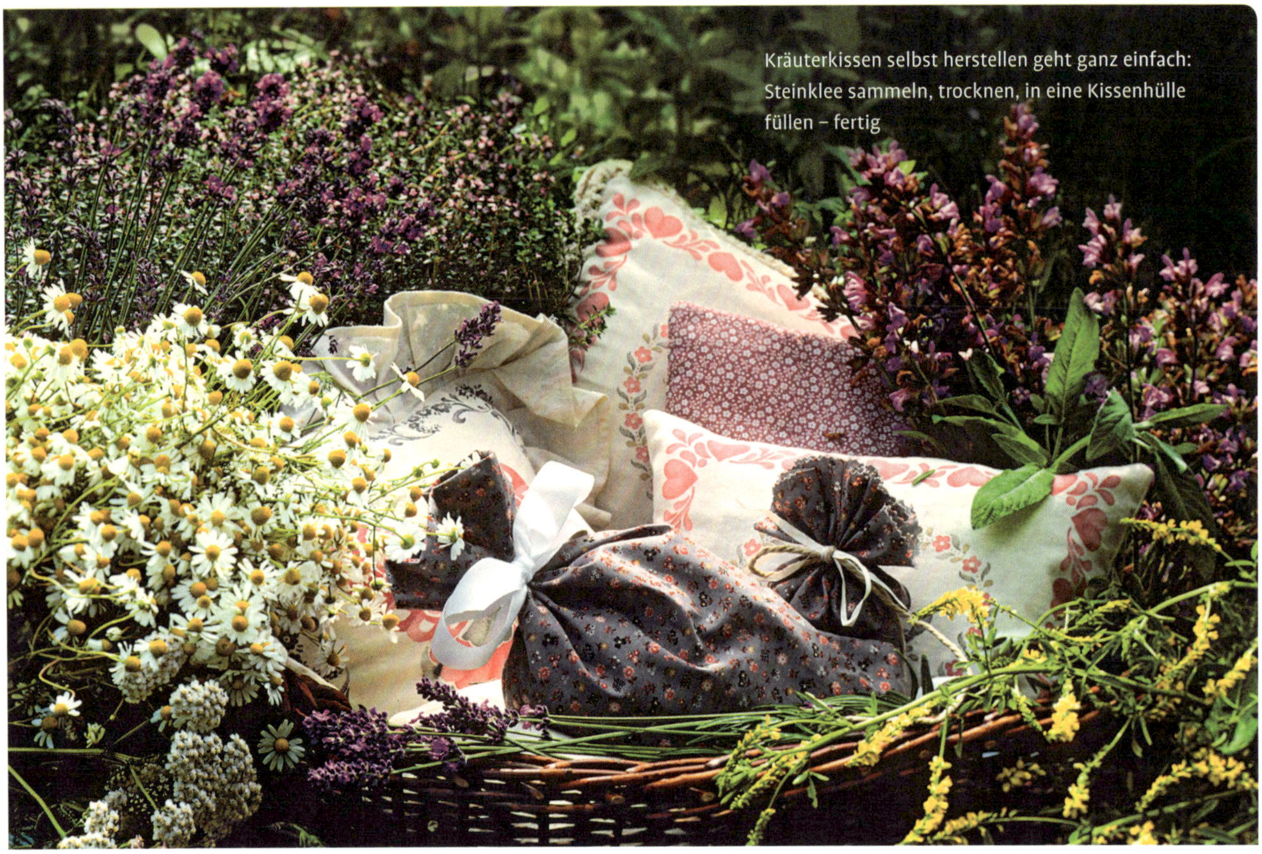

Kräuterkissen selbst herstellen geht ganz einfach: Steinklee sammeln, trocknen, in eine Kissenhülle füllen – fertig

## *Steinklee-Kur für die äußerliche Anwendung*

*Diese Kur tut bei Lymphstauungen, müden, schweren Beinen und Wadenkrämpfen gut. Weil Cumarine fettlöslich sind, werden sie über die Haut aufgenommen und kommen als Salbe oder Hautöl zur Wirkung.*

KUR-ANLEITUNG

» Frischen Gelben Steinklee ernten (das obere blühende Drittel einer Pflanze nehmen) oder getrocknetes Kraut aus der Apotheke kaufen.
» Je nach Rezeptur die weiteren Zutaten besorgen.
» Ein durchsichtiges Schraubglas und mehrere kleine dunkle Gläser bereithalten.

**Steinkleeöl:** Steinklee klein schneiden und im Mörser zusätzlich zerkleinern. Das Glas bis oben damit füllen und mit kalt gepresstem Olivenöl übergießen, sodass alle Pflanzenteile bedeckt sind. Man rechnet auf 1 Teil Kraut etwa 5 Teile Öl. Zweimal täglich schütteln und nach 3 Wochen in dunkle Gläser abfiltern. Kühl gestellt ist das Öl 1 Jahr lang haltbar.
Mit diesem Öl können Sie sich mehrmals täglich Lymphstauungen oder die gestauten Beine behutsam einmassieren; dabei immer zum Herzen hin massieren. Machen Sie es kurweise, das heißt ein- bis dreimal pro Jahr jeweils 4 Wochen lang.

**Steinkleesalbe:** 15 g getrocknetes Steinkleekraut gut zerkleinert in 100 ml Olivenöl bei maximal 70 °C 15 Minuten lang erhitzen. Abgießen und das Steinkleeöl wieder in den Topf geben. 10–15 g Bienenwachs aus der Apotheke in diesem Öl zum Schmelzen bringen, dann den Topf vom Herd nehmen und in Salbendöschen (ebenfalls aus der Apotheke) füllen. Mit Küchenpapier bedeckt erkalten lassen, danach den Deckel schließen. Diese lymphabflussfördernde Salbe ist 1 Jahr im Kühlschrank haltbar. Bei mir allerdings nicht: Ich brauche die Salbe vorher auf, jedes Jahr ein Döschen voll.

**Lymph-Kräuterkissen:** 3 EL zerkleinertes getrocknetes Steinkleekraut mit 150 ml heißem Wasser gut vermischen, abkühlen lassen, in ein Tuch einschlagen und auf den geschwollenen Lymphknoten auflegen. Das Kissen hilft auch bei Insektenstichen und lindert die Schwellung.

## *Steinklee-Genuss-Kur*

*Die honigduftenden Blütchen machen sich gut in der Wildkräuterküche. Diese Kur ist für all jene, die die lukullische Seite einer Lymphvorsorge bevorzugen.*

KUR-ANLEITUNG

» Für die Wildkräuterküche einige TL frische Blüten sammeln oder getrocknete Blüten zum Würzen bereithalten.

**Wildkräuter-Blütenideen:** 1–2 EL der frischen Blüten in zarte grüne Salate streuen. Die Blüten, in Milch oder Sahne ausgezogen, aromatisieren damit zubereitete Speisen, vor allem Desserts. Getrocknete Blüten sind aber auch ein delikates Gewürz für Quark- und Frischkäsezubereitungen, für Reis-, Fisch-, Geflügel- oder Fleischgerichte.

## *Steinkleetee-Kur*

*Tausendsassa Gelber Steinklee: Als Tee schmeckt er einfach wunderbar, nebenbei hält er meine Lymphe in Schwung. Aber auch äußerlich können Sie ihn einsetzen, zum Beispiel bei Schwellungen.*

KUR-ANLEITUNG

» 100 g Steinkleekraut bereithalten. Die Menge reicht für 3–4 Wochen; länger sollte eine vorbeugende Kur auch nicht dauern.

» 2–3 Tassen Tee täglich trinken, maximal 4 Wochen. Oder den Tee äußerlich anwenden: Bei Bedarf eine Mullkompresse damit tränken und zweimal täglich auf die Schwellung legen bis sie abgeschwollen ist (maximal 3 Wochen lang).

**Steinkleetee:** Einen knappen TL (1 g) getrocknetes Steinkleekraut mit 150 ml siedendem Wasser übergießen und nach 10 Minuten abfiltern.

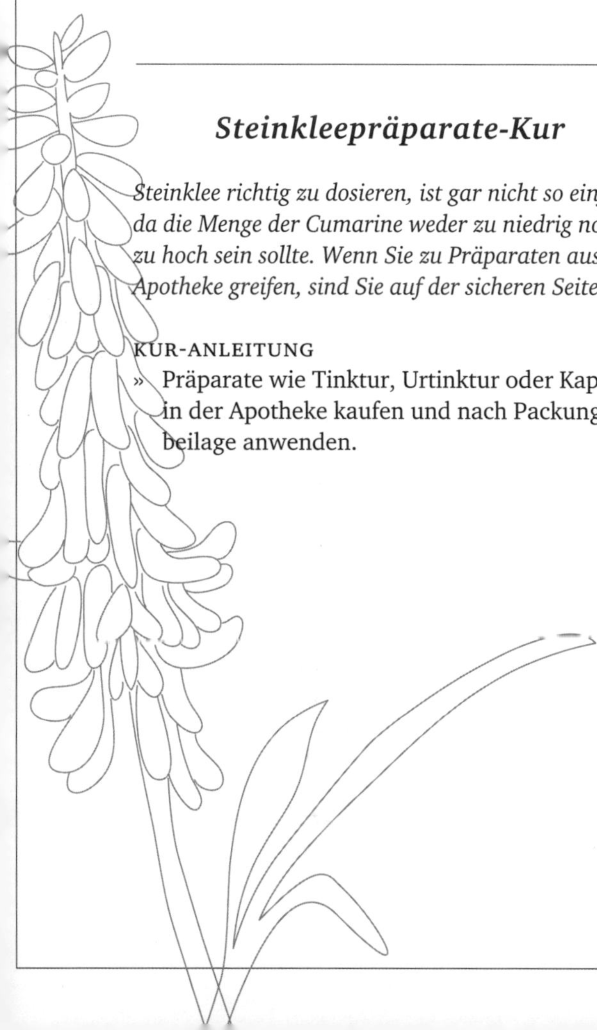

## *Steinkleepräparate-Kur*

*Steinklee richtig zu dosieren, ist gar nicht so einfach, da die Menge der Cumarine weder zu niedrig noch zu hoch sein sollte. Wenn Sie zu Präparaten aus der Apotheke greifen, sind Sie auf der sicheren Seite.*

KUR-ANLEITUNG

» Präparate wie Tinktur, Urtinktur oder Kapseln in der Apotheke kaufen und nach Packungsbeilage anwenden.

**WENN DIE LYMPHE UNTERSTÜTZUNG BRAUCHT**

Lymphteemischungen haben sich in der Volks- und Naturheilkunde seit langem bewährt. Die hier erwähnten Pflanzen wirken schweißtreibend, lymphabflussfördernd, sekretlösend oder harntreibend – und helfen gemeinsam, die Lymphe am Fließen zu halten.

Hier eine lymphabflussanregende Teemischung: je 30 g Acker-Stiefmütterchen- und Steinkleekraut sowie Walnussblätter besorgen. Dazu zusätzlich entweder je 30 g Ringelblumenblüten und das Kraut des Stinkenden Storchschnabels, oder je 30 g Brennnesselblätter und Holunderblüten geben. 1–2 TL der Mischung mit einer Tasse heißem Wasser überbrühen, 10 Minuten ziehen lassen und anschließend abgießen. Dreimal täglich 1 Tasse trinken, 4–6 Wochen lang.

# Ein extrastarkes Immunsystem

*Herbst heißt häufig Erkältungszeit, daher ist das der perfekte Zeitpunkt, um für ein gesundes Immunsystem aktiv zu werden. Machen Sie es genüsslich mit farbkräftigen und vitaminreichen Beeren und Gemüsesorten. Auf Nahrungsergänzungsmittel können Sie getrost verzichten.*

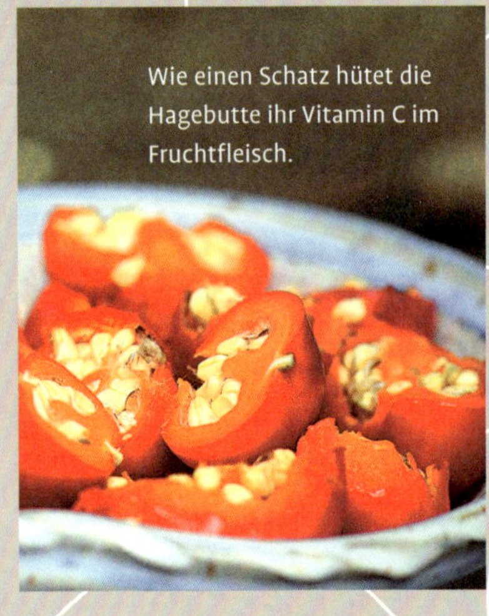

Wie einen Schatz hütet die Hagebutte ihr Vitamin C im Fruchtfleisch.

## + 1: Vitamine essen fürs Immunsystem

*Vitamin C* ist das wichtigste Vitamin für die Stärkung der Immunabwehr und aktiviert die Abwehrzellen. Besonders viel Vitamin C enthalten (jeweils auf 100 g der Lebensmittel gesehen) Acerolakirschen (1700 mg), Hagebutten (1250 mg), Sanddornbeeren (500–1200 mg), Guaven (273 mg) und Schwarze Johannisbeeren (200 mg). Weniger, aber dennoch reichlich ist in Ananas, Erd- und Heidelbeeren, Kiwi, Orangen und Zitronen enthalten. Außerdem in Gemüse: Brokkoli (115 mg), Rosenkohl (112 mg) und Grünkohl (105 mg).

*Vitamin A* (als Vorstufe des Betakarotin) ist wichtig für gesunde Schleimhäute, es regt die Produktion der weißen Blutkörperchen an und hilft dem Körper bei der Abwehr von Infektionen. Es ist enthalten in rotem, gelbem, orangefarbenem und tiefgrünem Gemüse wie Karotten, Brokkoli und Spinat sowie in Obst wie Orangen, Mango, Sanddorn, Hagebutten und Aroniabeeren.

## + 2: Bitter macht stark

Es hat Sie doch eine Erkältung erwischt und Sie wollen schnell wieder auf die Beine kommen? Hier meine Top-Drei:

*1.* In Ruhe auskurieren: 1–2 Tage Ruhe bringt Sie viel schneller wieder auf die Beine als die Erkältung verschleppen!
*2.* Bitterstoffe (Pomeranzentinktur, Ingwer, Bitterelexier oder -tinktur aus der Apotheke) stärken den erschöpften Körper.
*3.* Rosmarin hilft hervorragend, um schnell wieder fit zu werden.

Nach einer **Grippe** braucht Ihr Körper eine längere Erholungspause. Unterstützen Sie ihn in dieser Zeit mit kräftigenden Bitterstoffen und herzunterstützendem Weißdorn (siehe Seite 144): Trinken Sie am besten 3–6 Wochen lang täglich 3 Tassen „Grippetee". Eine gute Grippe-Teemischung besteht aus je 25 g Weißdornblätter und -blüten, Pomeranzenschale, Lindenblüten und Thymiankraut.

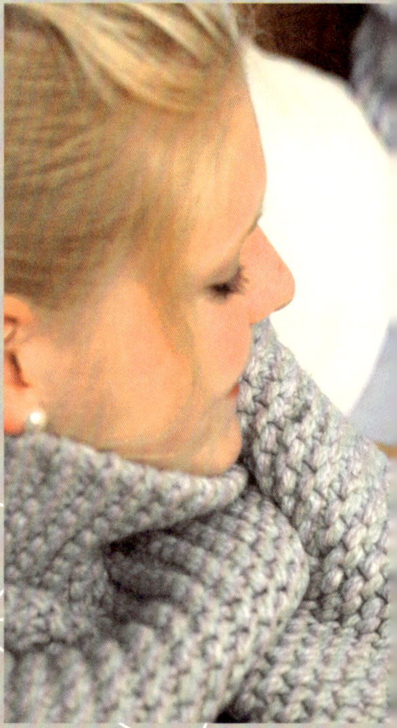

### 3: Gewürztee

*Gewürztee* wärmt, beflügelt den Geist und unterstützt den Körper, Erkältungen besser abzuwehren und schneller zu überwinden: Ein Stück (etwa 3–4 cm) frischen Ingwer reiben. 1 Gewürznelke, je 3 Pfefferkörner und Kardamomkapseln mörsern und mit ⅓ Stange frisch zerbröseltem Zimt mischen. Die Gewürze zum Ingwer geben. Dann – je nach gewünschter Stärke – mit 1–3 l heißem Wasser überbrühen. Bedeckt 10 Minuten ziehen lassen, abseihen, in eine Thermoskanne geben. Die Kanne vorher mit heißem Wasser ausschwenken, so bleibt der Tee länger heiß. So heiß wie möglich trinken; nach Geschmack Honig zugeben.

### 4: Erkältungen ausschwitzen

*Schwitzen* ist ein wichtiger Ausscheidungsmechanismus des Körpers. Den Körper zum Schwitzen bringen steigert die Abwehrkräfte und genügt häufig, um eine Erkältung im Anfangsstadium zum Abklingen zu bringen. Am besten machen Sie sich gleich beim ersten Frösteln ein ansteigendes **Fußbad** oder ein Senfmehlfußbad (siehe Seite 76), das unterstützt die Durchblutung und die Atemfunktion. Anschließend warme **Wollsocken** anziehen und unbedingt nachruhen! Trinken Sie während des Fußbads heißen „**Schwitztee**" (zu gleichen Teilen aus Linden- und Holunderblüten), der befeuchtet die Schleimhäute der oberen Atemwege und lässt die Erkältung noch leichter ausschwitzen.

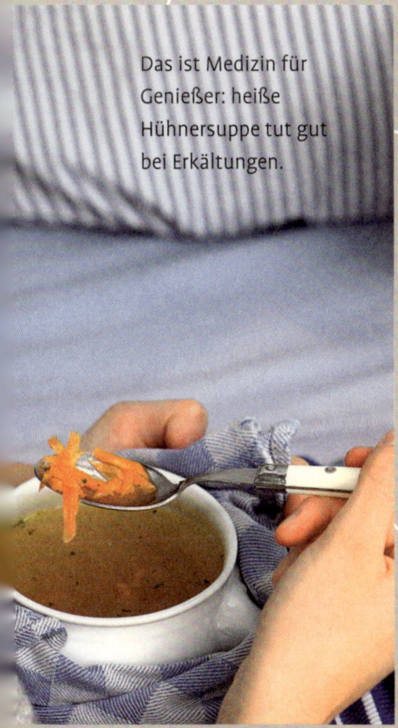

Das ist Medizin für Genießer: heiße Hühnersuppe tut gut bei Erkältungen.

### 5: Wohltuende Hühnersuppe

So richtig erkältet und Sehnsucht nach Ruhe und Wärme? Zeit für eine Hühnersuppe mit Suppengemüse. Die wurde schon im 12. Jahrhundert als abwehrstärkend beschrieben.
US-Forscher fanden heraus, dass Temperatur und Inhaltsstoffe der Hühnersuppe das Wachstum von Erregern und damit Infekte der oberen Atemwege hemmen. Sie fördern auch den Abfluss der Nasensekrete.

*So geht's:* Ein Hähnchen oder Hühnchen in 1,5 l Gemüsebrühe erhitzen und 1 ½ Stunden köcheln lassen. Nach 1 Stunde Garzeit Suppengemüse (Zwiebeln, Sellerie, Möhren, Lauch, Knoblauch, Petersilie und Petersilienwurzel) und Gewürze (Ingwer, Koriander, Pfefferkörner, Kardamom, Gewürznelken, Lorbeerblatt und Wacholderbeeren) zugeben. Sobald das Fleisch weich ist, vom Knochen ablösen, klein schneiden und in den Topf zurück geben. Abschmecken und so heiß wie möglich genießen. Reste der Suppe am besten für die nächste Erkältungsattacke einfrieren!

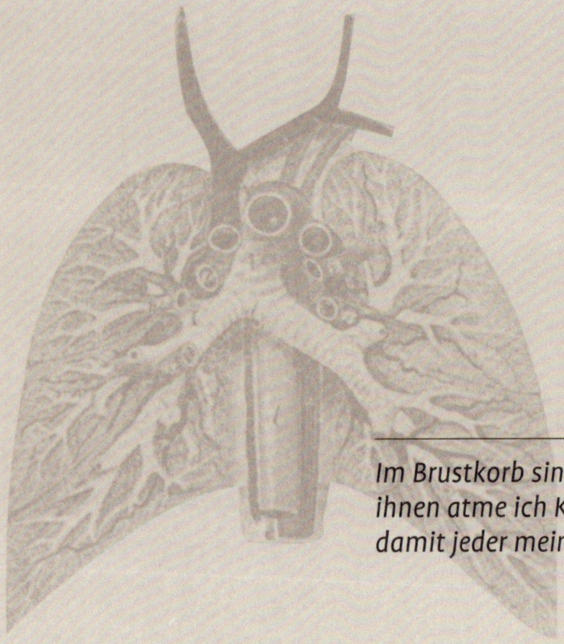

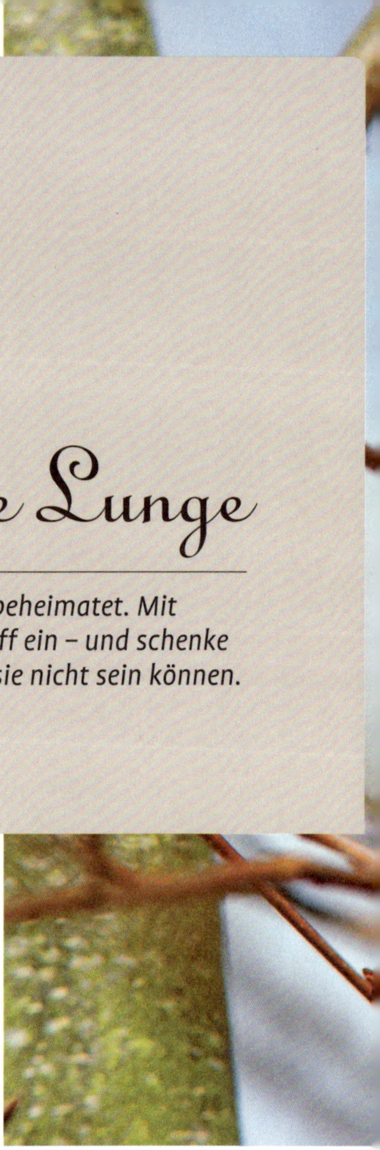

# Die Lunge

*Im Brustkorb sind meine beiden Lungenflügel beheimatet. Mit ihnen atme ich Kohlendioxid aus und Sauerstoff ein – und schenke damit jeder meiner Zellen den Stoff, ohne den sie nicht sein können.*

***Die Lunge pflegen heißt:***

*» Jede einzelne Zelle meines Körpers mit genügend lebensnotwendigem Sauerstoff zu versorgen.*

*» Meiner Stimme Ausdruck und Kraft verschaffen. Das ermöglicht mir, über das Sprechen und den Gesang mit anderen in Kontakt zu treten.*

## *Ihre Aufgaben*

### DER BRONCHIALBAUM

Die Lunge füllt meinen Brustkorb fast vollständig aus; sie teilt sich in den linken und den rechten, etwas größeren Lungenflügel. Beide Flügel haben etwa die Form eines Kegels, deren Spitze sich direkt unter dem jeweiligen Schlüsselbein befindet. Mit ihrer breiten Basis liegen sie auf dem Zwerchfell auf. Dies ist mein wichtigster Atemmuskel. Sänger und Menschen, die viel reden müssen, kennen und trainieren diesen Muskel und erweitern damit ihr Atemreservoir und ihr Stimmvolumen.

Die Lungenflügel selbst gliedern sich in unzählige kleine Lappen und Läppchen. Ein jedes dieser Lungenläppchen besteht aus vielen luftgefüllten Lungenbläschen, circa 500 Millionen von diesen habe ich. Dort findet die eigentliche Atmung statt. Die Atemluft gelangt über Mund und Nase in den Rachen, den Kehlkopf hinunter bis in die Luftröhre. Die Luftröhre gabelt sich in einen rechten und linken Ast, die sich beide in den Lungenflügeln immer weiter in unzählige kleine Äste (Bronchien und Bronchiolen) verzweigen. Diese Ästchen sind weniger als 1 mm groß. All das zusammen nennt man den Bronchialbaum.

Die kleinen luftgefüllten Lungenbläschen sind traubenförmig um die Ästchen in den Lungenflügeln angeordnet. In ihnen findet der eigentliche Gasaustausch statt: Von dort aus nimmt mein Blut den Sauerstoff aus der eingeatmeten Luft auf und verteilt ihn im Körper bis in jede einzelne meiner Zellen.

### EIN- UND AUSATMEN: LEBEN IST RHYTHMUS

Sauerstoff ist die Grundlage allen Lebens, ohne dieses Gas funktioniert mein Körper nicht. Wenn ich täglich 10000–20000 l Luft aufnehme, pro

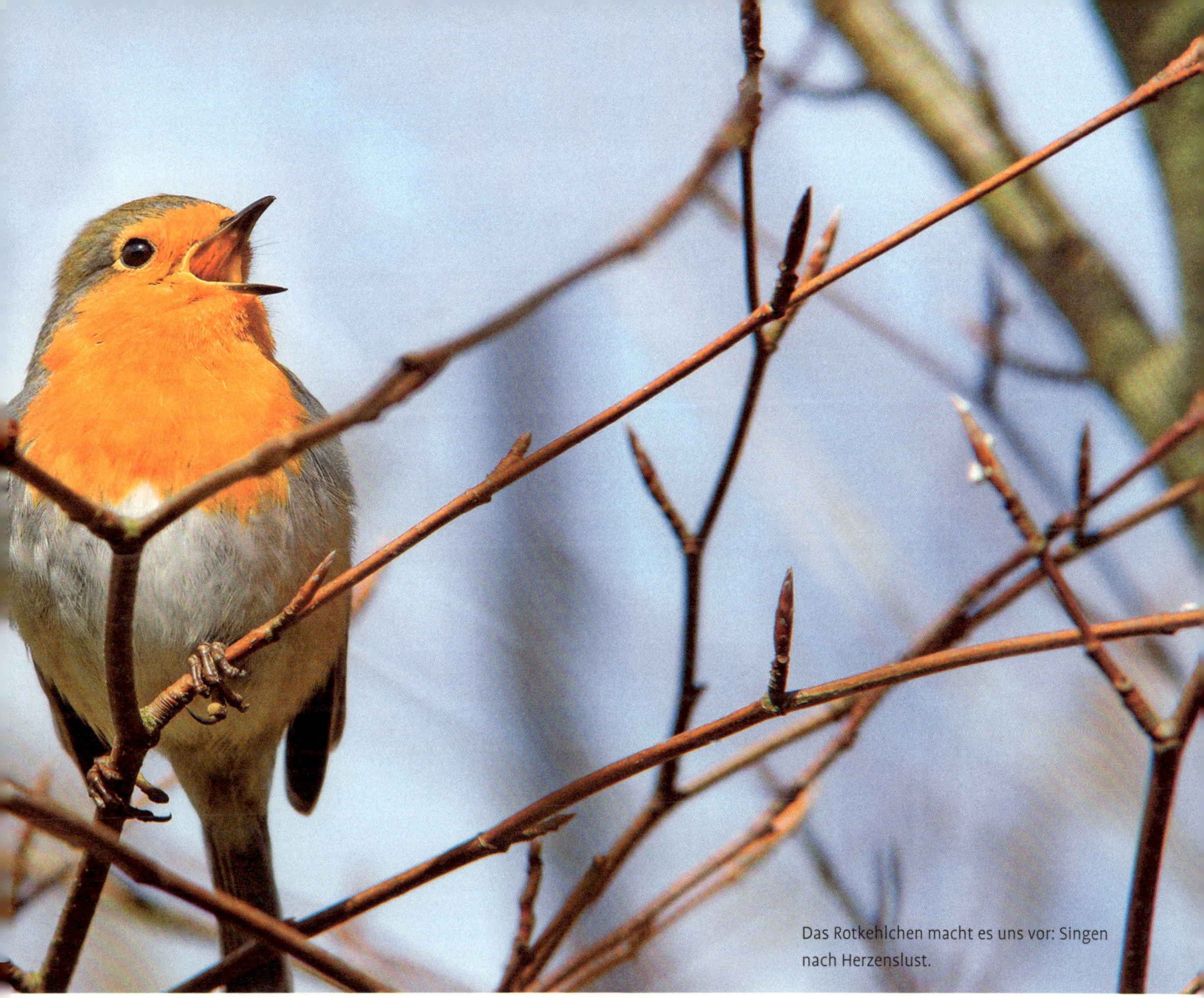

Das Rotkehlchen macht es uns vor: Singen nach Herzenslust.

Atemzug etwa einen halben Liter, dann ist ein Fünftel davon Sauerstoff. Im Verlauf der Stoffwechselprozesse meines Körpers entsteht ständig Kohlendioxid, das ich bei jedem Atemzug über die Lunge wieder ausatme.

### VOR INFEKTIONEN SCHÜTZEN

Die Bronchien verteilen die Luft, sie erwärmen und befeuchten sie und fangen Fremdkörper und Krankheitserreger ab. Das machen sie über ihre zarte feine Schleimhaut, die den gesamten Bronchialbaum von innen auskleidet und keimtötende Eigenschaften besitzt. Zusätzlich ist die Schleimhaut des Atemtrakts mit schleimbildenden Zellen, an dem eingeatmete Partikel und Staub kleben bleiben, sowie kleinen Flimmerhärchen ausgestattet. Die Milliarden kleinster Flimmerhärchen befördern wie Getreideähren im Wind Schleim und Dreck wieder aus der Lunge, indem der Schleim reflexartig ausgehustet wird.

### DA FREUT SICH DIE LUNGE

» Immer gut durchatmen, viel frische Luft tanken.

» Genügend trinken und für befeuchtete Atemluft sorgen. Das hält auch die Schleimhäute der Atemwege feucht, sodass Erkältungserreger weniger gut eindringen können.

» Auf warme Füße achten, das hilft Erkältungen zu verhüten.

» Zigaretten, Allergene, Antibiotika, Ozon oder zu trockene Luft möglichst vermeiden – sie können die Atemwege schädigen.

» Gesund für die Lunge ist es auch, nach Herzenslust zu singen. Das trainiert meinen Atemmuskel, das Zwerchfell.

### *Spitz-Wegerich schützt meine Lungen*

*Spitz-Wegerich mit seinem samtweichen Schleimhautschutz ist eine Pflanze auf Weltreise. Er durchwandert seit Urzeiten die Kontinente und stellt somit seine Heilkraft weltweit zur Verfügung.*

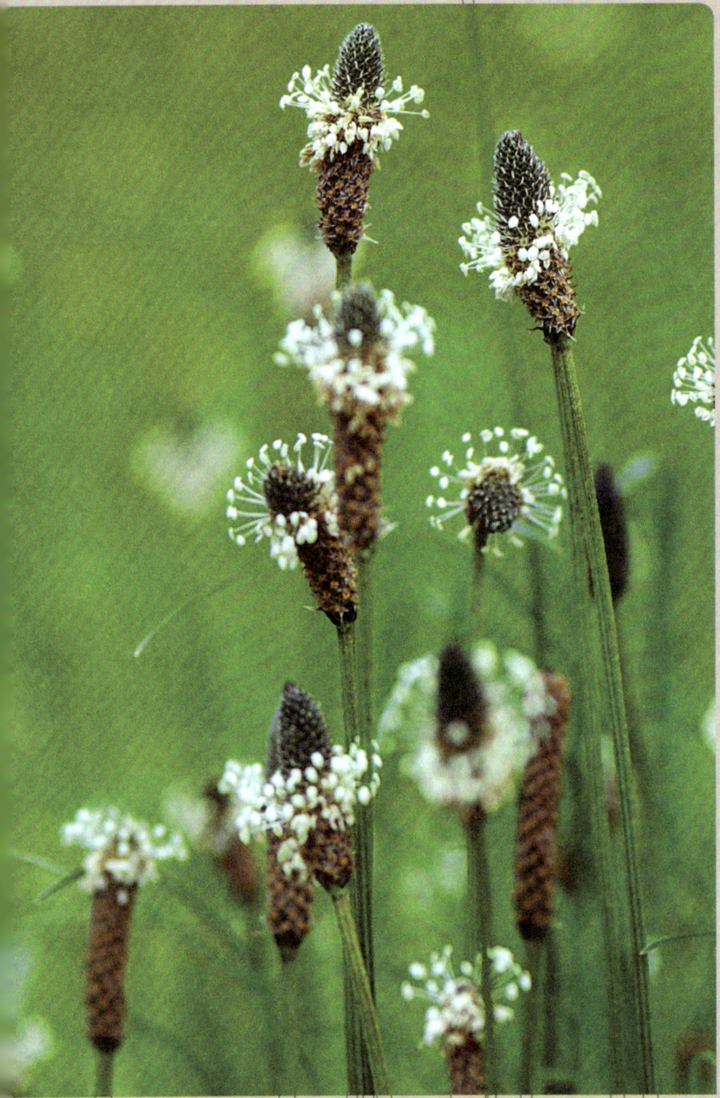

Spitz-Wegerich, Plantago lanceolata

DIE PFLANZE:
Sie gehört zur Familie der Wegerichgewächse. In Europa, Asien, Amerika – nahezu weltweit gedeihen auf nährstoffreichen Wiesen die bis 30 cm langen lanzettlich-spitzen Blätter. Man erkennt sie an den deutlich sichtbaren Blattnerven, die parallel in Richtung Blattspitze verlaufen.

**NÜTZLICHE TEILE:**
Blätter.

**DAS IST DRIN:**
Schleime, Gerbstoffe, Aucubin, Kieselsäure, Flavonoide, Vitamin C und Mineralstoffe.

**SO WIRKT SIE:**
Spitz-Wegerich ist ein Lungenstärker. Er wirkt reizmildernd, entzündungs- und hustenhemmend, gewebefestigend, antibakteriell, zusammenziehend und ist speziell gut für die Anwendung bei Kindern. Bei Entzündungen im Mund- und Rachenraum, Reizhusten, Bronchitis und Asthma. Zur Ausheilung bei Lungentuberkulose und den angegriffenen Lungen ehemals starker Raucher. In der Volksmedizin wird er äußerlich zur Linderung von Insektenstichen, kleineren Verletzungen, Sonnenbrand und entzündlichen Veränderungen der Haut verwendet.

**TAGESDOSIS:**
3–6 g der getrockneten Blätter.

**BITTE BEACHTEN**
Das gibt es nicht oft: eine milde und doch nachhaltig und verlässlich wirksame Pflanze ohne Nebenwirkungen.

### WIRKUNG AUF DIE LUNGE

- » Spitz-Wegerich stärkt und festigt mit seiner Kieselsäure das Lungengewebe und sorgt indirekt für eine Steigerung der Abwehr – unter anderem gegen Viren in den Luftwegen.
- » Die Pflanze sorgt für eine intakte Bronchialschleimhaut, die wiederum **vor Erkältungen schützt.** Mit seinen Schleimstoffen überzieht er die Schleimhäute des Atemtraktes mit einer samtenen, reizmildernden Schutzschicht. Diese Stoffe **lindern quälenden Hustenreiz und Heiserkeit,** unangenehmes Kratzen, Trockenheits- und Wundgefühl im Hals. Sie bewahren die Atemwege vor dem Austrocknen, wehren dadurch eindringende Erreger ab und schützen vor trockener, staubiger Luft, Ozonbelastung, Autoabgasen oder Zigarettenrauch.
- » Gerbstoffe entziehen Bakterien auf den Schleimhäuten die Nährstoffe und helfen mit ihrer zusammenziehenden Eigenschaft, **Entzündungen einzudämmen.** Sie „versiegeln" entzündete Hautregionen und fördern deren **Abheilung.**
- » Spitz-Wegerich hilft bei der **Stimmpflege.** Er schützt die Schleimhäute und bewahrt mich vor dem „Frosch im Hals", Heiserkeit und Reizhusten.

Irritationen der Rachen- und Bronchialschleimhaut entstehen durchaus nicht nur durch Infektionen, sondern auch durch Rauch, Allergene, kalte oder Zugluft oder andere unspezifische Entzündungsprozesse wie eben Überbeanspruchung. Vielredner oder -sänger werden einen quälend trockenen Reizhusten kennen, diesen unproduktiven Husten (unproduktiv, weil kein Schleim produziert wird), der unterdrückt werden muss, weil er sonst noch mehr reizt (ganz im Gegensatz zum produktiven, verschleimten Husten, bei dem der Schleim abgehustet werden muss).

Heiserkeit oder Reizhusten lindert man mit pflanzlichen Antitussiva, das sind hustenhemmende Pflanzen mit Pflanzenschleimen wie der Spitz-Wegerich. Seine Schleime legen sich wie ein Wundpflaster über die entzündete, überbeanspruchte, trockene oder schmerzende Schleimhautoberfläche im Rachen-Kehlkopf-Bereich. Sie decken die für Schmerz und Hustenreiz verantwortlichen sensiblen Nervenendigungen ab und mildern dadurch die Beschwerden: Hustenreiz wird gelindert oder unterdrückt, unproduktives und schmerzendes Husten vermieden und eine Entzündung im Vorfeld verhindert oder gehemmt.

Wenn man Spitz-Wegerich-Tee oder -Sirup schluckweise einnimmt, dann benetzt das die wunde Schleimhaut wieder und wieder und gibt ihr somit Zeit zur Selbstregeneration. Und wie angenehm: auch Spitz-Wegerich-Hustenbonbons stillen unangenehmen Hustenreiz, allein schon durch das Anregen des Speichels, der die Schleimhäute kontinuierlich benetzt.

**Lungenpflege mit Spitz-Wegerich** ist einfach und schmeckt auch noch gut. Regelmäßig setze ich im Frühsommer meinen „Erdkammern-Sirup" für den Winter an und sammle Spitz-Wegerich-Blätter für Tee – mehr braucht es nicht für eine Kur!

### SELBER SAMMELN ODER KAUFEN

- » Spitz-Wegerich können Sie selbst sammeln: Während der Blütezeit von Mai bis September saubere Blätter ernten und behutsam trocknen. Das heißt, sorgfältig Blatt neben Blatt ausbreiten, denn aufgrund ihres Schleimgehalts können die Blätter nämlich leicht schimmeln.
- » Im Reformhaus, Naturkostladen oder in der Apotheke können Sie sowohl Spitz-Wegerich-Tee als auch Fertigpräparate wie Frischpflanzensaft oder Sirup kaufen.

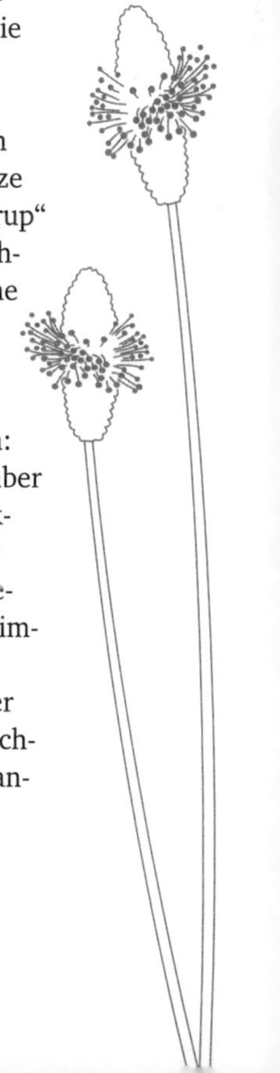

## *Thymian für die Lungen*

*So klein im Wuchs, so intensiv im Duft, so stark in der Heilkraft – das macht dem Thymian so schnell keine Heilpflanze nach! Er vereinigt in sich alle Eigenschaften, die ein rechtes Lungenkraut so braucht und punktet auch in der Küche.*

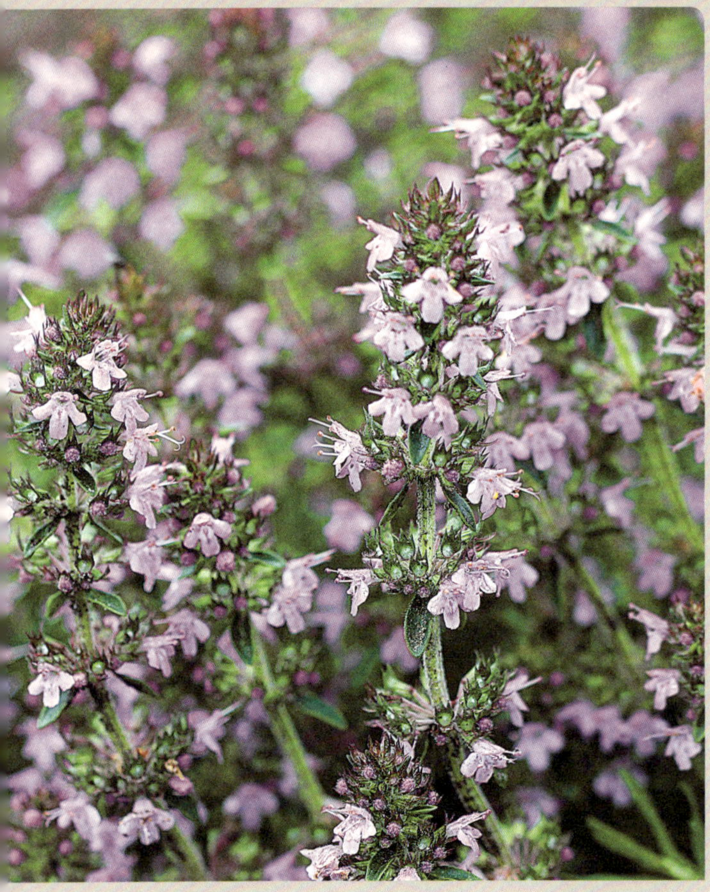

Thymian, Thymus vulgaris

**DIE PFLANZE:**
Mediterraner kleiner Lippenblütler aus Mittel- und Südeuropa und Nordafrika mit kleinen, aromatischen Blättchen und lilarosa Blütchen.

**NÜTZLICHE TEILE:**
Das blühende Kraut.

**DAS IST DRIN:**
Ätherisches Öl (unter anderem Thymol, Carvacrol), Gerbstoffe, Luteolin, Flavonoide, Saponine, Kaffee- und Rosmarinsäure.

**SO WIRKT SIE:**
Thymian ist vor allem bei allen Bronchialerkrankungen hervorragend als Therapie geeignet, auch äußerlich in Bädern oder zum Inhalieren bei akuten und chronischen Erkrankungen der Luftwege. Aber er kann noch mehr: Er regt als Küchenkraut die Speichel- und Magensaftsekretion an und hilft besser verdauen. Gilt als aktivierender Kaffee-Ersatz, der nicht nervös macht. Durch seine keimwidrigen ätherischen Öle für Mund- und Rachenspülungen und zum Gurgeln geeignet. Das Gurgeln hilft auch bei Zahnfleischproblemen, Paradontitis oder bei Mundgeruch. Thymiantee ist gut als Gesichtswasser bei Akne oder als antiseptisches Mittel bei Furunkeln. Mit seinen krampflösenden Eigenschaften lindert er Menstruations- und Magenkrämpfe (als Tee getrunken oder als feuchtheiße Dampfkompresse auf dem Bauch).

**TAGESDOSIS:**
4–6 g des getrockneten Krauts.

**BITTE BEACHTEN**
Das ist doch eine gute Nachricht: Wenn Sie Thymiankraut wie beschrieben dosieren und einsetzen, hat er weder Nebenwirkungen noch Gegenanzeigen.

WIRKUNG AUF DIE LUNGE

Eine Thymiankur hält die Lungen frei von Erregern jeglicher Art. Dieser kleine Lippenblütler ist bekannt als Antibiotikum der armen Leute: Thymol und Carvacrol, die beiden Hauptkomponenten des ätherischen Öls, zeichnen sich aus durch eine hohe Wirksamkeit gegen die Keime, die die Schleimhaut der Atemwege besiedeln. Sie richten sich gegen die häufigsten Erreger von Atemwegsinfekten und sind damit Vorsorge pur. Weil Erkältungskrankheiten bevorzugt in der Herbst- und Winterzeit vorkommen, führe ich meine Thymiankur auch in dieser Zeit durch.

Thymian „reinigt" auch vorsorgend die Lungen. Er löst Sekrete und verflüssigt den Schleim und erleichtert so den natürlichen Reinigungsmechanismus meines Atemtraktes und, falls nötig, das Abhusten. All das, was sich durch Umweltbelastungen wie Staub und Allergene in meinen Bronchien ansammelt und diese belastet, hilft er abzuhusten – auch wenn ich nicht direkt erkranke. Thymian unterstützt die Tätigkeit der Flimmerhärchen in den Bronchien in ihrem Bemühen, das, was nicht dort hinein gehört, herauszubefördern. Mit seinen Saponinen löst er die Sekrete im Bronchialbereich und macht sie dünnflüssiger, sodass sie gut abgehustet werden; man nennt das expektorierend: auswurffördernd. Mit seinem hohen Flavonoidgehalt beugt Thymian Entzündungen vor und wirkt als sogenannter Radikalfänger zellschützend. Seine ätherischen Öle entspannen und entkrampfen die Bronchien, aber vor allem wirken sie gegen Bakterien, Viren und Pilze.

» Thymian regt zum Abhusten an und reinigt damit die Atemwege von Sekreten und Fremdkörpern. Denn Husten ist ein Reinigungsmechanismus der Luftwege, um schädigende Substanzen zu entfernen. Wenn Husten also Teil eines solchen Abwehrprozesses ist, wie es bei Infekten der Luftwege der Fall ist, sollte er keinesfalls unterdrückt werden, damit es nicht zu einer Stauung des Bronchialsekretes kommt. Dabei hilft Thymian.
» Thymian gehört zu den wichtigsten Mitteln, wenn die Lunge krank ist. Er wird eingesetzt bei Erkältungskrankheiten und Husten (krampfhafte Bronchitis, Keuchhusten und Asthma).

**Lungenpflege mit Thymian** ist eigentlich Vorsorge und Therapie zugleich: So wie er die Lungen oder Bronchien vorsorglich frei von Erregern hält, so gut ist er im Behandeln von festsitzendem Husten oder einer Bronchitis.

SELBER SAMMELN UND KAUFEN

» Das macht Freude: Wenn Sie Thymian selbst sammeln, gehen Sie gegen Mittag in Ihren Garten und schneiden die oberen 2 cm der blühenden Triebe ab. Sie ernten aromatischen, rosablühenden Duft. Bitte rasch im Schatten trocknen, damit das Aroma erhalten bleibt, und luft- und lichtgeschützt aufbewahren.
» Thymian ist überall erhältlich. Sie müssen aber bedenken, dass Lebensmittelqualität nicht den therapeutischen Qualitätsanforderungen entsprechen muss. Also lieber nicht beim Lebensmittel-Discounter kaufen, sondern gleich im Bioladen, Reformhaus oder in der Apotheke besorgen. Dort erhalten Sie auch wirksame Thymianpräparate.

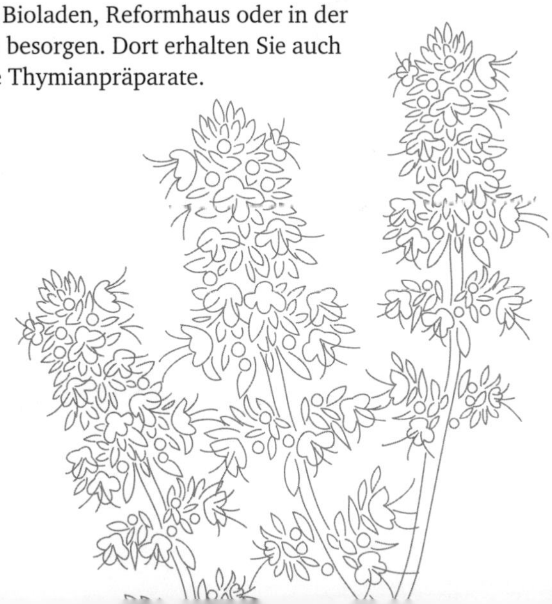

## *Spitz-Wegerichtee-Kur*

*Die Zubereitung von Spitz-Wegerich-Tee ist sehr einfach. Die Qualität des Tees erkennen Sie übrigens an den dunkelgrünen Blättern. Dagegen sind braune oder schwarze Stellen therapeutisch gesehen wertlos.*

KUR-ANLEITUNG:

» Bei Kurbeginn 150–200 g Spitz-Wegerich-Tee kaufen oder selbst gesammelte, getrocknete Blätter bereithalten; die Menge reicht für eine Vier-Wochen-Kur.

» 4 Wochen lang drei- bis viermal täglich 1 Tasse Tee trinken. Am besten zweimal täglich als Kaltauszug und ein- bis zweimal täglich als Abkochung, dann haben Sie die ganze Bandbreite der gesunden Eigenschaften.

**Kaltauszug:** 1 TL Blätter mit 1 Tasse kaltem Wasser übergießen, unter gelegentlichem Umrühren 1 Stunde stehen lassen, danach abgießen. Morgens und mittags je 1 Tasse leicht erwärmt schluckweise trinken. Durch diese Zubereitung bleiben die Schleimstoffe optimal erhalten, das ist gut bei Reizhusten oder Heiserkeit. Der Kaltauszug kann auch zum Gurgeln bei Entzündungen im Mund und Rachen eingesetzt werden.

**Abkochung:** Zum besseren Herauslösen der lungenstärkenden Kieselsäure überbrühen Sie 1 TL Blätter mit 1 Tasse kochendem Wasser, nach 15 Minuten abgießen. Abends 1–2 Tassen trinken, auf Wunsch mit Honig gesüßt.

**TRAUEN SIE SICH**

Auch wenn sich die unterschiedlichen Zubereitungsarten Kaltauszug und Abkochung kompliziert anhören – sie sind es nicht wirklich. Der Aufwand lohnt sich aber, um das volle Potential des Spitz-Wegerichs auszuschöpfen.

T

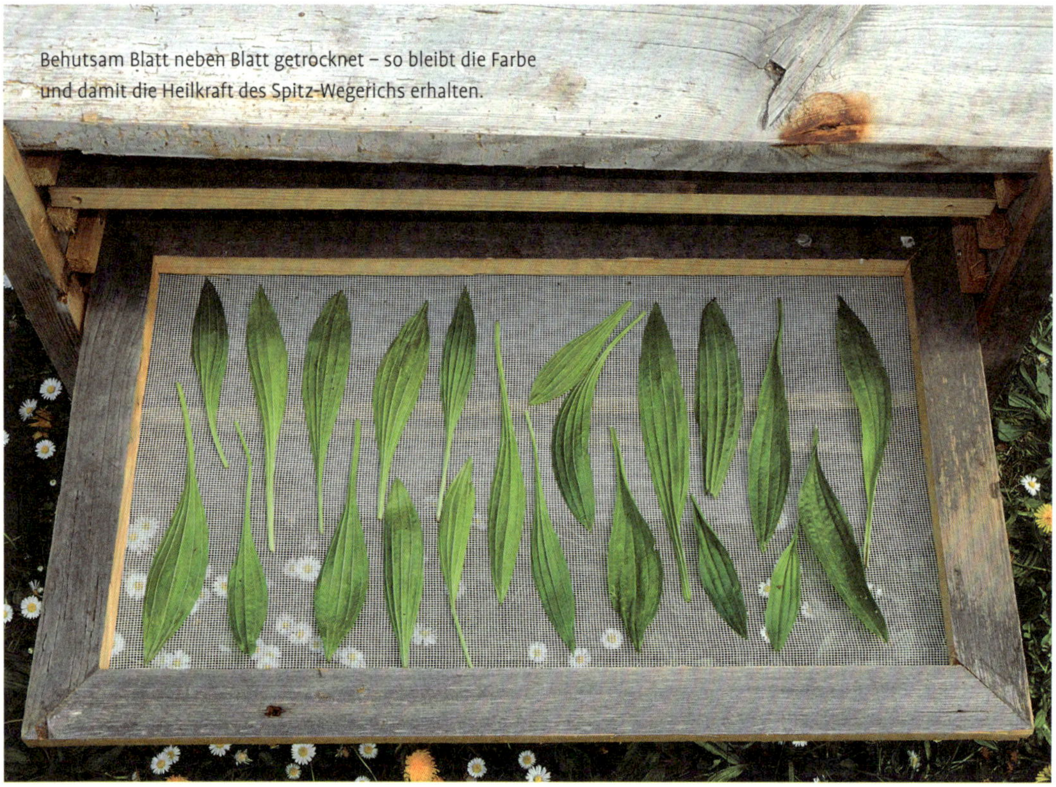

Behutsam Blatt neben Blatt getrocknet – so bleibt die Farbe und damit die Heilkraft des Spitz-Wegerichs erhalten.

## *Präparatekur mit Spitz-Wegerich*

*Präparate aus Spitz-Wegerich sind problemlos erhältlich. Sie bekommen Sie als Frischpflanzensaft, Sirup, Hustensaft, Dragees und Bonbons. Kaufen, einnehmen, fertig.*

KUR-ANLEITUNG:

» Bei Kurbeginn Präparate mit Spitz-Wegerich im Bioladen, Reformhaus oder in der Apotheke kaufen.
» Nach Packungsbeilage 4 Wochen lang einnehmen.

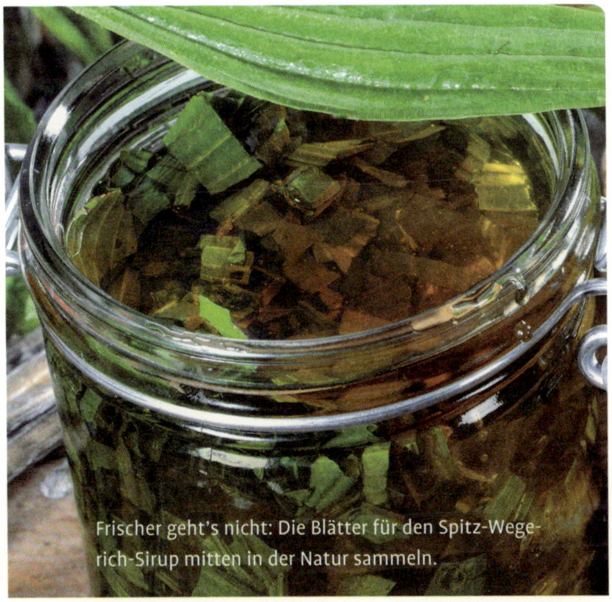

Frischer geht's nicht: Die Blätter für den Spitz-Wegerich-Sirup mitten in der Natur sammeln.

**SPITZ-WEGERICH-EIS**

Dieses Rezept ist zwar nicht als Kur gedacht, aber diese ungewöhnliche Süßspeise ist eine kleine Sünde wert: 100 ml Spitz-Wegerich-Sirup mit 200 ml Orangensaft und der Schale einer Orange vermengen und mit circa 400 ml Joghurt verrührt in der Eismaschine gefrieren lassen – köstlich!

**WENN DIE LUNGE UNTERSTÜTZUNG BRAUCHT**

Spitz-Wegerich ist besonders geeignet bei Reizhusten mit quälendem Hustenreiz – gerade auch für Kinder. Er ist ohne jegliche Nebenwirkungen.

## *Spitz-Wegerich-Genuss-Kur*

*Spitz-Wegerich findet in der Wildkräuterküche Anklang und ist als Suppe, Salat und als Sirup beliebt. Letzterer wird normalerweise als Hustensirup eingesetzt, aber man kann ihn sowohl vorsorgend nehmen als auch „einfach so" zum Genießen.*

KUR-ANLEITUNG

» 2–4 Handvoll saubere frische Spitz-Wegerich-Blätter sammeln.
» 500 ml dünnflüssigen Bio-Honig oder Rohrzucker (je nach Rezept, siehe unten) kaufen.
» Ein helles 500 ml-Glas, zum Beispiel ein leeres Marmelade-, Honig- oder Einmachglas besorgen.
» Sirup nach einem der unten stehenden Varianten zubereiten.
» Mehrmals täglich ¼ bis ½ TL Sirup einnehmen, damit die einhüllenden Schleimstoffe die Schleimhaut immer wieder benetzen.

**Spitz-Wegerich-Sirup:** 2 Handvoll frische, klein geschnittene Blätter in das Glas füllen und 1:1 mit Rohrzucker bedecken. Über Nacht löst der Zucker Blattsaft heraus, sodass die Blattteile zusammenfallen. Am nächsten Tag erneut eine Blätterschicht in das gleiche Glas geben und mit Rohrzucker bedecken. Diesen Vorgang so lange wiederholen bis das Gefäß ganz gefüllt ist. 2 Monate lang verschlossen auf dem Fensterbrett stehen lassen, danach den Inhalt abpressen. Wenn man den Sirup länger aufheben möchte, kurz auf 70 °C erwärmen und in kleine Flaschen abfüllen.

**Erdkammernsirup:** Spitz-Wegerich-Blätter klein schneiden (etwa 1 cm groß) und mit Honig schichtweise in ein Glas einfüllen: je eine 1 cm-dicke Lage Blätter mit einer 1 cm dicken Schicht Honig abwechseln bis zum oberen Rand des Glases. Gut verschließen. Im Garten ein ½ m tiefes Loch graben, dort das Glas einsetzen, wieder mit Erde bedecken und die Stelle markieren. Nach 3 Monaten ausgraben und in kleine dunkle Fläschchen abfiltrieren. Übrigens: Das Eingraben 50 cm unterhalb der Erde garantiert gleichmäßige Wärme.
Beide Sirupe sind gekühlt etwa 1 Jahr lang haltbar.

## *Thymiantee-Kur*

*Thymiantee wird viel zu selten getrunken. Ich genieße ihn auch oft "einfach so" als geschmackvollen morgendlichen Wachmachertee. So fängt der Tag gut an.*

KUR-ANLEITUNG:

» Bei Kurbeginn 150–200 g Thymiantee im Reformhaus, Naturkostladen oder in der Apotheke kaufen oder Ihren selbst gesammelten Tee bereithalten; die Menge reicht für eine Vier-Wochen-Kur.

» 4 Wochen lang dreimal täglich 1 Tasse Tee trinken; mit Honig schmeckt er besonders gut.

**Thymiantee:** 1 TL Thymiankraut mit 150 ml heißem Wasser übergießen, bedeckt 5 Minuten ziehen lassen, abgießen und trinken. Zur Verstärkung der Wirkung können Sie Thymiantinktur hineinträufeln (25 Tropfen auf eine Tasse Tee, Rezept siehe nächste Kur).

Mit diesem Tee können Sie auch gurgeln, ihn inhalieren oder ihn als Gesichtswasser bei Akne nehmen. Für krampflindernde Dampfkompressen tränken Sie ein sauberes Tuch mit dem Tee, wringen es aus und legen es sich auf die Brust. Dann mit Wolltuch und Wärmflasche warm halten und etwa 15 Minuten dort belassen.

## *Thymiantinktur-Kur*

*Wer im Garten guten Arznei-Thymian hat (im Gartenmarkt nach Thymus vulgaris oder Thymus zygis fragen), kann sich seine Tinktur einfach selbst zubereiten: im Sommer ansetzen und im Winter oder bei Bedarf einnehmen.*

KUR-ANLEITUNG

» Bei Kurbeginn Thymiantinktur kaufen oder selber machen. In diesem Fall frisch geerntetes Thymiankraut, 40 %igen Wodka und ein helles Schraubglas bereithalten.

» 4 Wochen lang dreimal täglich 25 Tropfen einnehmen.

**Thymiantinktur:** Ein Glas vollständig mit klein geschnittenem Thymiankraut füllen und mit Wodka bis an den oberen Rand auffüllen. 3 Wochen auf dem Fensterbrett stehen lassen und täglich schütteln; danach in Tropffläschchen abgießen.

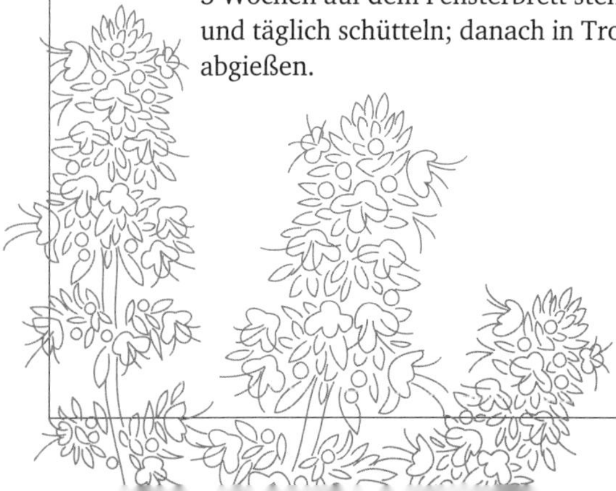

## *Thymianpräparate-Kur*

*Thymianpräparate bekommen Sie als Pulver, Flüssig- oder Trockenextrakt, Hustensirup, als Hustentropfen und -tinktur, als Saft oder Pastillen. Hier haben Sie reiche Auswahl.*

KUR-ANLEITUNG

» Bei Kurbeginn Thymianpräparat kaufen.

» 4 Wochen lang nach Packungsbeilage anwenden.

**WENN DIE LUNGE UNTERSTÜTZUNG BRAUCHT**

Bei krampfartiger Bronchitis mit festsitzendem Husten entkrampft und beruhigt Thymian die Bronchialmuskulatur, bekämpft Keime, regt die Tätigkeit der Flimmerhärchen und somit das Abhusten von Fremdkörpern in den Atemwegen an, verflüssigt den Schleim und fördert den Auswurf beim Husten. Ganz eindeutig, der kleine Lippenblütler gehört zu den wichtigsten Lungenmitteln!

## *Thymian-Genuss-Kur*

*Für alle, die Essen auch als Medizin ansehen. Wichtig ist, dass Sie gute Qualität nehmen und den Thymian nicht mitkochen, sondern nur zum Schluss beigeben. Dann bleibt die Heilkraft erhalten.*

KUR-ANLEITUNG

» So oft wie möglich mit Thymian würzen. Sie können ihn frisch oder getrocknet, am besten in Bioqualität, verwenden.
» Weitere Zutaten für die Rezepte unten einkaufen, Thymian-Speisen zubereiten.
» Sie brauchen das Kraut nicht als gesonderte Kur über einen festen Zeitraum anwenden, sondern Sie können einfach so oft Sie wollen und es Ihnen schmeckt Speisen mit Thymian genießen.

Thymian passt gut zu Salaten, Gemüse, Kartoffeln, Nudeln und Reis, zu Desserts und Früchten wie Äpfel, Mangos, Erdbeeren, zu Käse und Aufschnitt, zu Lamm, Lachs, Hähnchen, zu Würstchen und Muscheln. Als Thymianöl, Kräuterlikör und Gelee, als Thymianbutter, zu Ziegenkäse mit Honig, zu Brot und Pilzen, zu Omeletts und in Kuchen und Keksen – wozu schmeckt Thymian eigentlich nicht?

**Genussvolles Hausrezept bei Grippe:** Ein kleines Stückchen Brot mit Butter und Honig bestreichen, dick Thymian darüberstreuen und ½ gequetschte Knoblauchzehe darauflegen. Dreimal täglich essen. Es schmeckt auch „ohne Grippe" gut – ausprobieren lohnt sich! Der Knoblauch ist übrigens wichtiger Bestandteil des Rezepts: Er steigert die Abwehrkräfte, hemmt das Wachstum von Krankheitserregern und beugt Erkältungskrankheiten vor (siehe Seite 156).

**Thymianhonig:** 2 Handvoll frischen oder getrockneten Thymian klein schneiden und 500 ml dünnflüssigen Bio-Honig bereithalten. In ein Einmachglas abwechselnd Thymian und Honig einschichten, die einzelnen Schichten sollen jeweils etwa 1 cm Höhe haben. Dann 3 Wochen lang verschlossen auf dem Fensterbrett stehen lassen, das Glas täglich umdrehen; danach den Inhalt abpressen. Für Therapie und Genuss!

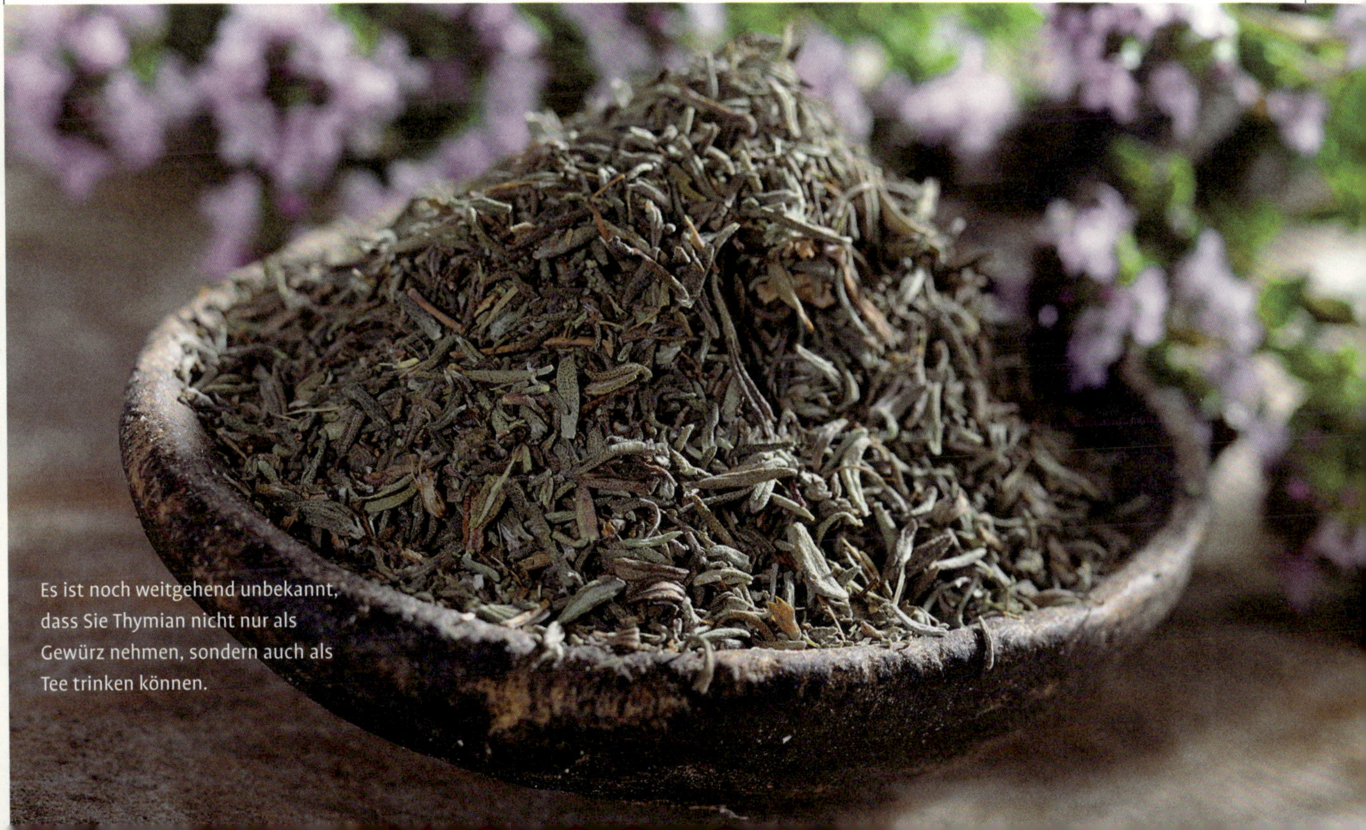

Es ist noch weitgehend unbekannt, dass Sie Thymian nicht nur als Gewürz nehmen, sondern auch als Tee trinken können.

# Tun Sie noch mehr für Ihre Lungen

*Das ist eigentlich das Einfachste auf der Welt: frische Luft atmen und so genügend Sauerstoff tanken. Dabei hilft bewegen, singen, tanzen – alles was Spaß macht!*

## 1: Lungenwellness

Sie wollen Ihrer Lunge etwas Gutes tun? Dann beginnen Sie damit, ihr nicht zu schaden: Vermeiden Sie Schadstoffe, Tabakrauch steht dabei an erster Stelle. Auch Passivrauchen ist schädlich.

Treiben Sie Sport, denn Körpertraining ist Lungen-Training. Sie bekommen dann pro Atemzug viel entspannter Luft und automatisch genügend Sauerstoff. Bewegung an der frischen Luft verbessert das Lungenvolumen, macht Spaß und hält den Körper fit.

Ist Ihnen zum Seufzen, Weinen, Singen oder Pfeifen zumute? Dann nur zu! Es bringt das Zwerchfell zum Schwingen, löst Verspannungen und Sie atmen tiefer.

## 2: Urlaubstage für die Lunge

Mitten in Großstädten und Ballungszentren gibt es „Grüne Lungen“: der Central Park in New York oder der Hyde Park in London, die Masuren als Grüne Lunge Europas oder der Schwarzwald in Deutschland – die Lunge ist Symbol für saubere Luft und gesundes Leben. Gehen Sie daher so oft wie möglich „ins Grüne“.

Menschen mit Atemwegserkrankungen profitieren vom Urlaub in Küstennähe, weil die Meeresluft eine positive Wirkung auf die Atemwege hat. Das Inhalieren von Sole, also salzhaltigem Dampf, befeuchtet und durchblutet die Schleimhaut in den Atemwegen. Das löst den Schleim besser und hemmt Entzündungen. Mittlerweile bieten Wellness-Hotels und Schwimmbäder spezielle Sole-Dampfbäder an. Das ist auch für den Urlaub zu Hause eine schöne Idee, sofern ihr Schwimmbad um die Ecke diese Dampfbäder anbietet - schauen Sie doch einmal auf dessen Internetseite.

Ostfriesische und oberbayrische Kurorte gelten als „Wohlfühlklima für die Bronchien“. Und wer auf Hausstaubmilben allergisch reagiert, kann Asthmabeschwerden alleine durch Aufenthalte in Höhen von über 1500 m reduzieren, weil dort die Hausstaubmilbe nicht überleben kann.

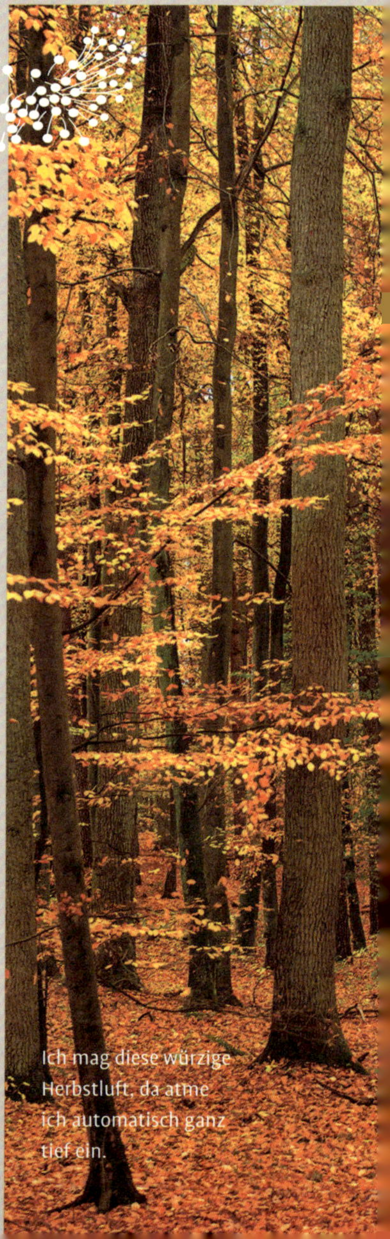

Ich mag diese würzige Herbstluft, da atme ich automatisch ganz tief ein.

## 3: Ingwer-Wickel

*Ingwer* (siehe Seite 56) ist gut zur Vorbeugung gegen Erkältung; aber Ingwer kann noch mehr: Seine ätherischen Öle lindern Schnupfen und Halsentzündungen; sein Inhaltsstoff Gingerol Kopfschmerzen und Migräne. Und als Brustwickel löst er den Hustenschleim und lindert trockenen Husten. So geht es: 2 TL frisch geriebenen Ingwer mit 250 ml heißem Wasser überbrühen und15 Minuten ziehen lassen. Dann ein Tuch in den Sud eintunken, auswringen und auf Brust oder Rücken legen. Mit einem Schal oder Handtuch festbinden und 1 Stunde lang einwirken lassen. Diese Behandlung eine Woche lang ein- bis zweimal täglich durchführen.

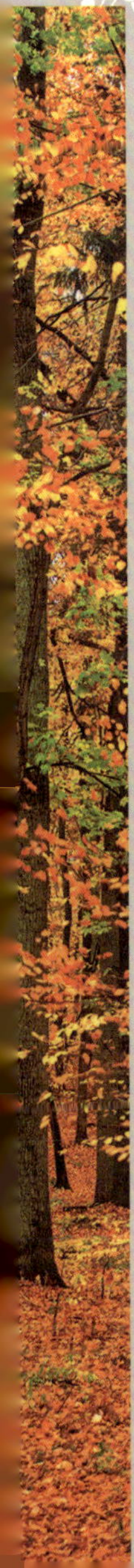

## 4: Kieseltee

Noch vor 100 Jahren setzte man kieselsäurehaltige Pflanzen zur Stärkung des Lungengewebes ein. Bewiesen ist jedoch nur, dass Kieselsäure einen „unspezifischen Effekt“ auf das Lungengewebe hat. Dennoch empfiehlt man bis heute bei langwierigen Lungenkrankheiten Kieselsäurepflanzen zur Stärkung der Lunge. Trinken Sie den Tee zu gleichen Teilen aus Acker-Schachtelhalm, Vogel-Knöterich und Hohlzahn.

## 5: Mit der Kraft der Nadelbäume

Gehen Sie einmal gedanklich mit mir durch einen Tannenwald: Spüren Sie auch, wie Sie automatisch tief Luft holen? Der würzige Duft ist Wohltat pur für Ihre Lunge! Und in der Tat: Zubereitungen aus Tanne desinfizieren die Luftwege, erleichtern die Atmung und das Abhusten bei Erkältungskrankheiten. Holen Sie sich diese heilsame Wirkung in Ihre Teetasse und in die Badewanne.

*Tannentee:* Er ist einfach zuzubereiten, ist effektiv und wohlduftend. 1 EL Tannennadeln sehr klein schneiden und mit 1 Tasse heißem Wasser überbrühen, bedeckt 7 Minuten ziehen lassen und dann abgießen. Mit Honig gesüßt genießen.

*Entspannendes Nadelbad:* Die Nadeln von Tanne, Kiefer, Lärche und Fichte beruhigen, stärken mit ihren heilsamen ätherischen Öle die Nerven und lindern Atemwegserkrankungen. 300 g frische oder 200 g getrocknete zerkleinerte Nadeln mit 2 l kochendem Wasser überbrühen, bei geschlossenem Deckel 15 Minuten ziehen lassen und dem Badewasser beigeben.

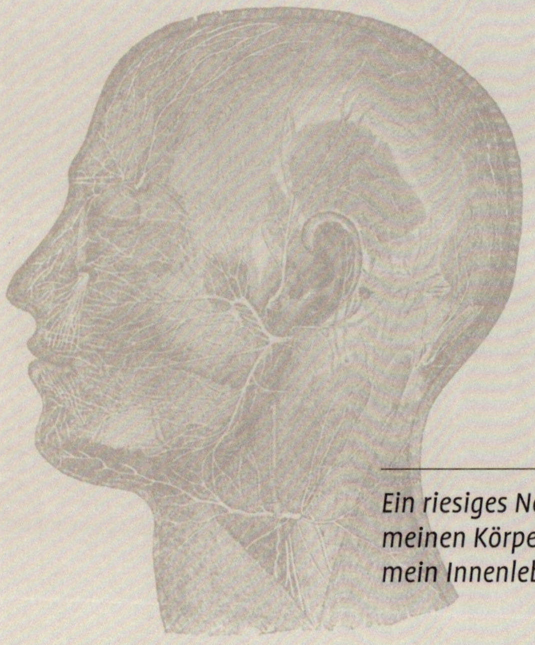

# Nervensystem und Psyche

*Ein riesiges Netzwerk aus Milliarden von Nervenzellen durchzieht meinen Körper und steuert sämtliche wichtigen Funktionen – auch mein Innenleben, meine Gefühle und mein Verhalten.*

***Nerven und Psyche pflegen heißt:***

- *Körper und Seele ins Gleichmaß bringen und auch die Seele pflegen.*
- *Mit starken Nerven den Alltag meistern.*
- *Für „Nerven wie Drahtseile" sorgen und mich damit vor Reizüberflutung schützen.*
- *Auf mein seelisches Gleichgewicht achten. Das gehört genauso zur Gesundheitsvorsorge wie die Pflege von Freundschaften.*

## *Ihre Aufgaben*

### SCHALTEN UND WALTEN

Obwohl mein Nervensystem so vielfältige Aufgaben zu erfüllen hat, besteht es aus nur zwei verschiedenen Zelltypen: den Stützzellen (Gliazellen) und den Nervenzellen (Neuronen). Was umgangssprachlich als „Nerv" bezeichnet wird, ist eigentlich ein Bündel von Nervenfasern, umgeben von einer Bindegewebshülle.
Das Nervensystem ist weit verzweigt und wird unterteilt in das **zentrale Nervensystem,** das aus Gehirn und Rückenmark besteht, und das periphere Nervensystem, wozu alles außerhalb des zentralen Nervensystems gehört.
Zentrales und **peripheres Nervensystem** bilden zusammen eine Einheit. Ständig sind Informationen in beide Richtungen unterwegs: von der Peripherie ins zentrale Nervensystem und von dort wieder zurück zu Muskeln, Organen oder Hormondrüsen. Was da in Sekundenbruchteilen passiert und mich beispielsweise vor Schmerz und Verbrennung schützt, ist ein fein aufeinander abgestimmtes Zusammenspiel von Nervenzellen im peripheren und zentralen Nervensystem.

Ein Teil des peripheren Nervensystems ist das vegetative Nervensystem, auch autonomes Nervensystem genannt, weil seine Wirkungen meiner willkürlichen Kontrolle weitgehend entzogen sind. Es überwacht und steuert die lebenswichtigen „automatischen" Grundfunktionen des Körpers wie Herzschlag, Verdauung und Atmung und ist 24 Stunden am Tag aktiv.

Das **vegetative Nervensystem** besteht aus zwei Teilen; Sie haben vielleicht schon vom Sympathikus und Parasympathikus gehört. Diese beiden Teile haben gegensätzliche Funktionen und halten durch ihr Zusammenspiel das vegetative Gleichgewicht des Körpers aufrecht.

» Der **Sympathikus** ist mein „Stress- oder Leistungsnerv". Er versetzt Körper und Psyche in einen Zustand höherer Aufmerksamkeit und wird aktiv, wenn ich in „Alarmbereitschaft" bin. Er beschleunigt den Herzschlag, durchblutet die Muskeln und pumpt mehr Sauerstoff ins Blut, sodass ich „zur Flucht" bereit bin. Dies ist ein uralter Mechanismus.
» Der **Parasympathikus** hingegen ist mein „Erholungsnerv". Besteht keine Gefahr (mehr), drosselt er die allgemeinen Funktionen, verlangsamt den Herzschlag und bringt den Menschen in einen Ruhezustand. Zeit zum Verdauen oder für kreatives Denken.

Im Charakter eines Menschen ist meist ein Schwerpunkt ausgeprägt: Je nach Temperament regiert bei manchen eher der Sympathikus, bei anderen der Parasympathikus.

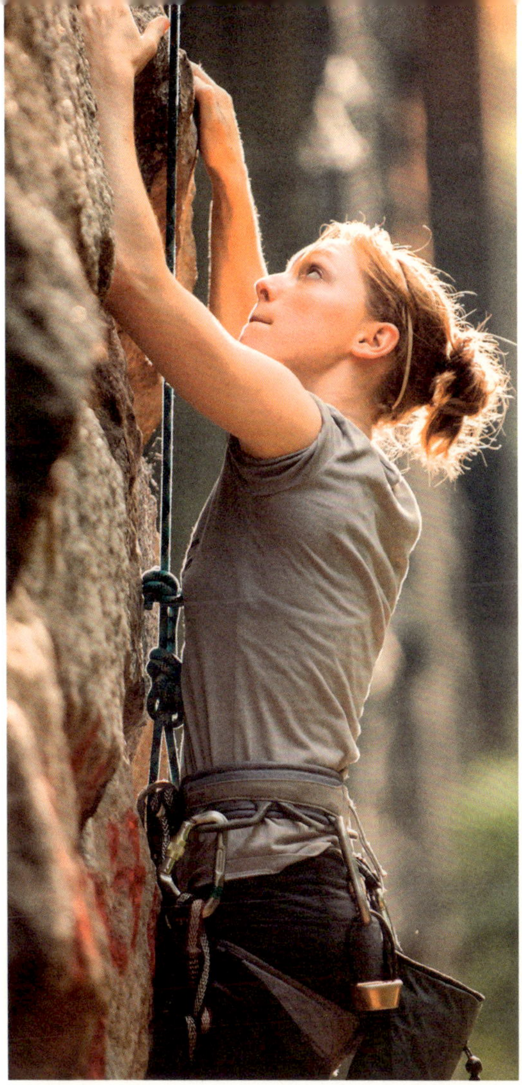

Wer hier gelassen bleibt, besitzt Nerven wie Drahtseile. Vielleicht hat eine Rosenwurzkur dafür gesorgt?

DA FREUEN SICH NERVENSYSTEM UND PSYCHE

» Vitalstoffreiches, säure- und fleischarmes Essen hilft dem Gedächtnis auf die Sprünge. Besonders die mediterrane Kost (viel Gemüse und Olivenöl) wird als „Brainfood", als Essen für das Gehirn bezeichnet.
» Bewegung an der frischen Luft bringt durch die Ausschüttung von Glückshormonen Lebensfreude und durchflutet die Zellen mit Sauerstoff. Das verbessert den Gehirn-Stoffwechsel und hilft, Gifte besser auszuscheiden, die ihrerseits zu psychischen Störungen beitragen können.
» Lichttherapie erhöht die Produktion von Glückshormonen und wirkt stimmungsaufhellend.
» Bitterstoffe stärken und machen gute Laune!
» Farben und Düfte beeinflussen nachweislich die Psyche.
» Alles, was mir guttut, wärmt auch Herz und Seele!

### PSYCHE, SCHMERZ UND IMMUNABWEHR

Das vegetative Nervensystem fungiert auch als eine Art anatomische Verbindung zwischen Körper (Soma) und Psyche. Körper und Seele sind nicht zu trennen. Leidet die Psyche, hat das oft körperliche Folgen. So sagen viele, dass ihnen Kummer oder Stress „auf den Magen schlägt". Man spricht dann von **psychosomatischer Erkrankung.**

Die Stärke meiner Nerven und die Stabilität meines Nervensystems beeinflussen auch mein Schmerzempfinden und meine Immunabwehr. Die Macht der Gedanken und Gefühle kann von Schmerzen ablenken und sie abschwächen oder auch im Gegenteil dies alles intensiver empfinden lassen. Und genauso wie Stress oder Depressionen meine körpereigenen Abwehrkräfte schwächen können, kann Lebensfreude sie stärken.

## *Johanniskraut bringt Licht in die Seele*

*Dieser Lichtbringer für die Seele ist wie kaum eine andere Pflanze mit der Sonne verbunden: Wenn diese um die Sommersonnenwende am höchsten steht, öffnet das Johanniskraut die Blüten und speichert die Sonnenkraft, um sie in dunklen Tagen den Menschen zu schenken.*

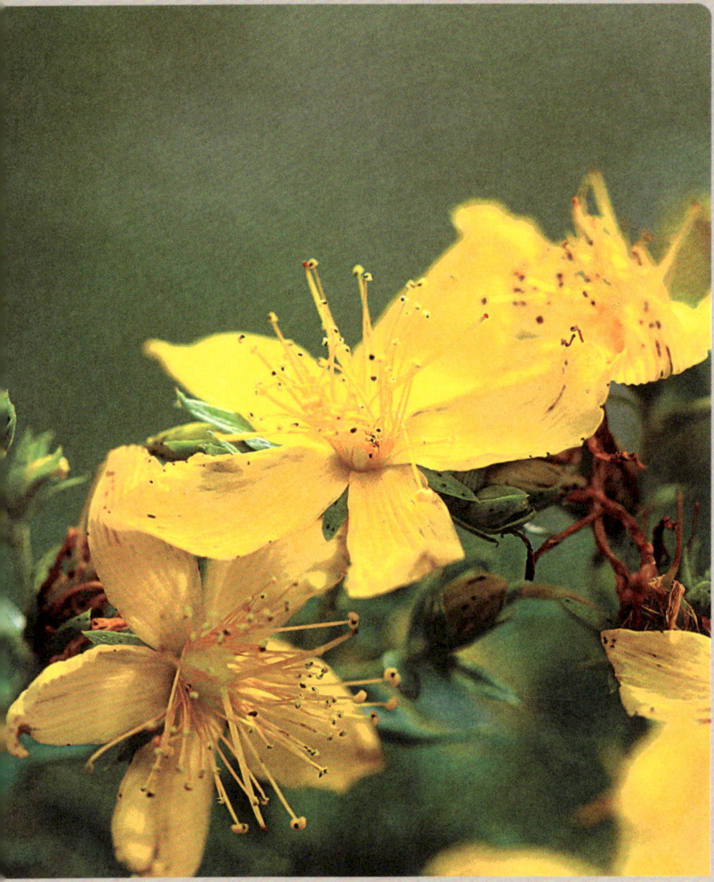

Johanniskraut, Hypericum perforatum

**DIE PFLANZE:**
Sie gehört zu den Johanniskrautgewächsen mit weltweit 100 Arten. Verwendet wird nur das Echte Johanniskraut mit den typischen Merkmalen: Die Blätter sehen wie durchlöchert aus, wenn man sie gegen die Sonne hält (der Artname „perforatum" bedeutet auch durchlöchert). In diesen „Löchern" sitzen die Öldrüsen. Man erkennt die Pflanze außerdem am zweikantigen Stängel und daran, dass sie die Finger beim Zerreiben der Blüten rot färbt.

**NÜTZLICHE TEILE:**
Das blühende Kraut (Blüten, Knospen, junge Früchte).

**DAS IST DRIN:**
Hyperforin und Hypericin, Flavonoide (Hyperosid, Rutosid, Kämpferol, Quercetin), Gerbstoffe. Wenig ätherisches Öl und Procyanidine, Pektin, Cholin und Xantone.

**SO WIRKT SIE:**
Innerlich angewendet wirkt Johanniskraut stimmungsaufhellend und es mildert Ängste. In der Volksheilkunde gilt es als Stärkungsmittel, das die Leistungsfähigkeit erhöht. Äußerlich angewendet lindert es Nervenreizungen, zum Beispiel Hexenschuss, und Verletzungen, Muskelverspannungen und Verbrennungen 1. Grades.

**TAGESDOSIS:**
2–4 g Johanniskraut. Bei leichteren depressiven Verstimmungen 300–600 mg Trockenextrakt (aus der Apotheke).

**BITTE BEACHTEN**
Johanniskraut muss über einen längeren Zeitraum angewendet werden: Die Wirkung tritt meist erst nach 2–3, oft erst nach 3–5 Wochen ein. Bei einer vorbeugenden Einnahme empfehle ich, die Pflanze wegen des natürlichen Lichtmangels möglichst über den Winter einzunehmen; 2–3 Monate lang.

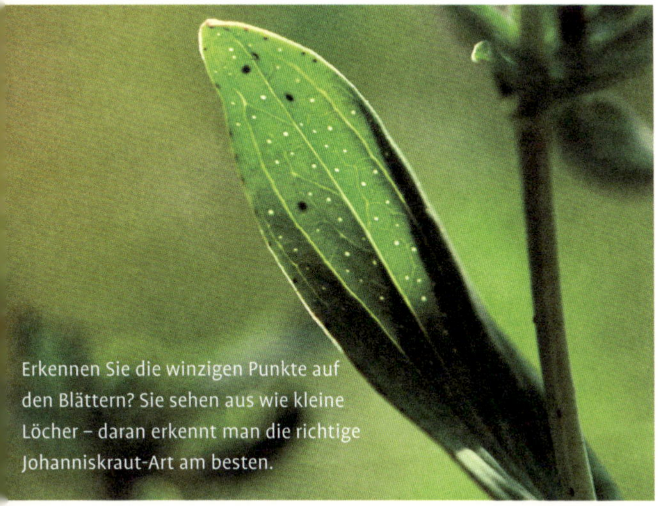

Erkennen Sie die winzigen Punkte auf den Blättern? Sie sehen aus wie kleine Löcher – daran erkennt man die richtige Johanniskraut-Art am besten.

Als Nebenwirkung kann äußerst selten eine Überempfindlichkeit gegenüber Licht auftreten. Wechselwirkungen mit anderen Medikamenten sind dosisabhängig: Keine Wechselwirkungen bei traditioneller Teedosierung. Bei Fertigpräparaten mit 900 mg Gesamtextrakt Wechselwirkungen möglich. Diese hohe Dosis wird jedoch nur ärztlich verordnet.
Nicht bei schweren Depressionen anwenden; **Depressionen immer ärztlich betreuen lassen!**

### WIRKUNG AUF DIE SEELE

Johanniskraut vertreibt Schatten über der Seele. Denn nach der Einnahme von Johanniskraut zieht meine Haut einen höheren Nutzen aus der vorhandenen Lichtmenge – und wirkt so als „Lichttherapie von innen". Damit wirkt diese Sonnenpflanze vor allem stimmungsaufhellend und angstlösend. Als Zusatzgeschenk bringt sie, ähnlich wie Baldrian oder Hopfen, beruhigende Eigenschaften mit. Sie besitzt außerdem mild leistungs- und herzstärkende Kräfte, vergleichbar mit Weißdorn.
Wenn der Winter lang und dunkel ist, empfinden das viele Menschen als „Seelendunkel": Die Stimmung ist eher gedrückt und es fällt schwerer, aktiv und lebensfreudig zu sein. Dann spricht man von einer **Winterdepression.** Keine andere Pflanze als Johanniskraut, die Lichtbringerin, kann dieses Stimmungstief besser aufhellen. Wenn Ihnen eine Winterdepression nicht fremd ist, legen Sie sich mit Johanniskraut „Lichtreserven" an. Übrigens: auch ein Urlaub im Süden hellt die trübe Stimmung sofort auf!

» Wichtig ist, dass Sie rechtzeitig, das heißt 2–3 Wochen bevor Ihnen normalerweise die dunkle Zeit zu schaffen macht, mit der Einnahme beginnen. Denn die Wirkung baut sich erst im Laufe der Zeit auf. Ideal ist eine dreimonatige Einnahme von Oktober bis Dezember oder von November bis Januar. Ab Februar steigt die Kraft der Sonne wieder, dann setzt man das Johanniskraut ab.
» Auch wer unter Wetterfühligkeit leidet, profitiert von einer Johanniskrautkur.

Das bekannteste Einsatzgebiet von Johanniskraut ist die Depression, und zwar leichter bis mittelschwerer Art. Dann wirkt Johanniskraut genauso gut wie synthetische Antidepressiva –bei bester Verträglichkeit und sehr viel geringeren Nebenwirkungen. Die Behandlung von Depressionen gehört aber auf alle Fälle in die Hände erfahrener Therapeuten, der kundig entsprechend dosierte Fertigpräparate einsetzen wird. Bei nicht so schwerwiegenden Beschwerden können Sie aber mithilfe von Johanniskraut Ihre Gesundheit eigenhändig unterstützen.
Gedrückte Stimmung, Niedergeschlagenheit und Ängste sind entwicklungsgeschichtlich sehr alte Gefühle, die mit einem sehr körpernahen Empfinden einhergehen. Das heißt, diese Gefühle sind häufig mit körperlichen Beschwerden verbunden.

» In diesem Zusammenhang kann Johanniskraut auch körperliche Begleitsymptome wie chronische Rückenschmerzen, Kopfschmerz, Müdigkeit, Magen- oder Herzbeschwerden deutlich reduzieren.

**Seelenpflege mit Johanniskraut** bedeutet, sich etwas Gutes für trübe Wintertage zu tun. Winterblues ade.

### SELBER SAMMELN ODER KAUFEN

» Johanniskraut können Sie selber sammeln – auf sonniger Wiese tut das richtig gut. Nur die oberen 10 cm des Echten Johanniskrauts ernten (Tipps für das sichere Erkennen siehe Pflanzenbeschreibung links). Das Kraut können Sie für Tee selbst trocknen oder eine Tinktur beziehungsweise ein Öl für die äußerliche Anwendung ansetzen.
» Im Reformhaus, Naturkostladen oder Apotheke können Sie sowohl Johanniskrauttee als auch -präparate kaufen – lassen Sie sich beraten.

## *Rosenwurz macht starke Nerven*

*Die Rosenwurz verspricht einen wachen Kopf und gute Nerven. Mit ihren stresslindernden Eigenschaften versorgt, können Sie sich gelassener auf das Wesentliche konzentrieren – auch in schweren Zeiten.*

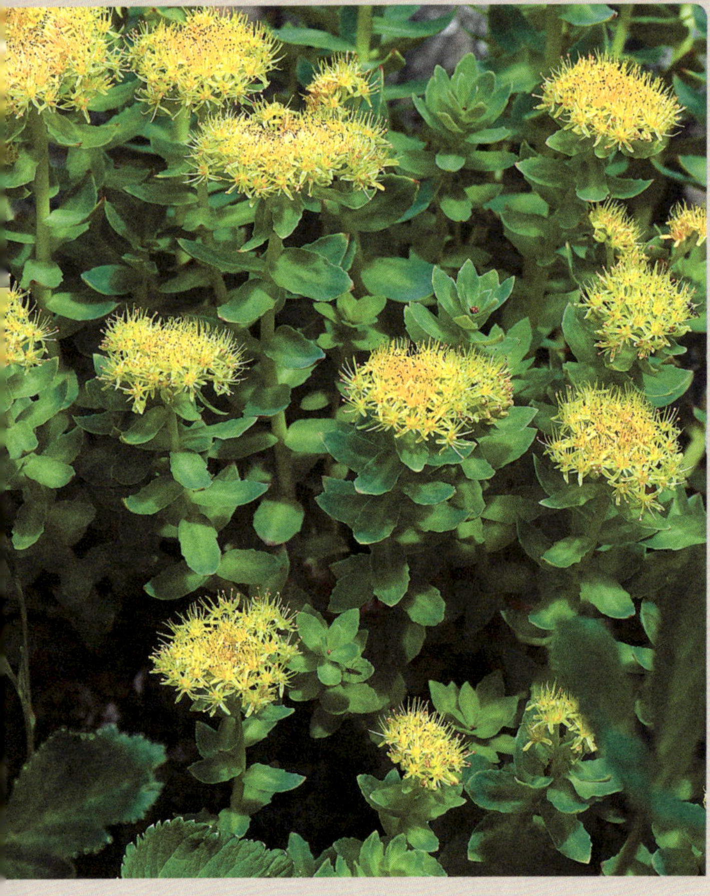

Rosenwurz, Rhodiola rosea

DIE PFLANZE:
Widerstandsfähige Hochgebirgspflanze aus der Familie der Dickblattgewächse. Wächst auf feuchten Böden in arktischen Gebirgslagen von Europa bis Asien, in Bergschluchten, auf Feuchtwiesen, Moorböden und auch auf trockenen, sandigen Böden.

**NÜTZLICHE TEILE:**
Knollenförmige Wurzeln.

**DAS IST DRIN:**
Phenylpropane, Salidrosid, Tyrosol, Rosavin, Rosarin und Rosin, Flavonoide, Mono- und Triterpene, Gerbstoffe, organische Pflanzensäuren.

**SO WIRKT SIE:**
Seit rund 3000 Jahren ist sie als Lebensmittel und als traditionelles Heilmittel in nördlichen Ländern zur Unterstützung der geistigen Aktivität bekannt. Anfang der 1970er Jahre galt sie als „Geheimwaffe" russischer Sportler und Kosmonauten zur Stärkung mentaler und psychischer Energie. Bis heute zählt sie zu den Pflanzen, die die Anpassungsfähigkeit des Organismus an außergewöhnliche Belastungen steigern und die natürliche Widerstandsfähigkeit erhöhen.
Sie schützt aufgrund ihrer antioxidativen Wirkung Körperzellen vor dem Angriff zellschädigender Stoffwechselprodukte und beugt somit chronischen Krankheiten und vorzeitigem Alterungsprozess vor. Wahrscheinlich beeinflusst Rosenwurz den Stoffwechsel bestimmter Botenstoffe im Gehirn.

**TAGESDOSIS:**
5 g der Wurzeln oder 200 mg des Extrakts aus der Apotheke, in der ersten Tageshälfte einzunehmen.

**BITTE BEACHTEN**
Rosenwurz ist gut verträglich und bisher sind weder Nebenwirkungen noch Gegenanzeigen bekannt. Nur bei direktem Kontakt mit dem frischen Wurzelstock sind Hautirritationen möglich.

### WIRKUNG AUF DIE NERVEN

Stress, Hektik, Leistungsdruck, Reizüberflutung, psychische und nervliche Belastungen am Arbeitsplatz sind für viele zum Alltagsbegleiter geworden. Es wird zunehmend schwieriger, alles zu sortieren und nichts zu vergessen. Manches wächst uns über den Kopf oder steht klaren Gedanken und Lösungen im Weg. Das Gefühl, mit Belastungen nicht mehr fertig zu werden, erschöpft und macht noch mehr Stress.
Wenn man sich den Anforderungen nicht mehr gewachsen fühlt, können sich Körper und Seele nicht mehr genügend der Situation anpassen. Manchmal sind auch Belastungen einfach nicht zu ändern und „man muss da durch“. Dann sind Pflanzen wie die Rosenwurz gefragt, die uns bei dieser Anpassung unterstützen und helfen, solche Situationen besser zu überstehen. Dabei sind sie nicht auf die Behandlung einer bestimmten Krankheit ausgerichtet, sie passen den Körper allgemein an außergewöhnliche Belastungen physischer oder psychischer Art an und erhöhen die natürliche Widerstandsfähigkeit. Die Einwohner Sibiriens und die Wikinger nutzten die „goldene Wurzel“, wie sie die Rosenwurz nannten, schon vor langer Zeit zur Steigerung von Kraft, Ausdauer und Widerstandsfähigkeit gegen Erkältungen.

- Rosenwurz steigert die geistige und körperliche Leistungsfähigkeit, auch im Alter.
- Verbessert die Konzentrationsfähigkeit, den Energiestoffwechsel und das Langzeitgedächtnis.
- Erhöht geistige und körperliche Spannkraft.
- Die Pflanze beruhigt bei Stress, ohne müde zu machen, und regt bei mentaler oder körperlicher Erschöpfung an, ohne aufzuputschen.
- Hilft vor allem bei stressbedingter Müdigkeit. Auch Schlafstörungen bessern sich.
- Stärkt die emotionale Stabilität, bringt in Phasen großer Erschöpfung Energie und wirkt zusätzlich antidepressiv.
- Erhöht die Belastbarkeit (auch bei Prüfungsstress).
- Unterstützt das Immunsystem.
- Bei Hochleistungssportlern unterstützt sie das Training und vermindert die große körperliche Erschöpfung danach.
- Glänzt mit Doppelwirkung: mehr Gelassenheit durch Senkung des Stresshormons Cortisol und mehr Energie durch erhöhten Energiestoffwechsel in den Zellen.

**WIEDER INS LOT KOMMEN**

Rosenwurz darf nicht die einzige Hilfestellung sein, die „Work-Life-Balance“ wiederherzustellen. Der Ausgleich von sinnerfüllter Arbeit und Erholung ist das Wichtigste.

**Nervenpflege mit Rosenwurz** hilft mir, geistig, körperlich und seelisch gesund zu bleiben. Ich als „Globetrotterin“ schätze sie in meiner Reiseapotheke, denn sie erleichtert meinem Körper auch die Umstellung auf andere Zeit- und Klimazonen.

### SELBER SAMMELN ODER KAUFEN

- Rosenwurz-Wurzeln müssen Sie kaufen. Es sei denn, Sie machen Urlaub in Sibirien, Tibet oder den skandinavischen Ländern, dort können Sie sie auch sammeln.
- Wer einen „grünen Daumen“ besitzt, kann auch versuchen, sie selbst anzubauen.
- Im Reformhaus, Naturkostladen, Apotheke oder übers Internet bekommen Sie Rosenwurzpräparate und die getrockneten ganzen, geschnittenen oder gemahlenen Wurzeln.

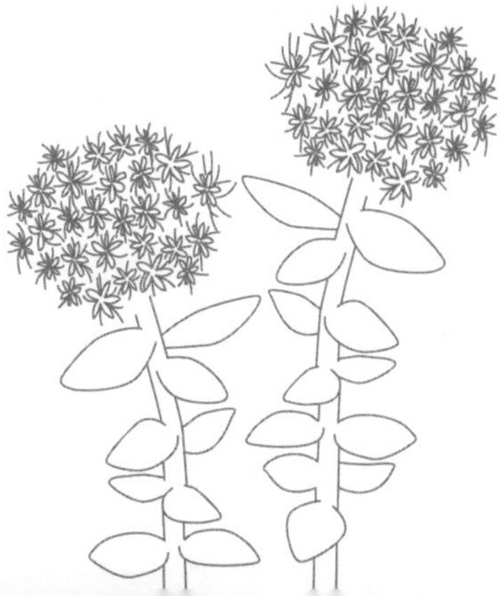

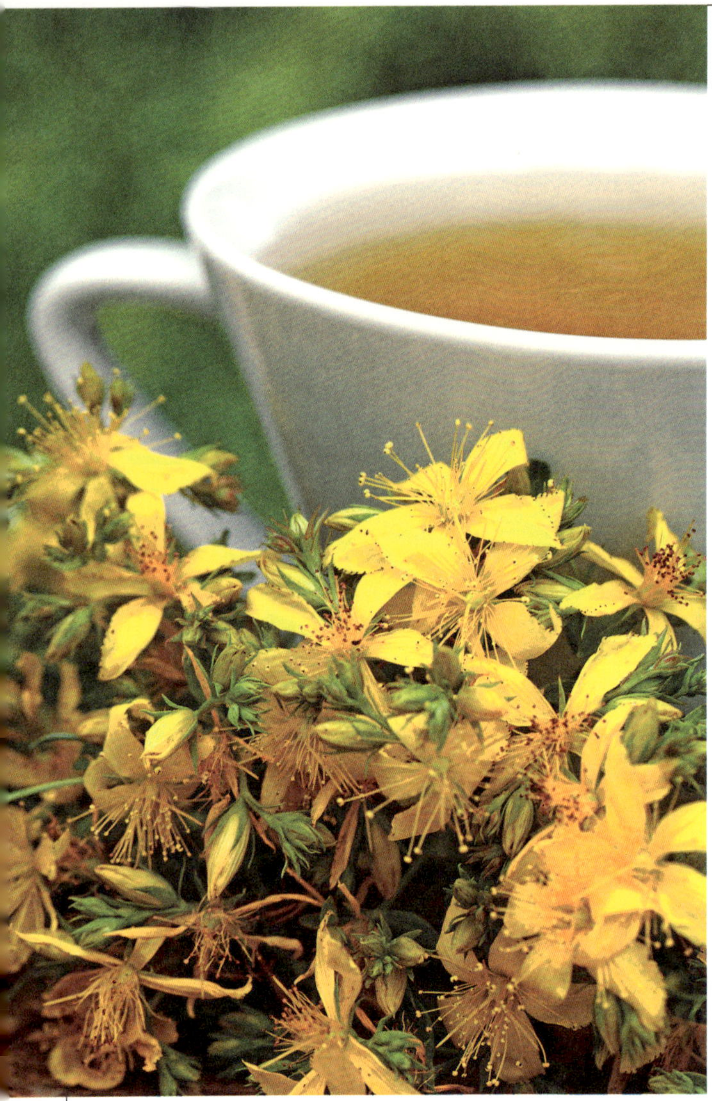

## *Johanniskrauttee-Kur*

*Hier erwartet Sie ein wohlschmeckender Teegenuss – einfach in der Zubereitung, aber mit weitreichender Wirkung.*

KUR-ANLEITUNG

» 350 g Johanniskraut kaufen oder selbst gesammeltes, getrocknetes Kraut bereithalten; die Menge reicht für 3 Monate.
» 2–3 Monate lang zwei- bis dreimal täglich 1–2 Tassen trinken.

**Johanniskrauttee:** 1 gehäufter TL Johanniskraut (2 g) mit 150 ml kochendem Wasser übergießen und 7 Minuten ziehen lassen.

Johanniskraut wirkt wie eine Lichttherapie von innen und sorgt für einen Teegenuss mit Gute-Laune-Faktor.

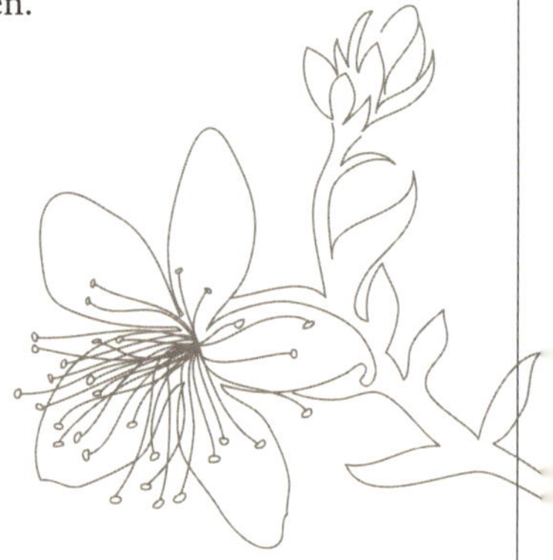

## *Johanniskrauttinktur-Kur*

*Menschen, die nicht so gerne Tee trinken, können gerne auf selbst hergestellte Ansätze zurückgreifen. Wenn die Tinktur aus eigener Produktion nicht ausreicht, kaufen Sie einfach Johanniskrauttinktur nach.*

KUR-ANLEITUNG

» Frisch gesammeltes oder getrocknetes Johanniskraut, ein durchsichtiges, sauberes Schraubglas und Wodka oder Doppelkorn bereithalten.
» Ansatz nach unten stehendem Rezept zubereiten.
» 2–3 Monate lang dreimal täglich 20 Tropfen vor den Mahlzeiten einnehmen.

**Johanniskrauttinktur:** Das Schraubglas bis oben hin mit feinst zerkleinerten blühenden Triebspitzen des Johanniskrauts (mit Blüten, Knospen, jungen Früchten und nur wenigen Stängeln) füllen und mit Wodka oder Doppelkorn übergießen. 4 Wochen auf dem Fensterbrett stehen lassen, regelmäßig schütteln, danach abgießen und in dunkle Tropffläschchen füllen.

## *Johanniskrautpräparate-Kur*

*Johanniskrautpräparate gibt es in Hülle und Fülle: Tinkturen und Urtinkturen, Fluidextrakte, Kapseln, Dragees oder Frischpflanzen-Presssäfte. Letztere sind übrigens um einiges wirksamer als das Teekraut.*

KUR-ANLEITUNG

» Bei Kurbeginn Johanniskrautpräparate im Reformhaus, Naturkostladen oder in der Apotheke kaufen.

» Nach Packungsbeilage 8–12 Wochen lang einnehmen.

Möchten Sie eine vorbeugende Kur machen, lassen Sie sich bitte bei der Auswahl beraten, vor allem bezüglich der Dosierung: Bei höherer Dosierung kann es nämlich zu Neben- oder Wechselwirkungen kommen. Bei Depressionen kann Johanniskraut eine ärztliche Behandlung nicht ersetzen. Manche Präparate sind apothekenpflichtig, da sie nur für leichte Depressionen zugelassen sind, andere sind verschreibungspflichtig, wenn sie bei mittelschweren Depressionen zum Einsatz kommen. Präparate gegen Depressionen sollten Sie in jedem Fall nur in Absprache mit Ihrem Arzt einnehmen.

**WENN NERVEN UND SEELE UNTERSTÜTZUNG BRAUCHEN**

Johanniskraut ist besonders geeignet für leichte bis mittelschwere Depressionen; in diesem Fall nur unter therapeutischer Begleitung einnehmen, das heißt nach ärztlicher Absprache. Aber auch zur begleitenden Behandlung bei nervöser Unruhe, Erschöpfung, Schlafstörungen, Wetterfühligkeit, Wechseljahrsbeschwerden oder Migräne hat sich Johanniskraut bewährt.

Die Sonne schafft es, die Nebel zu vertreiben: Das wird ein guter Tag! Tanken Sie besonders bei gedrückter Stimmung genügend Sonnenlicht.

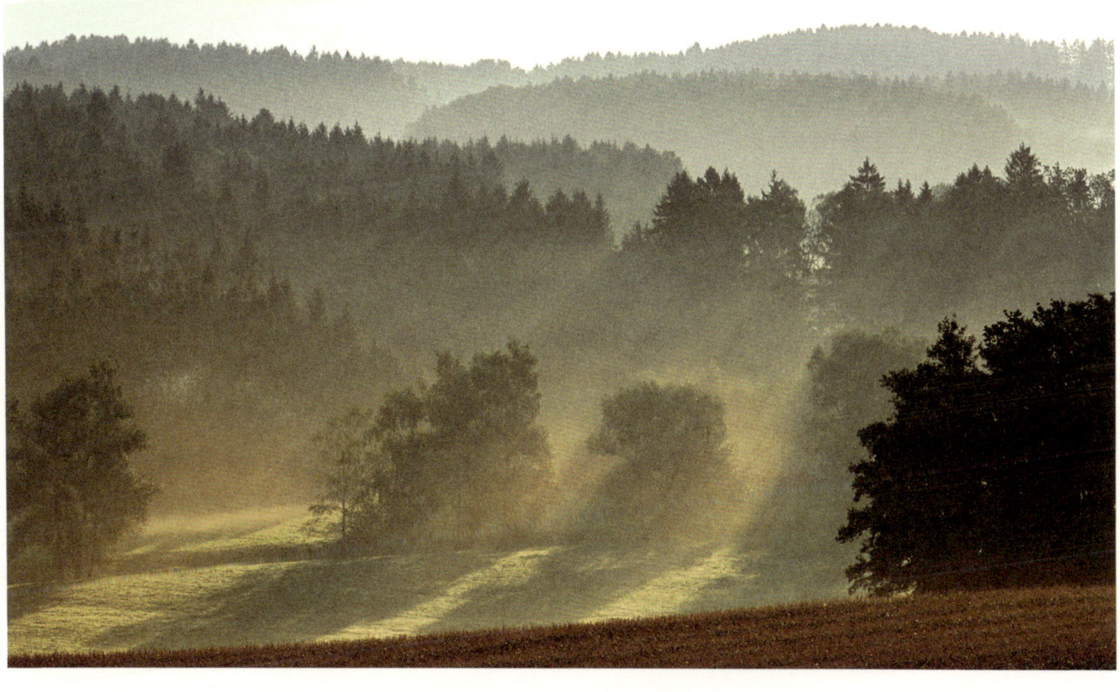

## *Rosenwurztee-Kur*

*Rosenwurztee ist als Kur äußerst angenehm. Nicht umsonst trägt die Pflanze den „Namen der Rose“ in sich: Der geriebenen Wurzel entströmt ein feiner Rosenduft. Dieser Hauch durchzieht dann auch den Tee.*

KUR-ANLEITUNG

» 450 g Rosenwurz kaufen, die Menge reicht für eine dreimonatige Kur.
» Trinken Sie den Tee nur morgens und mittags, sonst könnte der Nachtschlaf beeinträchtigt sein, jeweils nüchtern vor dem Frühstück und vor dem Mittagsessen.
» Bereiten Sie den Tee nach dem Rezept jeden Morgen frisch zu. Die Angabe für 350 ml Wasser ist Ihre Tagesration. Trinken Sie die erste Tasse gleich morgens, den Rest leicht erwärmt vor dem Mittagessen.
» Nehmen Sie Rosenwurz immer einige Zeit vor der erwarteten Stresssituation, wie beispielsweise Umzug, Prüfung, Scheidung. Bei kurzzeitigen Belastungen können Sie die Dosis kurzfristig verdreifachen.
» Insgesamt jedoch nicht länger als 4 Monate anwenden, danach eine Pause von mindestens 6 Monaten machen.

**Rosenwurztee:** 5 g Wurzel sehr fein schneiden, dann mörsern und mit 350 ml Wasser 30 Minuten lang bei geschlossenem Deckel köcheln. Danach abgießen und genießen.

## *Rosenwurztinktur-Kur*

*Für Menschen, die gerne etwas selbst ansetzen möchten, ist diese Tinktur bestens geeignet. Probieren Sie es einfach aus.*

KUR-ANLEITUNG

» 200 g Rosenwurzwurzeln, Wodka und eine Ansatzflasche mit einem Fassungsvermögen von 1 l besorgen.
» Tinktur zubereiten und 3 Monate lang dreimal täglich (morgens, mittags und nachmittags) 30–40 Tropfen einnehmen, am besten in Tee oder Wasser.

**Rosenwurztinktur:** Die sehr fein geschnittenen Rosenwurz-Wurzeln mit 0,7 l Wodka übergießen und 10–12 Tage in der Flasche bei Raumtemperatur ziehen lassen, regelmäßig schütteln. Danach in Tropffläschchen abfiltern.

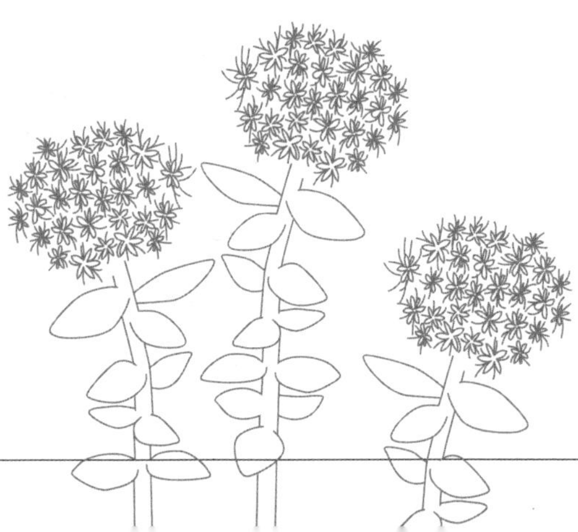

**UNBEKANNTE WILDKRÄUTERKÜCHE**

In nordischen Ländern steht die Rosenwurz häufig auf dem Speiseplan: Sie wird dort als Wurzelgemüse, die Blätter als Salat oder ähnlich wie Spinat, die Sprosse wie Spargel zubereitet. Vielleicht machen Sie dort einmal Urlaub und können ein solches Gericht genießen?

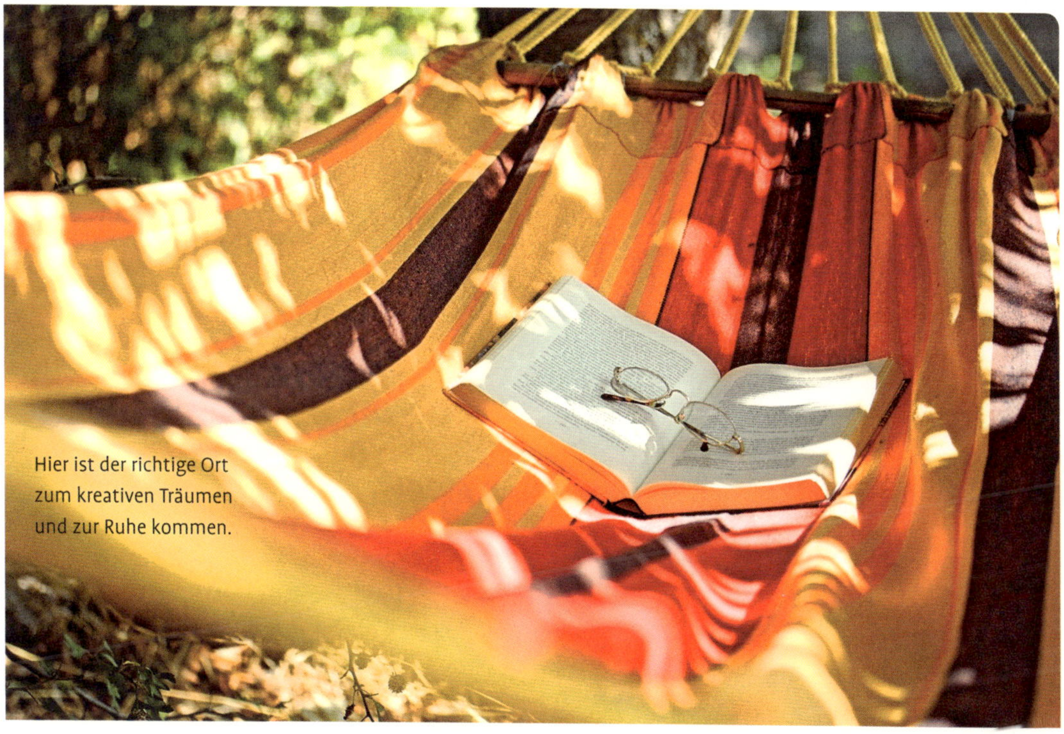

Hier ist der richtige Ort zum kreativen Träumen und zur Ruhe kommen.

## *Rosenwurzpräparate-Kur*

*Für diese Kur brauchen Sie keine Vorbereitungszeit: Rosenwurz kauft man als Präparat in der Apotheke, dem Reformhaus oder übers Internet.*

KUR-ANLEITUNG

» Präparate, zum Beispiel Kapseln, Dragees oder Tinkturen, kaufen und nach Packungsbeilage etwa 3 Monate lang anwenden.

» Die Präparate morgens und mittags einnehmen – nicht später, da sie das Einschlafen stören könnten.

**WENN DIE NERVEN UNTERSTÜTZUNG BRAUCHEN**

Neben der Rosenwurz gibt es weitere „adaptogene" Pflanzen, die die Anpassung an belastende Situationen erleichtern und die Sie ebenso einsetzen können. Am bekanntesten sind Ginseng und Taigawurzel. Diese beiden werden vorbeugend eingenommen (bis zu 3 Monate im Voraus), denn die Wirkung macht sich erst allmählich bemerkbar.

**Ginseng** (*Panax ginseng*) ist für Menschen zu empfehlen, die unter starkem beruflichen Stress wie Schul- und Prüfungsstress stehen. Aber auch beim Überforderungs- und Erschöpfungssyndrom sowie zur Vorbeugung und Therapie des Burn-out-Syndroms. Er beugt dem vorzeitigen Abbau der körperlichen und geistigen Leistungsfähigkeit im Alter vor und ist gut während einer Genesungsphase. Ginseng wirkt wie die Rosenwurz am besten bei Gesunden, das heißt, er hat seine Stärken in der Vorbeugung. Denn er erhöht die Abwehrkraft des Organismus gegenüber Umwelteinflüssen, mindert die Anfälligkeit für Krankheiten und unterstützt die Genesung nach langwierigen Erkrankungen. Die Tagesdosis sollte bei 1–2 g liegen; die Tagesmenge an Ginsenoiden muss mindestens 10 mg betragen (schauen Sie auf die Packungsbeilage des Präparates). Nicht länger als 3 Monate einnehmen; eine erneute Anwendung ist nach 2–3 Monaten möglich.

Ebenso können Sie die **Taigawurzel** (*Eleutherococcus senticosus*) einsetzen, eine Pflanze mit „Anti-Stress-Wirkung". Sie steigert die mentale und körperliche Leistungsfähigkeit und wirkt immunstimulierend. Taigawurzel bevorzuge ich, wenn ich vor lauter Stress erkältungsanfälliger bin und mit Müdigkeit, Schwäche und nachlassender Leistungs- und Konzentrationsfähigkeit zu kämpfen habe. Tagesdosis: 2–3 g der Droge, nicht länger als 3 Monate anwenden. Eine erneute Anwendung bitte erst nach 6 Monaten Pause starten.

# Für starke Nerven und Ausgeglichenheit

*Wer möchte nicht ausgeglichen sein und Nerven wie Drahtseile haben? Dafür können Sie etwas tun. Es beginnt mit einem Lächeln, das verändert den Stoffwechsel des Gehirns und aktiviert heilsame Körperfunktionen. Und greifen Sie doch einmal zu Nervennahrung!*

### 1: Vitalitätstonikum von Maurice Mességué

Dieses besondere Tonikum des bekannten Kräuterheilers aus Frankreich wirkt konzentrationsfördernd und gibt spontane Power: 6 Stängel frisches Bohnenkraut, je 1 Zweig Rosmarin, Lavendel, Thymian und Pfefferminze in 1 l Bioapfelsaft hineinhängen. Das Ganze 2 Stunden in die Sonne stellen und gelegentlich umrühren. Bohnenkraut, Rosmarin, Thymian und Pfefferminze beleben, aktivieren und regen an; Lavendel stärkt die Nerven und beruhigt bei Stress.

### 2: Nerventees

*Nervenkräftigende, aufmunternde Teemischung:* Je 25 g Bitterkleekraut, Pfefferminzblätter, Rosmarin- und Zitronenverbenenblätter mischen. 1 EL der Kräuter mit ¼ l heißem Wasser überbrühen, dreimal täglich 1 Tasse trinken, 4 Wochen lang.

*Nervenberuhigungstee:* Je 40 g Melissenblätter, Kamillenblüten und Johanniskraut vermengen. 1 EL der Mischung mit ¼ l heißem Wasser überbrühen, dreimal täglich 1 Tasse trinken, 4 Wochen lang. Auf Wunsch können Sie die Wirkung verstärken, indem Sie pro Tasse 20 Tropfen Hafertinktur aus der Apotheke in den Tee träufeln.

*Muntermacher-Tee:* 20 g Wermutkraut und je 40 g Pfefferminze- und Rosmarinblätter mischen. 1 EL davon mit ¼ l heißem Wasser überbrühen, dreimal täglich 1 Tasse trinken, 4 Wochen lang.

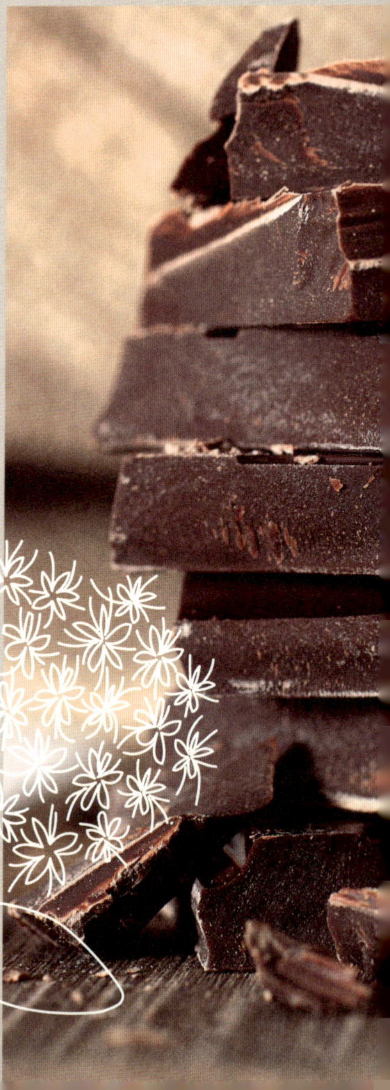

Schokolade ist Nervennahrung, das wurde wissenschaftlich bewiesen. Nun hat der innere Schweinehund ein Argument mehr, uns zur verführerischen Süßigkeit greifen zu lassen.

## + 3: Nervennahrung

Manche verstehen darunter eine Mischung aus Nuss, Frucht und Schokolade, andere Getreide, Obst, Gemüse und Fisch. Auf alle Fälle gehört wie immer eine vitalstoffreiche vollwertige Ernährung dazu, um Körper und Geist gute Laune zu machen. Dazu körperliche Bewegung an der frischen Luft, genügend Flüssigkeit und ausreichend Schlaf: „Schlaf ist der Retter des Nervensystems", sagte der russische Nobelpreisträger I. Petrowitsch Pawlow einmal.

„Mentales Kraftfutter" sind **Hafer** (altbekanntes Nerven-Kräftigungsmittel), Blütenpollen, **Rosinen** und **Nüsse.** Nüsse sind Kraftpakete und Lieferanten von Phosphor, Magnesium, Kalium, Eisen, Zink und reichlich Vitamin B, E und C, Lecithin, Cholin, Magnesium und Omega-3-Fettsäuren. Das sind alles Inhaltsstoffe, die essentiell sind für stressige Phasen.

Kohlenhydrate (**Vollkornprodukte, Naturreis, Gemüse, Hülsenfrüchte und Obst**), die der Körper in Glukose umwandelt, gelten als Nerventreibstoff. Glukose stimuliert das Glückshormon Serotonin und kurbelt die Stimmung und das Denkvermögen an.

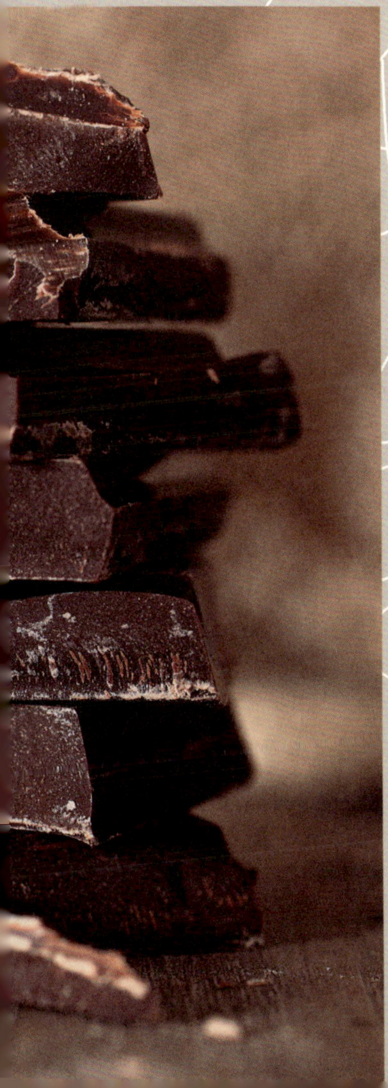

Für starke Nerven essen Sie **Dinkel**, das „polstert" die Nerven. Die Aminosäure Tryptophan, in eiweißreichem **Käse, Quark, Geflügel, magerem Fleisch, Fisch, Banane, Hülsenfrüchten** enthalten, ist Baustein des „Gute-Laune-Hormons", das ausgeglichener und entspannter macht.

**Bittere Schokolade** sorgt dafür, dass der Weg ins Gehirn für das Tryptophan geöffnet wird, und hilft, aus dem Stimmungstief herauszukommen.

**Früchte, vor allem Erd- und Blaubeeren,** sind reich an Antioxidantien, die das Gedächtnis und die Koordinationsfähigkeit stärken und das Gehirn vorm Altern schützen. Johannisbeeren und Mangos enthalten neben viel Vitamin C auch B-Vitamine, vor allem B3, das für die Zellatmung und erholsamen Schlaf verantwortlich ist.

An Gewürzen nehmen Sie **Salbei**, das stärkt Nervensystem und Sinne. **Basilikum** und **Rosmarin** (siehe Seite 146) fördern die Konzentrationsfähigkeit, lindern Anspannung und Stress und helfen, nervlich bedingte Erschöpfungszustände rasch zu überwinden. **Melisse** und **Salbei** fördern Denkleistung und Konzentration.

**Bitterstoffe** (Engelwurz, Ingwer, Pomeranzenschale, Wermut) kräftigen, gleichen das vegetative Nervensystem aus, verbessern die Stimmung und das Zutrauen und fördern die Herzdurchblutung.

**Sellerie** ist reich an „Nervenvitamin B" und gilt schon lange als „Lernmittel für Studierende". Hippokrates empfahl ihn als Anti-Stress-Medizin. Sellerie schützt vor nervösen Störungen und depressiver Stimmung.

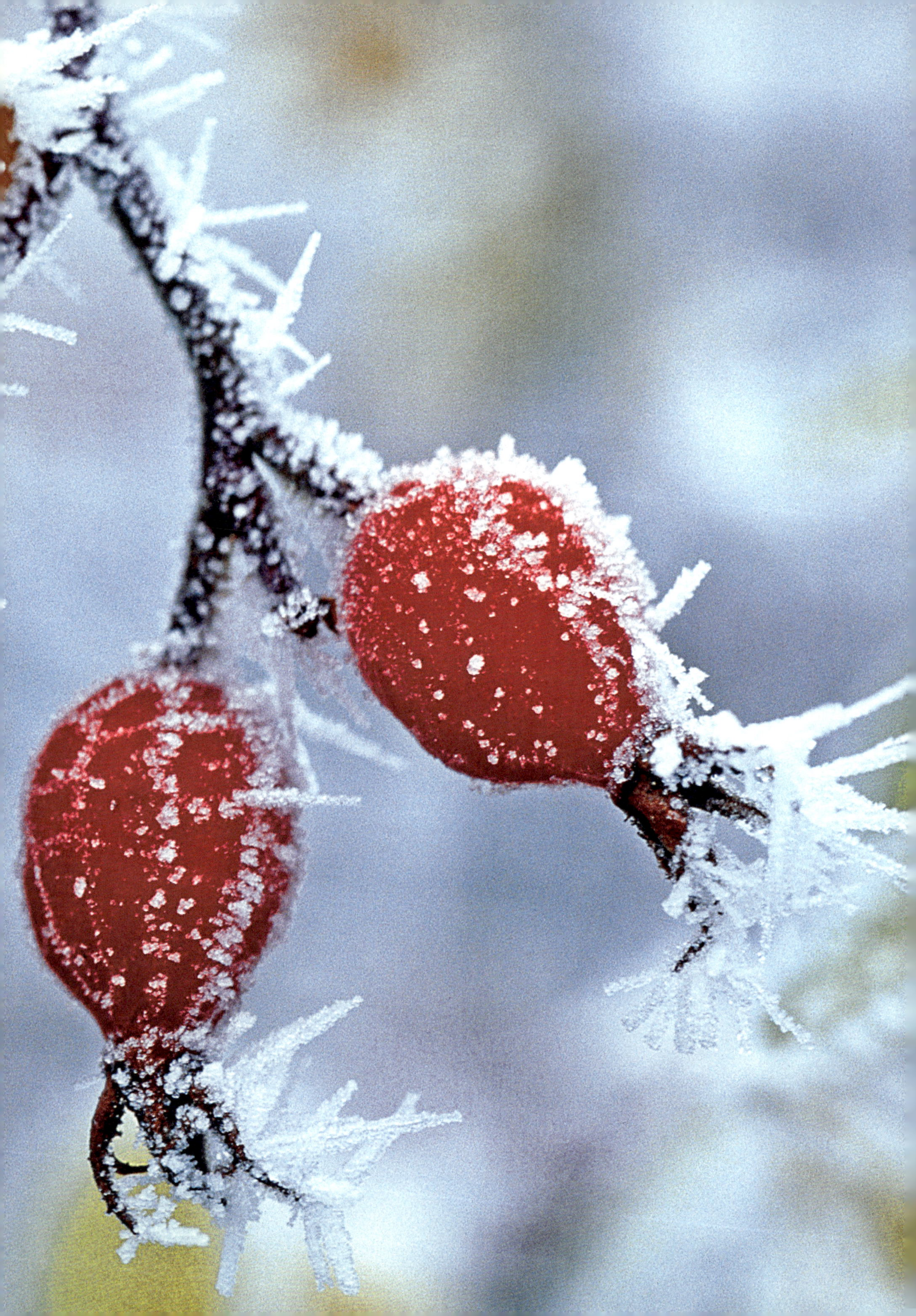

Mit dem Winter schließt sich der Kreislauf der Jahreszeiten. Das Jahr hatte sich entfaltet, die Schätze in Garten, Wald und Wiese sind zur Blüte und dann zur Frucht gekommen. Nun braucht die Natur Ruhe und Rückzug – genauso wie wir Menschen auch. Jetzt kommt die Zeit, meinen Kreislauf und mein Herz zu pflegen. Und Zeit, es mir einfach gut gehen zu lassen.

# Winter

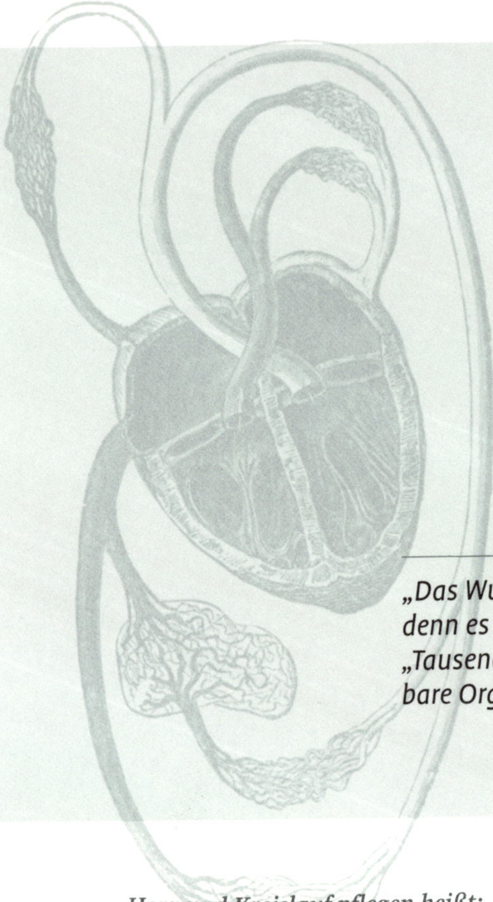

# Herz und Kreislauf

*„Das Wunderbarste von all dem, was im Menschen ist, ist sein Herz, denn es ordnet sein ganzes Wesen", heißt es in den Erzählungen von „Tausendundeine Nacht". Und wir spüren alle, dass dieses wunderbare Organ viel mehr ist als eine Pumpe im Körper.*

***Herz und Kreislauf pflegen heißt:***

» *Mich bis ins hohe Alter gesund halten.*
» *Körper und auch Seele pflegen.*
» *Meinen Kreislauf auf dem Laufenden halten, das sorgt für gute Durchblutung von Kopf bis Fuß.*

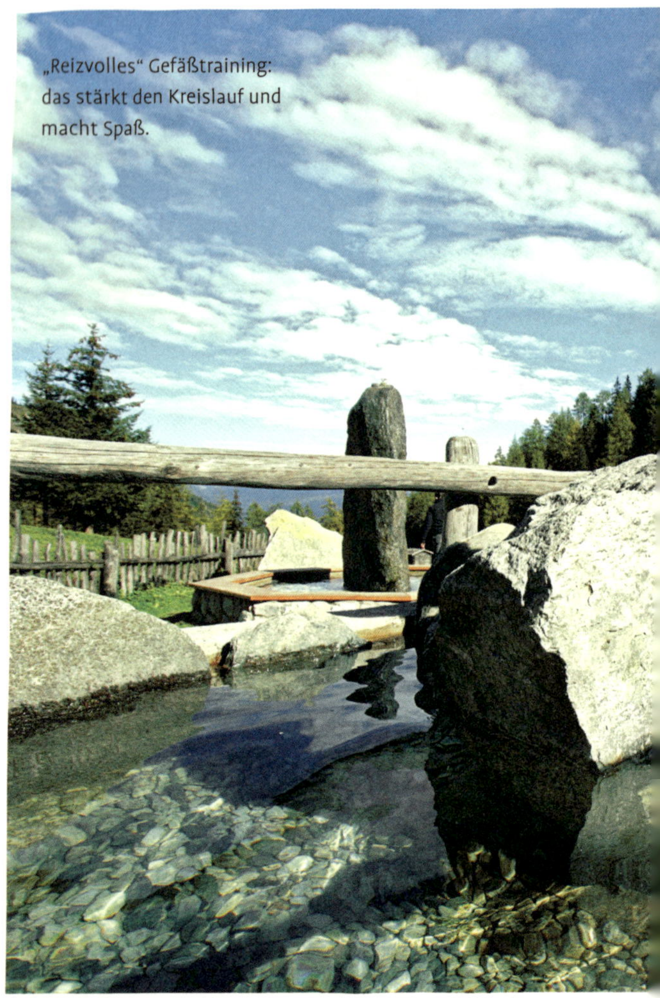

„Reizvolles" Gefäßtraining: das stärkt den Kreislauf und macht Spaß.

## *Ihre Aufgaben*

### DEN KÖRPER VERSORGEN

Mein Herz ist ein Muskel und gleichzeitig ein sogenanntes Hohlorgan. Es liegt in meinem Brustkorb leicht nach links versetzt, hinter dem Brustbein. Eine Scheidewand teilt es in eine rechte und eine linke Herzhälfte. Beide Hälften bestehen aus einem Vorhof und einer Herzkammer. Von dort aus wird durch An- und Entspannen des Herzmuskels mein Blut durch den gesamten Körper gepumpt. Alle meine Organe, Muskeln und jede einzelne Zelle hängen vom steten Zustrom nähr- und sauerstoffreichen Blutes ab. Die wichtigste Aufgabe meines Herzens ist es, diesen Strom so zu dosieren, dass mein Bedarf in verschiedenen Lebenssituationen – von Ruhe bis hin zu starker Belastung – gedeckt ist und all meine Zellen immer ausreichend versorgt sind. Mein Herz schlägt jeden Tag einhunderttausend Mal und pumpt, wenn mein Körper in Ruhe ist, jede Minute meines Lebens mein gesamtes Blutvolumen von ungefähr 5 l durch meinen Körper. Bei Belastung kann das sogar auf das Fünffache gesteigert werden. Das Blut fließt dabei durch ein Netz von Blutgefäßen mit einer Länge von insgesamt etwa 100 000 km.

### EINE EINHEIT VON KÖRPER UND SEELE

Dass mein Herz regelmäßig schlägt und somit kontinuierlich Blut pumpen kann, verdankt es einem speziellen Herzmuskelgewebe, dem Reizleitungssystem. Es sendet elektrische Impulse aus, die meinen Herzrhythmus bestimmen. Dieses Gewebe steht in enger Verbindung mit dem vegetativen Nervensystem, welches beides – die Organe im Körper und psychische Vorgänge – beeinflusst. Das hat jeder schon am eigenen Leib erfahren: Herzklopfen bei großer Freude oder Angst, oder Herzschmerz vor Traurigkeit. In der „Herzenssprache" zeigt sich, dass unser Herz auf Emotionen reagiert.

### BLUTKREISLAUF UND BLUTDRUCK

Das Strömungssystem des Blutes, das sich aus dem Herzen und einem Netz an Blutgefäßen zusammensetzt, nennt man den **Blutkreislauf**. Er ermöglicht, dass mein Blut durch den gesamten Körper kreist. Blutgefäße, die zum Herzen führen, nennt man Venen – Blutgefäße, die vom Herz wegführen, Arterien. Je weiter Blutgefäße vom Herzen entfernt sind, desto verzweigter und kleiner im Durchmesser werden sie: Aus Arterien werden kleinere Arteriolen, aus diesen werden winzige Haargefäße, die Kapillaren. Sie sind für den eigentlichen Austausch von Flüssigkeit, Nährstoffen, Hormonen und anderen Stoffen zwischen Blut, Zellen und Gewebe zuständig. Mein Herz sorgt für einen kontinuierlichen **Blutdruck**, der sich den jeweiligen Umständen des Körpers flexibel anpassen können muss, um eine gleichmäßige Blutversorgung sicherzustellen.

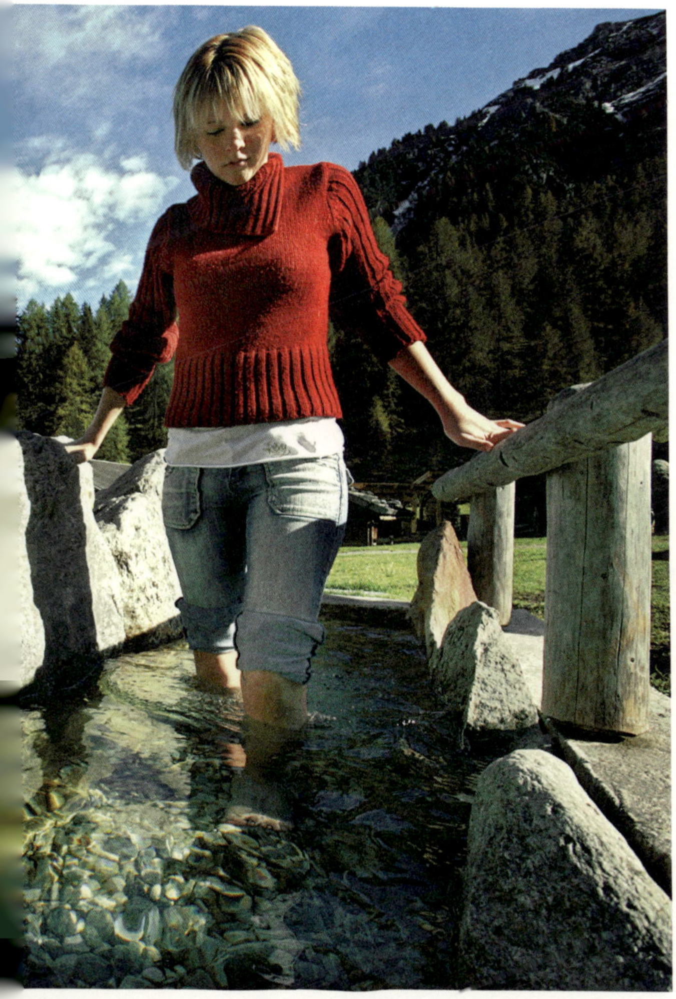

### DA FREUEN SICH HERZ UND KREISLAUF

- Geregelte Lebensweise, ausreichend Schlaf, angemessene Arbeitspausen.
- Regelmäßig Sport treiben, gemäßigtes Ausdauertraining.
- Gesunde, leichte Ernährung nach mediterranem Vorbild (viel Gemüse, hochwertige Pflanzenöle mit ungesättigten Fettsäuren, Fisch).
- Kneipp-Kuren sind ein gutes Gefäßtraining: kalte und wechselwarme Arm- oder Fußbäder erweitern die Gefäße und entlasten den Kreislauf.
- Bewusst positiv leben fördert die Herzgesundheit.
- Übergewicht, Nikotin- und Alkoholgenuss reduzieren.
- **Bei niedrigem Blutdruck:** Langes Stehen vermeiden, lieber herumgehen oder hinsetzen, öfter mal auf Zehenspitzen laufen, viel trinken, genügend Salz essen.
- **Bei hohem Blutdruck:** Stress reduzieren, entspannen, Yoga-Übungen machen und öfter draußen spazieren gehen, denn Sonnenlicht senkt erhöhten Blutdruck.

## *Weißdorn schützt das Herz*

*Weißdorn ist die Nummer eins, wenn es darum geht, das Herz zu unterstützen. Das reich bedornte Rosengewächs gehört auch zu den wenigen Pflanzen, die ohne Nebenwirkungen sind und daher unbedenklich längere Zeit eingenommen werden können.*

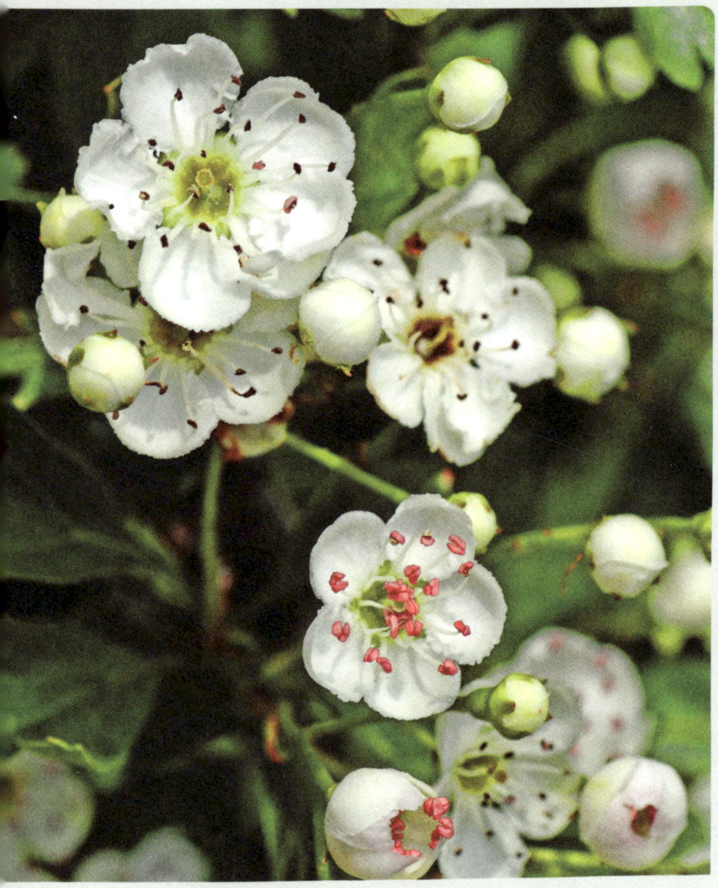

Weißdorn, Crataegus monogyna, Crataegus laevigata

DIE PFLANZE:
Ein Dornenstrauch aus der Familie der Rosengewächse mit gelappten Blättern, weißen Blüten und kleinen roten Früchten.

NÜTZLICHE TEILE:
Blüten und Blätter, Sammelzeitpunkt zur Vollblüte im April und Mai. Im Herbst die reifen Beeren.

DAS IST DRIN:
Blüten und Blätter enthalten Flavonoide, Procyanidine, biogene Amine, Triterpensäuren, Acetylcholin, Phenolcarbonsäuren, Sterole, Gerbstoffe und Polysaccharide. In den Früchten ähnliche Inhaltsstoffe, jedoch weniger Flavonoide, dafür mehr Procyanidine, außerdem Vitamin C.

SO WIRKT SIE:
Weißdorn stärkt die Muskelkraft des Herzens und den Herzrhythmus, reguliert den Blutdruck und schützt den Herzmuskel vor Schädigung durch Sauerstoffmangel und aggressiven Sauerstoff-Radikalen. Unterstützt die Herzfunktion bei Schlafstörungen, Ängsten, Nervosität, Depressionen. Zur Nachsorge nach Infektionskrankheiten gut geeignet, vor allem nach Grippe, um einer Herzmuskelschwäche vorzubeugen.
Bei längerer Einnahme geeignet zur Arteriosklerose-Vorsorge. Reguliert das für Stress zuständige vegetative Nervensystem und senkt die Ausschüttung von Stresshormonen. Wichtige Pflanze für Hochleistungssportler, Bergsteiger und Leute, die in großen Höhen unterwegs sind.

TAGESDOSIS:
5 g Blätter mit Blüten oder 4 EL frische (3 EL getrocknete) Früchte pro Tag. Anwendungsdauer mindestens 6 Wochen, eher länger.

BITTE BEACHTEN
Eine großartige Pflanze mit bester Verträglichkeit: Weißdorn hat weder Nebenwirkungen noch sind Gegenanzeigen bekannt.

### WIRKUNG AUF DAS HERZ

Weißdorn ist das Paradebeispiel für eine gute Herzpflege, denn er unterstützt mein Herz rundum mit nachhaltig guter Wirksamkeit – und das ohne jegliche Nebenwirkungen. Weißdorn eignet sich in vielfältigster Weise, dieses Organ gesund zu halten: Er kräftigt meinen Herzmuskel, sorgt dafür dass er gut durchblutet wird, wirkt ausgleichend auf Blutdruck und Herzrhythmus und allgemein stärkend.
Ab dem 40. Lebensjahr beginnt die Leistungsfähigkeit eines an sich gesunden Herzens langsam abzunehmen – das ist ein ganz normaler Vorgang. Spätestens dann sollte ich mein Herz regelmäßig pflegen und stärken; natürlich auch durch moderaten Sport! Und denken Sie daran, ein kräftiges Herz sorgt auch für eine stabile Seele. Viele Menschen neigen dazu, sich zu viel zuzumuten und die Belastungen nicht rechtzeitig wahrzunehmen oder sie zu ignorieren. Sie schonen sich einfach nicht, sondern treiben sich immer weiter voran. In ihrer Lebensmitte allerdings beginnen diese Menschen, das Nachlassen ihrer Kraft zu spüren. Dann ist es Zeit innezuhalten und Zeit für Weißdorn. Er hilft dem Herz, körperliche sowie seelische Arbeit gut zu bewältigen – vorausgesetzt das Arbeitspensum wird auf ein gesundes Maß reduziert. Man fühlt sich mit seiner Hilfe wieder energiegeladen, kann tatkräftig und sozusagen „aus vollem Herzen" anpacken. Meine Herzpflegekur ist für mich immer auch die Zeit, in der ich meinem Lebensstil vermehrt Aufmerksamkeit schenke. Dann achte ich auf regelmäßige Ruhepausen, ein besseres Stressmanagement und genügend Zeit für mich, für Freunde, für Freizeit und für das süße Nichtstun.

- Eine Weißdorn-Herzkur **steigert Kraft und Leistung des Herzmuskels**. Damit unterstützt er den Energiestoffwechsel, erhöht die körperliche Belastbarkeit und verbessert die Lebensqualität.
- Weißdorn **verbessert die Durchblutung der Herzkranzgefäße,** sodass der angebotene Sauerstoff besser ausgenutzt werden kann und die Sauerstoffversorgung erhöht wird – das ist für Herz und Hirn gut.
- Er entspannt die Gefäße, senkt dadurch den Gefäßwiderstand und reguliert den Blutdruck. Gut bei Stress und starken Belastungen.
- Mit seinem hohen Gehalt an Flavonoiden stabilisiert Weißdorn sowohl die Blut- als auch die Herzkranzgefäße.
- Manchmal macht sich bei zu viel Stress oder Sorgen auch ein gesundes Herz mit Herzstolpern, Herzdruck oder -rasen bemerkbar. Man spricht dann von **funktionellen Herzbeschwerden.** In diesem Fall ist Weißdorn die Nummer eins!

**Herzpflege mit Weißdorn** vergleiche ich gern mit der Wartung eines Automotors, nur dass das Herz bei laufendem Betrieb gepflegt wird. Weißdorn ist für die Selbstbehandlung bestens geeignet. Dennoch muss **bei Beschwerden** immer vom Hausarzt geprüft werden, ob gravierende Ursachen vorliegen, die eine spezielle Behandlung nötig machen.

### SELBER SAMMELN ODER KAUFEN

- Weißdorn können Sie selber sammeln! Ernten Sie zur Zeit der Vollblüte Ende April bis Mai die Blüten und Blätter und trocknen Sie sie rasch durch; danach lichtgeschützt aufbewahren; die reifen roten Früchte ernten Sie im Herbst.
- Wer nicht sammeln möchte: Im Reformhaus, Naturkostladen oder Apotheke bekommen Sie Weißdorntee zu kaufen. Auch andere Präparate zur Herzgesundheit gibt es hier: Tabletten, Tropfen, Dragees und Kapseln beziehungsweise Herzwein oder-likör aus Früchten.

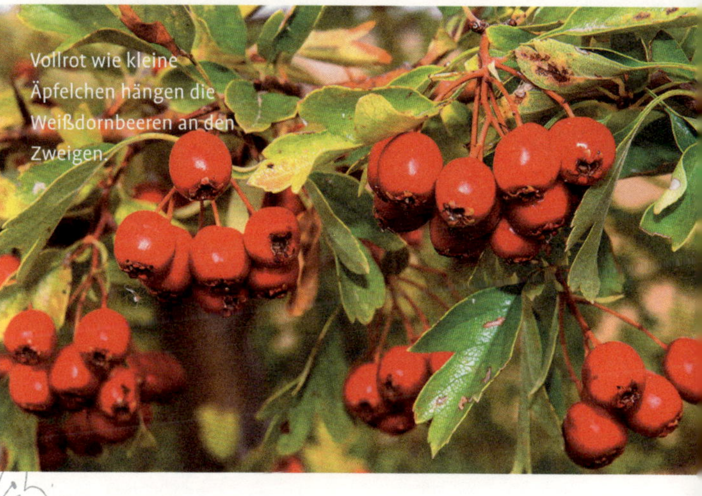
Vollrot wie kleine Äpfelchen hängen die Weißdornbeeren an den Zweigen.

## *Rosmarin regt den Kreislauf an*

*Rosmarin wurde vor 500 Jahren so beschrieben: „Stercket die Gedächtnüß, erwärmet das Marck in den Beynen. Bringt die Sprach wieder, macht keck und herzhaftig und retardiert das Alter, so man es allentag trincket". Kurzum Rosmarin macht fit – im Kopf und im Körper.*

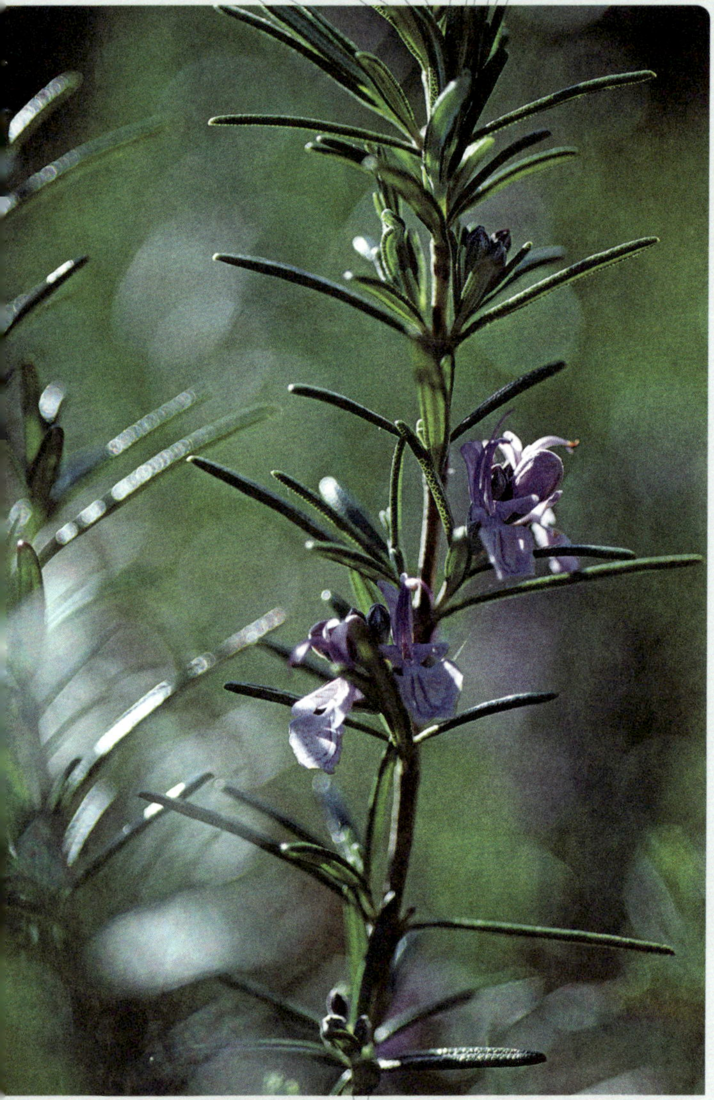

Rosmarin, Rosmarinus officinalis

**DIE PFLANZE:**
Ein immergrüner Halbstrauch aus der Familie der Lippenblütler mit nadelförmigen aromatischen Blättern.

**NÜTZLICHE TEILE:**
Blätter.

**DAS IST DRIN:**
Ätherisches Öl mit 1,8-Cineol und Kampfer, Gerb- und Bitterstoffe, Flavonoide, Harze.

**SO WIRKT SIE:**
Innerlich angewendet macht Rosmarin wach, sorgt für warme Gliedmaßen und regt den Blutkreislauf an. Und wenn Herz und Gehirn gut durchblutet sind, stärkt das die geistige Leistungsfähigkeit. Er kräftigt außerdem das Nervensystem und unterstützt bei psychischer Anspannung mit Kopfschmerzen, Niedergeschlagenheit und Schwäche. Rosmarin ist ein keimwidriges, verdauungsförderndes, leicht bitteres Küchengewürz. Er regt die Produktion von Magen- und Gallensaft an, lindert Verdauungsbeschwerden mit Blähungen, hilft bei Völlegefühl, Gallen- und Magenkrämpfen. Lindert Menstruationskrämpfe, regt auf der anderen Seite aber auch Menstruation und Wehen an.
Äußerlich angewendet wirkt die Pflanze hautreizend, fördert die Durchblutung, durchwärmt die Glieder und regt den Kreislauf an. Zur durchblutungsfördernden Einreibung bei rheumatischen Beschwerden gut geeignet. Wirkt keimwidrig, zusammenziehend und antiseptisch in Mundwässern, Zahnpasten und Kosmetik. Rosmarin stimuliert außerdem die Haarbälge und beugt so vorzeitigem Haarausfall vor.

**TAGESDOSIS:**
Innerlich 4–6 g getrocknete Blätter (frisch die doppelte Menge), äußerlich 50 g Blätter.

**BITTE BEACHTEN**

Bei normaler Dosierung keine Nebenwirkungen. Wird Rosmarin abends angewendet, sind Einschlafstörungen möglich.
Keine alkoholischen oder ätherischen Rosmarinzubereitungen während der Schwangerschaft einnehmen, da sie blutungsfördernd sind. Rosmarin als Tee oder Gewürz in der Küche schadet jedoch nicht.

### WIRKUNG AUF HERZ UND KREISLAUF

Rosmarin regt den Blutkreislauf an und damit auch die Hirndurchblutung; das stimuliert meinen ganzen Körper von der Zehenspitze bis zum Kopf. Diese Pflanze ist ein „Wachmacher für Schreibtischtäter“. Wer viel geistig arbeiten muss, braucht eine konzentrierte Wachheit, die man durch Kaffee nicht erreichen kann, denn der macht eher nervös. Oft werden durch langes Sitzen auch die Füße kalt. Rosmarin als stärkende, tief durchwärmende Pflanze unterstützt meinen Kreislauf, sorgt für kräftige Durchblutung, einen klaren Kopf und macht warme Füße.
Solch eine wärmende Pflege ist eine **typische Winterkur.** In dieser Zeit hat man ein erhöhtes Wärmebedürfnis und neigt eher zu Erkältungen, fühlt sich schneller müde und erschöpft. Der Körper fordert einfach Ruhe ein.
Vor allem die ätherischen Öle mit ihrem Kampfergehalt haben wach machende Eigenschaften und duften zudem gut. Und weil ätherische Öle über die Haut ins Blut eindringen und dort wirksam werden, wurden auch angenehm duftende Rosmarin-Körperpflegeprodukte entwickelt: Duschgel zum Wachwerden, Körperöle zum Anregen des Kreislaufs oder Rosmarin-Badezusätze. All das kann denjenigen, der eigentlich müde und erschöpft ist, wieder wach und fit machen für lange Abende im Theater, für einen Vortrag oder Ähnliches. Aber bitte nicht ständig überfordern, auch Ruhe ist wichtig!

» Mit seinen kräftigenden, aktivierenden Eigenschaften ist Rosmarin das richtige Mittel bei ersten **Erschöpfungsanzeichen.**
» Er **fördert die Konzentration,** steigert die geistige Leistungsfähigkeit und **stärkt das Gedächtnis.**
» Genauso fördert er die Durchblutung und **wärmt kalte Hände und Füße,** wie sie häufig bei niedrigem Blutdruck auftreten.
» Er unterstützt die Durchblutung der Herzkranzgefäße und damit die **Herztätigkeit.**
» Rosmarin ist ein bewährtes wärmendes Tonikum für gestresste, überarbeitete Menschen sowie bei **Kreislaufschwäche** oder während der Erholungsphase nach einer Krankheit.
» Er lindert Kopfschmerzen, Erschöpfung, Schwindel und Schwächezustände, vor allem wenn sie mit **niedrigem Blutdruck** verbunden sind.
» Mit seinen durchblutungsfördernden, krampflindernden Eigenschaften ist er ein **beliebtes Mittel in der Sportmedizin.**
» Ein wichtiger Begleiter nach einer Grippe: Rosmarin hilft, schneller wieder auf die Beine zu kommen, falls man noch längere Zeit unter Kreislaufschwäche leidet.

**Herz-Kreislauf-Pflege mit Rosmarin** ist seit dem Mittelalter beliebt: Sie ist reichhaltig und wirkt auf dreierlei Wegen: erstens innerlich als Tee, Tinktur oder in Form von anderen Präparaten, zweitens als heilsames Gewürz in der Küche und drittens äußerlich als Dusche, Bad oder Einreibung.

### SELBER SAMMELN ODER KAUFEN

» Wenn Sie einen Garten haben, schätzen Sie sich glücklich und ziehen dort Rosmarin. In Deutschlands wärmeren Gebieten gedeiht er gut, sonst wählen Sie kältetolerante Sorten wie 'Blue Winter' oder 'Veitshöchheim' und versuchen die Überwinterung im Freien. Oder Sie setzen Rosmarin in den Topf und nehmen ihn im Winter ins Haus. So haben Sie stets frischen Rosmarin parat für Küche und Wohlfühlpflege und können ihn selbst ernten.
» Rosmarintee ist überall erhältlich; bevorzugen Sie bitte Bioqualität oder Tee aus der Apotheke. Rosmarin aus dem Lebensmittelladen ist therapeutisch gesehen minderwertig, vor allem wenn er pulverisiert ist. Als Gewürz in der Küche genügt das, aber heilkräftig ist das Pulver leider kaum mehr
» Kaufen Sie Rosmarinpräparate zur innerlichen Anwendung (Tinktur, Heilpflanzensaft Rosmarin) und zur äußerlichen Verwendung (Dusche, Bad, Körperöl, auch Herz- und Rheumasalben) in der Apotheke, im Reformhaus oder im Naturkostladen.

# Weißdorntee-Kur

*Weißdorn ist eine Pflanze, die Sie wunderbar selbst anwenden können. Denn bei ihr müssen Sie auf keinerlei Nebenwirkungen achten. Tun Sie Ihrem Herz-Kreislauf-System etwas Gutes mit einer Teekur.*

KUR-ANLEITUNG

- Bei Kurbeginn 250 g Tee kaufen oder selbst gesammelten Weißdorn bereithalten.
- Für die Teemischungen weitere Kräuter siehe Rezept besorgen.
- 6 Wochen oder länger drei- bis viermal täglich 1 Tasse Tee trinken, bei Bedarf mit Honig gesüßt.

**Weißdorntee:** 1 TL (1–1,5 g) Blüten und Blätter mit 1 Tasse kochendem Wasser überbrühen, zugedeckt 15 Minuten ziehen lassen, abgießen. Weißdorntee kann auch gut kombiniert werden mit anderen Heilpflanzen. Je nach gewünschter Wirkung sind unterschiedliche Mischungen empfehlenswert:

**Tee bei nervösen Herzstörungen:** Je 25 g Weißdorn mit Melissenblättern, Lavendelblüten und Hopfenzapfen.

**Bei eher hohem Blutdruck:** Je 20 g Weißdorn, Melissenblätter, Lindenblüten, Schafgarbenkraut und Mistelblätter.

**Bei eher niedrigem Blutdruck und Kreislaufbeschwerden:** Je 25 g Weißdorn, Rosmarinblätter, Schafgarben- und Thymiankraut. Dieser Tee unterstützt den Körper auch während der Erholungsphase nach einer Krankheit und erwärmt kalte Hände und Füße.

**Grippetee:** Je 20 g Weißdorn mit Holunderblüten, Engelwurzwurzeln, Mädesüß- und Thymiankraut.

WICHTIG

Bei bestehenden Erkrankungen des Herz-Kreislauf-Systems (immer ärztlich abklären lassen!) bitte zu Präparaten aus der Apotheke greifen. Sie wirken in diesem Fall einfach verlässlicher als zum Beispiel Tees aus dem Naturkostladen.

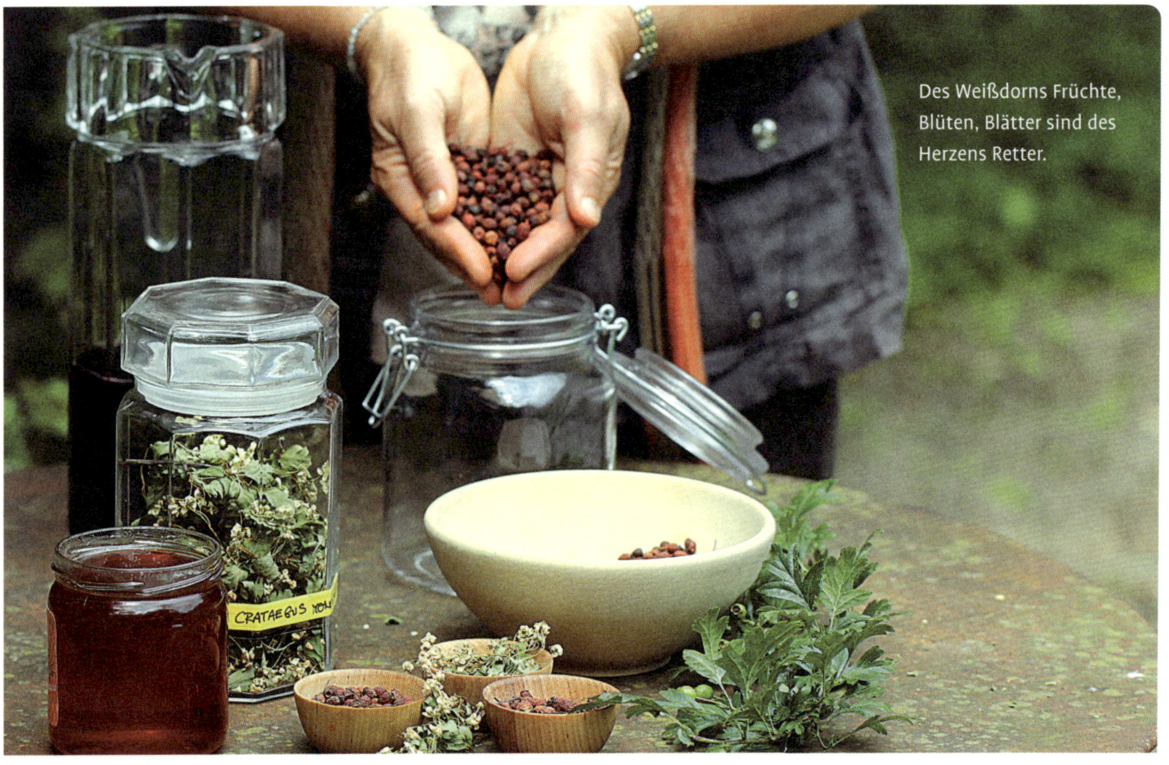


Des Weißdorns Früchte, Blüten, Blätter sind des Herzens Retter.

## *Weißdorntinktur-Kur*

*Auch die Tinktur können Sie sehr gut selbst anwenden. Sie dient der Stärkung und Kräftigung des Herzens – auch vorbeugend.*

KUR-ANLEITUNG

» 1–2 Handvoll frisch gesammelte Weißdornblüten und -blätter (oder die halbe Menge getrocknete Ware) bereithalten, sowie ein sauberes helles, leeres Marmeladenglas und 1 Flasche Wodka.
» Mindestens 6 Wochen lang dreimal täglich 25 Tropfen einnehmen.

**Herztropfen:** Das Glas vollständig mit klein geschnittenen und gemörserten frischen Weißdornblüten und -blättern füllen. Mit Wodka bis an den oberen Rand auffüllen. 3 Wochen auf dem Fensterbrett stehen lassen und täglich schütteln; danach in Tropffläschchen abgießen.

## *Weißdorn-Genuss-Kur*

*Die Früchte des Weißdorns werden traditionell zur Stärkung und Kräftigung von Herz und Kreislauf eingesetzt. Klassisch ist die Zubereitung als Wein oder Likör, Mus oder Gelee.*

KUR-ANLEITUNG

» Im Herbst vollreife Beeren sammeln.
» Die weiteren Zutaten für den Likör oder den Herzwein (siehe Rezepte unten) sowie ein leeres helles Schraubglas besorgen.
» 1 Likörgläschen am Tag genießen, beim Wein dürfen es auch 2 Likörgläschen sein.

**Herzlikör:** 200 g Weißdornbeeren, je 20 g Melissen- und Rosmarinblätter, 10 g Rosenblüten, ½ Zimtstange, 5 Scheiben frischen Ingwer, 80 g Kandis und 1 l Wodka ins Glas füllen. 6 Wochen unter regelmäßigem Schütteln ziehen lassen, dann abgießen und noch 3 Monate ruhen lassen bevor Sie zu ersten Mal probieren.

**Herzwein:** 1 Handvoll Weißdornfrüchte anquetschen; mit 1 Handvoll Weißdornblüten und -blättern, 5 TL Melissenblättern und 3 TL Herzgespannkraut in 2 l Rotwein kurz aufkochen. 20 Minuten ziehen lassen und abgießen. Den abgekühlten Wein noch mit 4 EL Honig aromatisieren.

## *Weißdornpräparate-Kur*

*Einfach, zeitsparend und bewährt: Weißdornpräparate in Reformhaus, Naturkostladen oder Apotheke kaufen und gleich anwenden.*

KUR-ANLEITUNG

» Bei Kurbeginn Weißdornpräparate besorgen.
» Nach Packungsbeilage mindestens 6 Wochen lang einnehmen.

**WENN DAS HERZ UNTERSTÜTZUNG BRAUCHT**

Bei Herzproblemen oder gar -schmerzen jeder Art sollten Sie unbedingt zum Arzt gehen und eine genaue Diagnose einholen! Falls Sie Ihr Herz und Ihren Kreislauf lediglich unterstützen und stärken möchten, ist Weißdorn jedoch eine hervorragende Pflanze für die Selbstmedikation. Das Gute an ihr ist, dass sie absolut nebenwirkungsfrei ist! Bevorzugt hilft sie bei leichteren Herzbeschwerden ohne organische Ursache und dem „Altersherz", also wenn das Herz zunehmend schwächer wird, und bei leichter Herzinsuffizienz. Ärztlich verordnet wird sie auch zur unterstützenden Therapie bei Herzrhythmusstörungen, Erkrankungen der Herzkranzgefäße und Angina pectoris („Herzenge"). Weißdorn verbessert die Durchblutung des Herzmuskels und der Herzkranzgefäße und mindert damit krampfartige Beklemmungs- und Engegefühle. In der Nachbehandlung eines Herzinfarkts unterstützt er das Herz und reguliert den Herzrhythmus. Aber noch einmal: Bei Herzproblemen jeder Art die Anwendung mit Ihrem Arzt absprechen.

## Rosmarin-Tee-Kur

*Dies ist ein wirksamer Morgengenuss und mein Lieblingstee zum Wachmachen. Sie werden ihn lieben!*

KUR-ANLEITUNG

- 150 g Rosmarinblätter kaufen oder selbst gesammelte Kräuter bereithalten.
- Morgens, mittags und nachmittags je 1 Tasse trinken. Abends nur trinken, wenn Sie noch wach bleiben wollen.
- Diese Vier-Wochen-Kur tut Ihnen gut? Dann integrieren Sie doch Rosmarintee in Ihren Tagesablauf, zum Beispiel zweimal die Woche Rosmarin- statt Schwarztee oder Kaffee.

**Muntermacher-Tee:** 1 TL (2 g) getrocknete oder 2 TL frische, klein geschnittene Blätter mit 150 ml heißem Wasser übergießen, 7 Minuten bedeckt ziehen lassen. Abgießen und trinken, gerne mit Energie spendendem Honig gesüßt. Diesen Tee können Sie als Kaffee-Ersatz am Morgen trinken, er macht genauso munter. Ist eine verstärkte Wirkung erwünscht, können Sie pro Tasse 15 Tropfen Rosmarintinktur zugeben.

## Rosmarintinktur-Kur

*Diese Tinktur können Sie fertig kaufen oder mit Rosmarin aus Ihrem Garten selbst zubereiten.*

KUR-ANLEITUNG

- Rosmarintinktur aus der Apotheke besorgen.
- Oder, wenn Sie die Tinktur selbst ansetzen wollen, 10–20 g getrocknete Rosmarinblätter kaufen oder 20–40 g frische Blätter selbst sammeln und 100 ml 40 %igen Alkohol sowie ein helles, gut verschließbares Glas mit etwa 150 ml Fassungsvermögen bereithalten. Die Tinktur nach unten stehendem Rezept zubereiten.
- Die Tinktur (dreimal täglich 15–20 Tropfen) einnehmen oder in Rosmarintee einträufeln.

**Rosmarintinktur:** Die sehr klein geschnittenen Rosmarinblätter mit dem Alkohol übergießen. 3 Wochen gut verschlossen stehen lassen, regelmäßig schütteln, abgießen und in dunklen Tropf-Fläschchen aufbewahren.

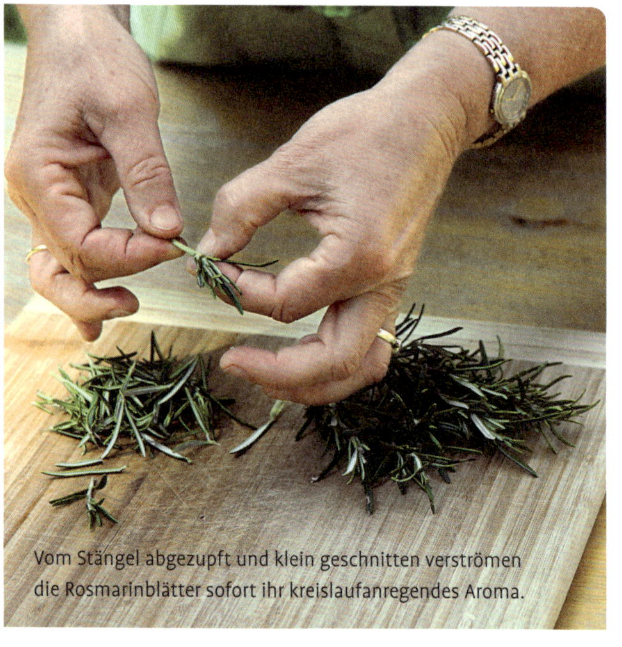

Vom Stängel abgezupft und klein geschnitten verströmen die Rosmarinblätter sofort ihr kreislaufanregendes Aroma.

**WENN DER KREISLAUF UNTERSTÜTZUNG BRAUCHT**

Bei Kreislaufbeschwerden mit niedrigem Blutdruck oder Kreislaufkollaps 30 Tropfen Rosmarintinktur als Sofortmaßnahme einnehmen. Das steigert die Herz-Durchblutung. Bewährt hat sich die Tinktur auch nach Krankheiten, bei chronischem Schwächezustand und Kreislaufschwäche nach Infektionen. Rosmarin-Herzsalbe aus der Apotheke kann man auch bei nervösen Herzbeschwerden auf die Herzgegend auftragen.

## *Rosmarin-Genuss-Kur*

*Rosmarinwein ist seit langer Zeit bekannt. Pfarrer Kneipp setzte ihn gegen „Herzgebrechen" ein. Und Wilhelm Ryff, Kräuterkundiger der Renaissance, schwärmte: „Die Geister des Herzens und des gesamten Körpers empfinden Freude durch dieses Getränk".*

KUR-ANLEITUNG

» 50 g frischen oder 25 g getrockneten Rosmarin und 1 l trockenen Weißwein besorgen. Die Mengen reichen genau für eine Kur.
» Zwei- bis dreimal täglich 1 EL des Rosmarinweins genießen. So lange einnehmen bis der Wein aufgebraucht ist.

**Rosmarinwein:** Den Rosmarin klein schneiden und im Weißwein 1 Woche ziehen lassen, dann abgießen. Der Wein wirkt sehr gut gegen Antriebsschwäche. Gekühlt ist er etwa 4 Wochen haltbar.

## *Rosmarin-Kreislauf-Kur*

*Diese Kur ist für die äußerliche Anwendung gedacht. Sie wird besonders denjenigen gefallen, die Freude an selbst hergestellter Naturkosmetik haben.*

KUR-ANLEITUNG

» Rosmarinblätter kaufen (getrocknet oder frisch) oder selbst sammeln.
» Weitere Zutaten je nach Rezeptur bereitstellen.

**Aktivierendes Rosmarinbad:** 50 g Rosmarinblätter mit 1 l Wasser überbrühen, bedeckt 15 Minuten ziehen lassen und abgießen. Dann dem Vollbad zugeben oder für Hand- und Fußbäder in eine Schüssel mit Wasser geben. Für ein Voll- oder Teilbad die gleiche Menge Rosmarinblätter aufbrühen; denn wenn die Aufnahmefläche, wie bei dem Hand- oder Fußbad, kleiner ist, brauchen Sie eine höhere Konzentration.

**Rosmarinöl:** 30 g Rosmarinblätter klein schneiden und in 200 ml Sesam- oder Mandelöl 3 Wochen lang auf dem Fensterbrett stehen lassen; täglich schütteln. Abgießen und auf Wunsch 20–30 Tropfen ätherisches Rosmarinöl zugeben. Dieses Öl ist eine wunderbare durchblutungsfördernde Hautpflege.

**ROSMARINÖL KAUFEN**

Sie haben weder Zeit noch Lust, Rosmarin-Körperöl selbst herzustellen? Kein Problem, kaufen Sie das Öl in der Drogerie oder Apotheke. Sie können es übrigens auch bei chronischen Durchblutungsstörungen auf die Haut auftragen.

**Rosmarinfluid:** 50 ml Rosmarinöl mit 5 ml -tinktur, 5 Tropfen ätherischem Rosmarinöl und 50 ml abgekühltem Rosmarintee (Rezepte siehe oben) mischen. Statt Rosmarintee können Sie auch Rosmarinwasser (Rosmarinhydrolat) aus der Apotheke nehmen. Das ergibt eine erfrischende, feuchtigkeitsspendende Hautpflege, die besonders im Sommer sehr angenehm ist.

**ERST SCHÜTTELN, DANN CREMEN**

Das Rosmarinfluid vor jedem Gebrauch kräftig schütteln. Da es ohne Emulgator angesetzt wird, trennt sich das Öl immer wieder vom Wasser. Durch Schütteln verbinden sich die beiden Phasen Öl und Wasser und das Fluid kann aufgetragen werden.

# Alles für Ihr Herz

*Herzpflege darf immer angenehmer Art sein, egal ob Sie die hier vorgestellten Angebote wählen oder „aus vollem Herzen" singen oder lachen, herzgesund essen oder einfach klar und freundlich sind zu sich und anderen Menschen – auch das tut dem Herzen gut!*

## *1: Galgant gegen Herzweh*

Galgant (*Alpinia officinarum*) ist ein scharfes, bitteres Mittel mit starker und schneller krampflösender Wirkung. Genutzt wird die Wurzel, sie ist gleich bei zwei „Herzensangelegenheiten" hilfreich:

*1.* Manche Menschen haben so **starke Blähungen**, dass sie dabei Herzschmerzen bekommen. In diesem Fall wirkt Galgant einerseits direkt gegen die Blähungen und andererseits gefäßerweiternd und krampflösend auf die Herzkranzgefäße.

*2.* Wegen dieser raschen krampflösenden Wirkung auf die Herzkranzgefäße ist Galgant auch als Notfallmittel bekannt (¼ TL Pulver in Espresso), wenn bei einem organisch gesunden Herz durch Stress oder andere psychosomatische Ursachen ein Gefühl der **Herzenge** auftritt. Aber denken Sie bitte daran, Herzbeschwerden immer ärztlich abklären zu lassen.

Kaufen Sie Galgant als Gewürzpulver im Naturkostladen beziehungsweise im Reformhaus oder als Tablette oder Tinktur in der Apotheke. Die Tagesdosis von 2–4 g Galgantpulver sollte nicht überschritten werden.

*Galganttee:* ½–1 TL (1–2 g) Galgantpulver mit 1 Tasse heißem Wasser überbrühen, bedeckt 5 Minuten ziehen lassen und abgießen. 1–2 Tassen nach Bedarf trinken.

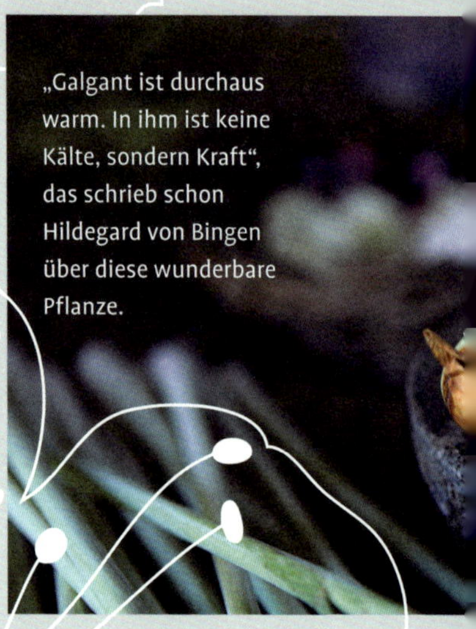

„Galgant ist durchaus warm. In ihm ist keine Kälte, sondern Kraft", das schrieb schon Hildegard von Bingen über diese wunderbare Pflanze.

## *2: Ein besonderer Wein für das Herz*

Die Herzwein-Rezepte mit Weißdorn oder Rosmarin kennen Sie schon von Seite 149 und 151. Hier noch der **Petersilienwein** von Hildegard von Bingen. 10 Petersilienstängel samt Blättern in 1 l Weißwein mit 1 EL Weinessig kurz aufkochen lassen. 10 Minuten ziehen lassen. Auf 40 °C abkühlen lassen, dann 300 g Bienenhonig zugeben und 5 Minuten ziehen lassen. Danach in saubere Flaschen abfüllen. Dieser Herzwein stärkt Kreislauf und Herz, reguliert den Schlaf und den Blutdruck und ist hilfreich bei Stress und Müdigkeit. Kurweise 2–12 Wochen lang einnehmen, dazu dreimal täglich je 1 Likörglas voll trinken.

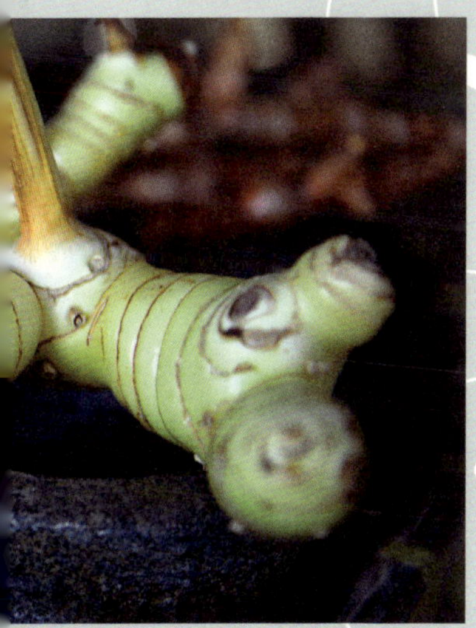

### 3: Angenehme Herzsalben

Herzsalben mit ätherischen Ölen sind eine besonders angenehme Anwendung bei stress- oder psychosomatisch bedingten Herzbeschwerden, denn man kann sich selbst etwas spürbar Gutes tun: Allein schon das Auftragen und sanfte Einmassieren entspannt. In Verbindung mit dem stärkenden Duft wirken die Salben doppelt wohltuend und das hilflose Gefühl, dem schmerzhaften Geschehen ausgeliefert zu sein, schwindet. So tritt meist bald Erleichterung ein.
Sie erhalten in der Apotheke verschiedene Herzsalben mit Kampfer, Menthol oder ätherischem Fichtennadel- und Rosmarinöl.

Tragen Sie die Herzsalbe einfach in der Nähe des Herzens auf: Also etwa im Bereich, der sich von einer Handbreit über dem Herzen bis eine Handbreit hin zur linken Achselhöhle erstreckt.

Durch das Einmassieren dringen die ätherischen Öle in die Haut ein. Sie verbessern die Durchblutung der Herzkranzgefäße und erweitern diese, wenn sie zuvor stressbedingt verengt waren, und lösen damit krampfartige Spannungen. Das entspannt den gesamten Körper. Tragen Sie morgens und abends einen 1–2 cm langen Strang Herzsalbe auf. Machen Sie nach 6 Wochen Anwendungszeit eine Pause, damit sich Ihr Körper nicht an die Salbe gewöhnt.

### 4: Heiße Kräuterkompressen

Einfache, aber wirksame Anwendungen sind genial, denn man macht sie auch, wenn das Leben gerade stressig ist. Zu solchen großartigen Anwendungen gehören Kompressen mit Rosmarin oder Lavendel. Besorgen Sie sich in der Apotheke Bademilch: mit Rosmarin gegen Erschöpfung und zur Unterstützung Ihres Kreislaufs, oder Lavendel zur Beruhigung.

**So einfach geht es:** 1 l sehr heißes Wasser in eine Schüssel füllen. ½–1 Verschlusskappe Lavendel- oder Rosmarin-Bademilch zugeben. Ein Gästehandtuch darin tränken und gut auswringen (Achtung: das Handtuch ist sehr heiß!). Nun kommt es darauf an, welche Wirkung Sie erzielen wollen:

*Gegen Erschöpfung:* Die heiße Rosmarinkompresse auf die Herzgegend legen und mit einem trockenen Handtuch bedecken.

*Zur Beruhigung:* Die Lavendelkompresse kommt auf Stirn oder Nacken; ebenfalls mit einem trockenen Handtuch bedecken.
Dann tief durchatmen und 15 Minuten entspannen!

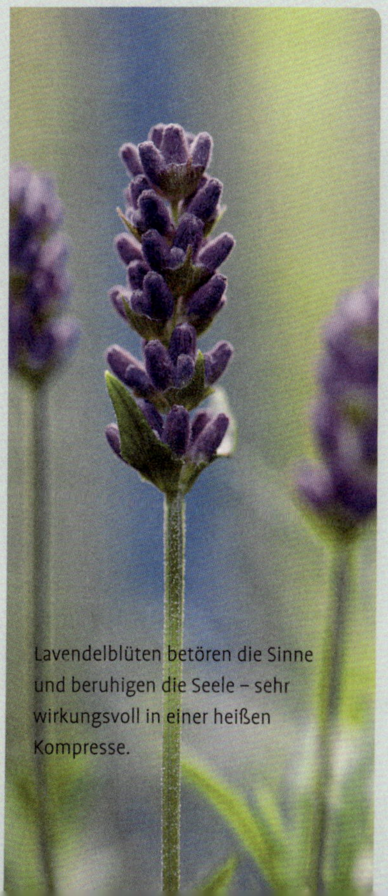

Lavendelblüten betören die Sinne und beruhigen die Seele – sehr wirkungsvoll in einer heißen Kompresse.

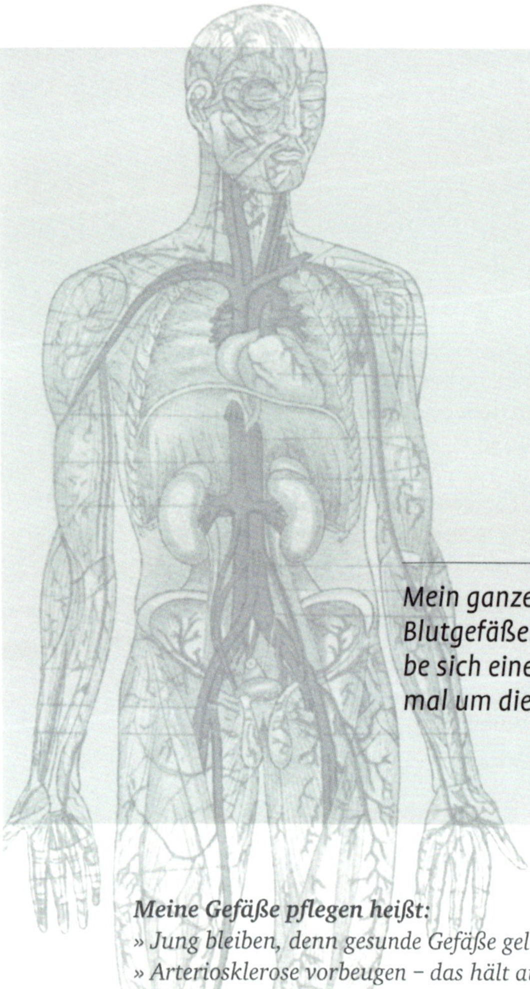

# Blutgefäße

**Mein ganzer Körper ist durchzogen von einem filigranen Netz aus Blutgefäßen. Würde man all meine Gefäße aneinanderreihen, ergäbe sich eine Länge von 100 000 km – eine Strecke, die zweieinhalbmal um die Erde reichen würde.**

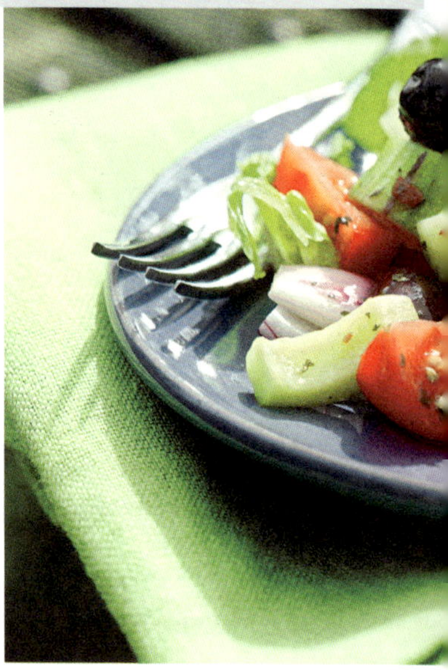

***Meine Gefäße pflegen heißt:***
*» Jung bleiben, denn gesunde Gefäße gelten als Jungbrunnen.*
*» Arteriosklerose vorbeugen – das hält auch geistig fit.*
*» Vorsorge der angenehmsten Art, denn ich kann mich durch leckeres Essen gesund halten.*
*» Immer in Bewegung bleiben, denn wer rastet, der rostet.*

## *Ihre Aufgaben*

TRANSPORTUNTERNEHMEN BLUT
Blutgefäße sind röhrenförmige Hohlkörper, die das Blut zu den Zellen transportieren und somit die Blutzirkulation im Körper aufrecht halten. Gemeinsam mit dem Herz bilden sie den Blutkreislauf. Man unterscheidet **Arterien** und **Venen**. Arterien transportieren das Blut vom Herzen weg. Venen führen das Blut zum Herzen hin. **Kapillare**, feine Haargefäße, stellen den Übergang zwischen Arterien und Venen her. Sie sind für den Austausch lebenswichtiger Stoffe und Stoffwechselendprodukte zwischen Gefäß und Zelle zuständig.

DER MENSCH IST SO ALT WIE SEINE GEFÄSSE
Jugendlich-elastische Gefäße halten den Körper jung. Solange Arterien frei von Ablagerungen sind und elastisch bleiben, können sie ihrer Aufgabe, der Versorgung des Körpers mit allen notwendigen Stoffen, bestens nachkommen. Damit das lebenslang so bleibt, kümmere ich mich einmal pro Jahr ganz gezielt um meine Gefäße. Man kann es sich leicht vorstellen: Ablagerungen in den Gefäßen machen eigentlich elastische Arterien zu einem starren Rohr und verengen sie. Für mein Herz wird es dann immer anstrengender, das Blut gegen den erhöhten Druck anzupumpen. Und es wird auch gefährlicher, weil sich diese Ablagerungen an der Gefäßwand auch mal als „Klumpen" loslösen können (der Fachbegriff dafür ist Thrombus). Das muss man sich dann

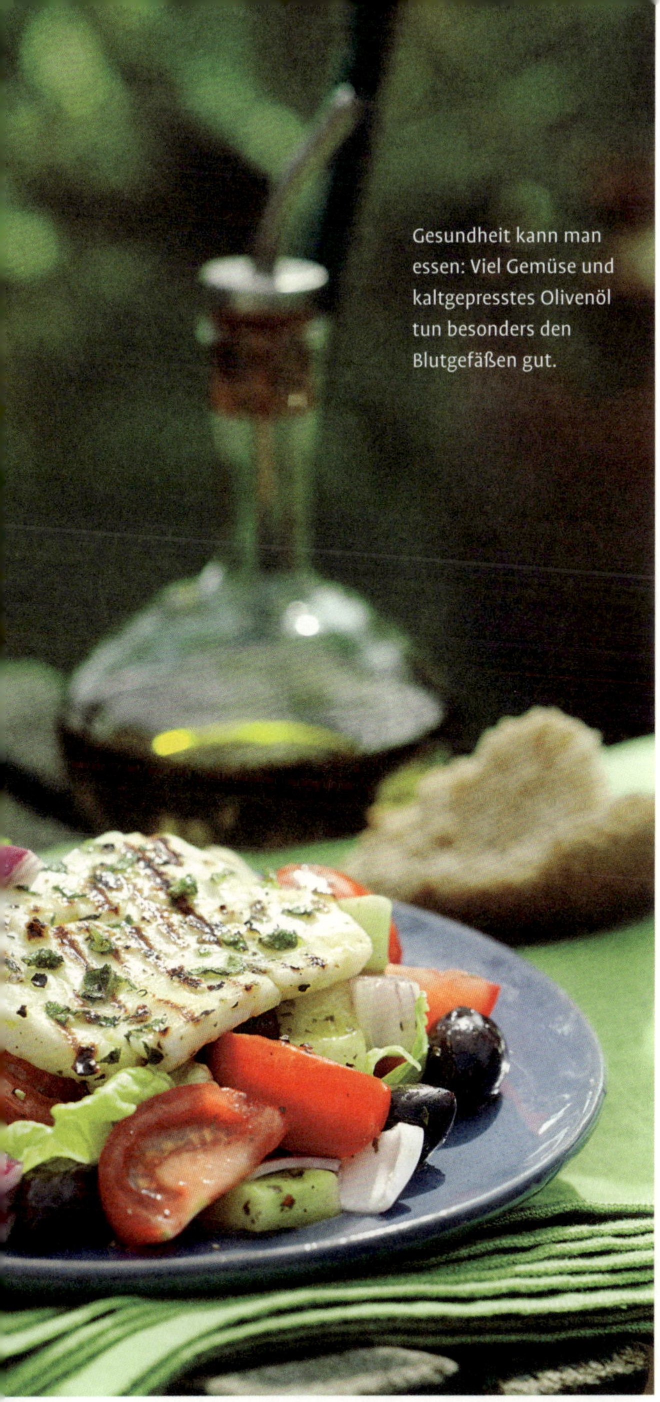

Gesundheit kann man essen: Viel Gemüse und kaltgepresstes Olivenöl tun besonders den Blutgefäßen gut.

wie einen Stöpsel vorstellen, der im zunehmend enger werdenden Gefäßsystem ein Gefäß auch ganz verschließen kann. In diesem Gebiet kommt es dann zu Sauerstoffmangel, zu Schmerzen und Gewebsschädigungen, zu Herzinfarkt oder Schlaganfall. Dem muss lebenslang vorgebeugt werden. Aber bitte mit Genuss!

Gefäßpflege heißt auch Risikofaktoren vermeiden. Neben erhöhten Blutfettwerten, Bluthochdruck, Übergewicht, Bewegungsmangel und Rauchen verengt übrigens auch Stress die Gefäße!

### VENEN PFLEGEN HEISST IN BEWEGUNG BLEIBEN

Die Venen transportieren das Blut zum Herzen zurück, das heißt, sie müssen meistens gegen die Schwerkraft arbeiten. Venenklappen im Inneren des Gefäßes verhindern, dass das Blut wieder zurückfließt. Außerhalb der Venen unterstützt die Wadenmuskelpumpe die Rückführung des Blutes zum Herzen, und zwar durch Anspannung der Beinmuskeln beim Gehen. Das drückt die zwischen den Muskeln liegenden Venen zusammen. Entspannen sich die Muskeln wieder, entsteht in den Venen ein Unterdruck, der das Blut regelrecht nach oben saugt. Also ist Bewegung die wichtigste Voraussetzung für die Beinvenengesundheit!

Werden im Laufe einer Venenerkrankung die Venenklappen undicht, dann erweitern sich die Gefäße und das Blut fließt zurück in Richtung Fuß. Oder es pendelt zwischen zwei Klappen hin und her. Dann staut sich das Blut und es bilden sich Krampfadern und Ödeme, die Venenwände werden geschädigt und der Stoffwechsel in diesem Gebiet beeinträchtigt.

**Heilpflanzen helfen,** dem vorzubeugen. Sie beeinflussen Gefäßveränderungen positiv und stabilisieren die Venenfunktion. Aber sie können bestehende krankhafte Veränderungen leider nicht mehr rückgängig machen.

#### DA FREUEN SICH DIE BLUTGEFÄSSE

- Ballaststoff- und genussreich mediterran (Olivenöl, Obst, Gemüse) essen.
- Fisch, Mandeln, Zwiebeln und Knoblauch sind wahre „Gefäßpfleger".
- Maßvoller Genuss von Rotwein und dunkler Schokolade verlängert die Lebenszeit.
- Bittermittel wie Ingwer, Wermut, Enzian oder Löwenzahn erhöhen die Ausscheidung der Gallensäuren und senken dadurch den Cholesterinspiegel. Das tun auch fein geriebene Äpfel: sie binden mit ihrem Pektin Gallensäuren im Darm.
- Bitte nicht Rauchen.
- Für gesunde Beinvenen: flache Schuhe tragen und öfter barfuß gehen und kneippen.
- Den 3S-3L-Merksatz beherzigen: „Stehen und sitzen ist schlecht, lieber laufen oder liegen."

## *Knoblauch hält die Blutgefäße jung*

*Knoblauch gilt seit jeher als Jungbrunnen für die Gefäße. Er ist ein Kraftpaket, das unerwünschte Besucher aus dem Körper vertreibt und somit Krankheiten vorbeugt. „Knoblauch macht alt – aber einsam", heißt es wegen seines Geruchs. Genießen Sie ihn deshalb einfach zu zweit.*

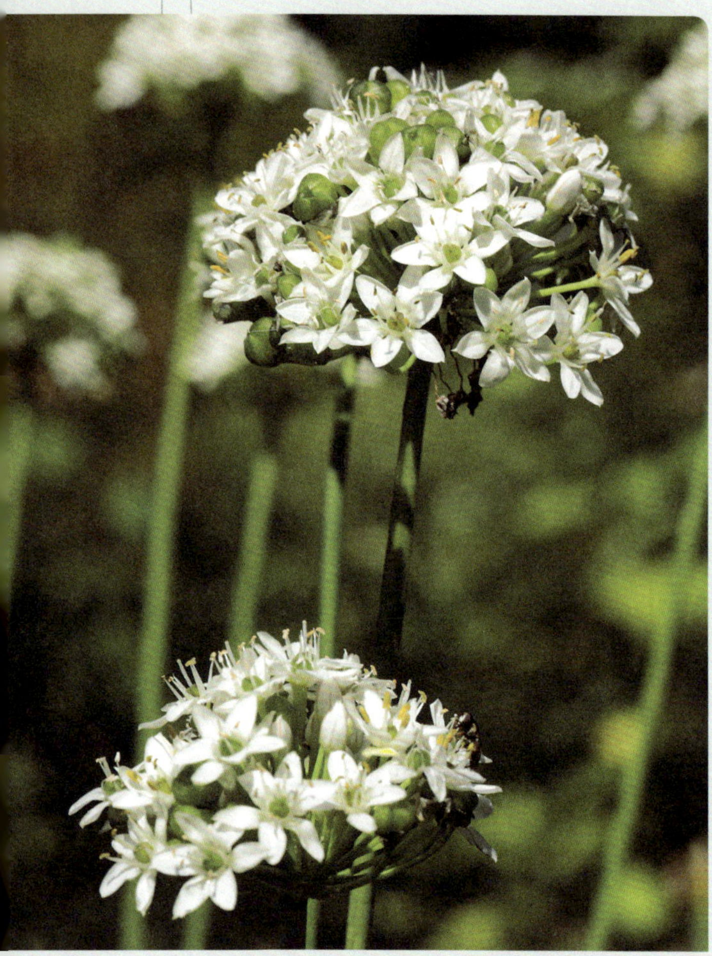

Knoblauch, Allium sativum

**DIE PFLANZE:**
Ausdauernde Pflanze der Gattung Lauch (Allium), die aus den Steppengebieten Zentral- und Südasiens über das Mittelmeer nach Europa kam. Überdauert durch ihre Zwiebel, die aus der Hauptzehe mit Nebenzehen besteht, im Boden. Aus der mittleren Hauptzehe treibt der Blütenstängel mit zarten weißen Blütchen.

**NÜTZLICHE TEILE:**
Zwiebel.

**DAS IST DRIN:**
In frischer Zwiebel geruchloses Alliin, welches bei der Zerkleinerung zu wirksamem und duftendem Allicin umgebaut wird. Lauchöl (Sulfide), Adenosin, Flavonoide, Selen, Schleimstoffe, Vitamin C und E, Beta-Carotin, Cholin.

**SO WIRKT SIE:**
Knoblauch pflegt die Gefäße, wird angewendet zur begleitenden Therapie bei Bluthochdruck und erhöhten Blutfettwerten, zur Vorbeugung altersbedingter Gefäß- und Herz-Kreislauf-Erkrankungen, arterieller Verschlusskrankheit und altersbedingten Augenerkrankungen. Keimwidrig gegen Viren, Bakterien und Pilze, beugt Erkältungskrankheiten vor. Regt die Verdauung an und verbessert die allgemeine Aufmerksamkeit. Vermindert die Bildung freier Radikale.

**TAGESDOSIS:**
3–4 g frische Knoblauchzehe (1–2 kleine Zehen) oder 900–1200 mg getrocknetes Knoblauchpulver.

**BITTE BEACHTEN**
Selten treten Magen-Darm-Beschwerden oder allergische Reaktionen auf. Ansonsten keine Gegenanzeigen bekannt, abgesehen vom starken Geruch. Sicherheitshalber Knoblauchpräparate vor chirurgischen Eingriffen und Zähneziehen absetzen. Werden in diesem Zusammenhang gerinnungshemmende Arzneimittel verabreicht, könnte Knoblauch deren Wirkung verstärken.

### WIRKUNG AUF DIE GEFÄSSE

Für mich ist einmal im Jahr eine Knoblauch-Gefäßkur sehr wichtig. Knoblauch ist eine Art Rohrputzer, er hält meine Gefäße auf unterschiedliche Art frei von Ablagerungen. Davon profitieren sämtliche Organe und Körperteile: Alle inneren Organe mitsamt Augen und Ohren, auch Muskeln, Sehnen und Gelenke, Herz und Gehirn, sie alle werden über die Blutgefäße ernährt. Und „saubere" Gefäße erledigen ihre Aufgabe eben sehr zuverlässig.
Bei meiner Kur beginne ich gedanklich mit dem Gehirn, denn meine fünf Sinne möchte ich stets beisammen haben. Nicht umsonst bezeichnet man Knoblauch als eine der wichtigsten Pflanzen zur Vorbeugung altersbedingter Gefäßerkrankungen. Vorbeugung und Vorsorge, das sind Zauberworte für die Gesundheit. Wenn man einer Arteriosklerose, zu hohem Blutdruck, zu hohen Blutfettwerten, einem Herzinfarkt, einem Schlaganfall, Gedächtnisstörungen, altersbedingten Augenstörungen und arterieller Verschlusskrankheit mit einem so alltäglichen Gemüse wie Knoblauch vorbeugen kann, klingt das nach einem Zaubermittel. Manche nennen ihn daher auch Wunderknolle oder natürliches Anti-Aging-Mittel. Wie er das macht? Weil er die Blutgefäße jugendlich elastisch und frei von Ablagerungen hält und mit verschiedenen ineinandergreifenden Wirkungsarten die Gefäße schützt. Knoblauch gilt auch in der heutigen Medizin als Mittel gegen das Altern, denn er verzögert altersbedingte Gefäßveränderungen. Er vereinigt in einer Zwiebel quasi all die wirksamen Mittel, die mein Gefäßsystem braucht, damit es elastisch und gesund bleibt.

» Knoblauch enthält viele natürliche Antioxidantien, die die Bildung freier Radikale vermindern. Das wirkt unter anderem dem Alterungsprozess und typischen Alterserscheinungen wie Arteriosklerose, Herz-Kreislauf-Erkrankungen, degenerativen und Autoimmunerkrankungen sowie grauem Star entgegen. Auch an der Schädigung der Gefäßwand sind aggressive Sauerstoffradikale beteiligt, die der antioxidative Knoblauch blockiert: Er verhindert Ablagerungen an der Gefäßinnenwand. Knoblauch hat somit eine günstige Auswirkung auf die Lebensdauer und Gesundheit.
» Knoblauch senkt einen erhöhten Blutfettspiegel um bis zu 20 % und verhindert, dass sich Ablagerungen in den Gefäßen bilden. Teilweise hemmt er die Neubildung von Cholesterin.
» Knoblauch erweitert die Blutgefäße und wirkt dadurch blutdrucksenkend. Er besitzt außerdem krampflösende Eigenschaften.
» Er verbessert die Fließeigenschaften des Blutes und verhindert, dass sich die Blutplättchen zusammenballen. Dadurch senkt er das Risiko zur Thrombenbildung. Zudem verlängert er die Blutungs- und Gerinnungszeit und kann bis zu einem gewissen Grad bestehende Blutgerinnsel auflösen.

**Gefäßpflege mit Knoblauch** ist vor allem „Küchenmedizin". Ich setze während meiner Knoblauchkur voll und ganz auf gefäßpflegenden Genuss. Ich kombiniere leichte mediterrane Speisen mit kaltgepresstem, hochwertigen Olivenöl und Gemüse einfach mit Knoblauch. Meine Lieblingstipps finden Sie unter „Da freuen sich die Blutgefäße" auf Seite 155 und unter der Plus-Kur auf Seite 165.

### SELBER SAMMELN ODER KAUFEN

» Natürlich können Sie Knoblauch selbst anbauen und ernten.
» Überall, fast weltweit, gibt es die Wunderknolle aber auch zu kaufen.
» Im Reformhaus, Naturkostladen oder Apotheke bekommen Sie Knoblauchpräparate – wobei nichts über frischen Knoblauch geht; ihn sollten Sie bevorzugen.

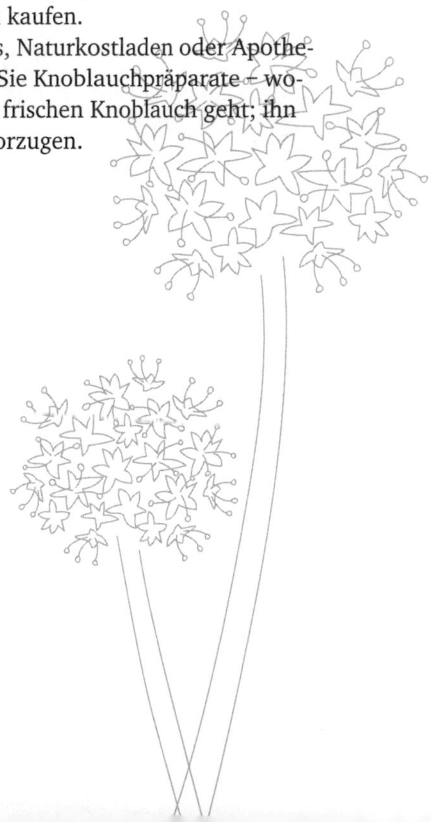

## *Buchweizen für die Blutgefäße*

*Buchweizen sorgt für eine gute Durchblutung bis in kleinste Gefäße. Aber es sind nicht die Buchweizenfrüchte, aus denen das Buchweizenmehl zum Backen hergestellt wird, auf die es ankommt. Heilkräftig für die Gefäße ist das blühende Kraut.*

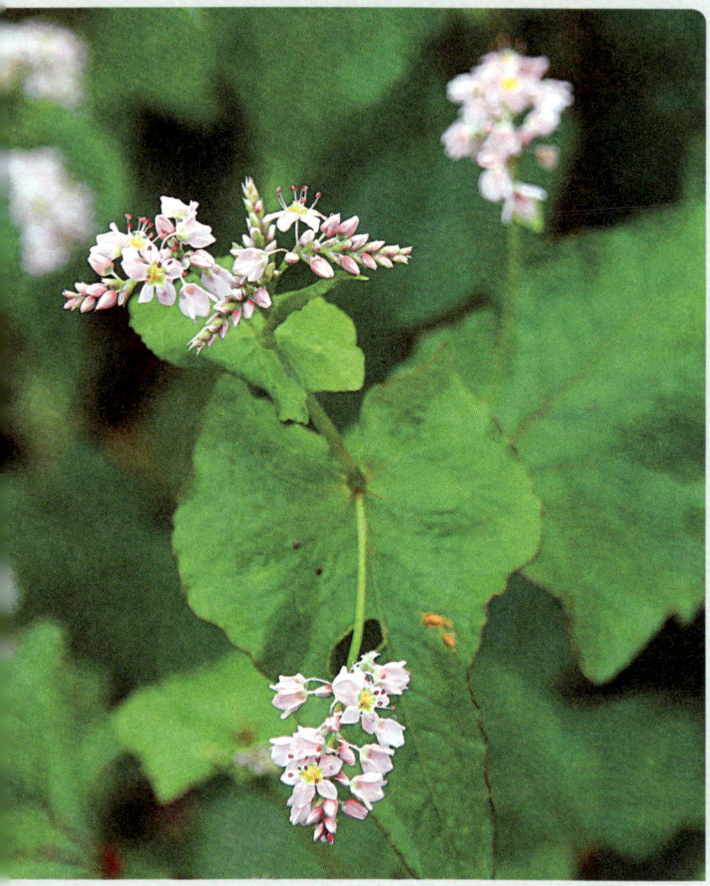

Buchweizen, Fagopyrum esculentum

**DIE PFLANZE:**
Einjähriges 60 cm hohes Knöterichgewächs mit runden knotigen Stängeln. An jedem Knoten entsteht ein dreigezackt pfeilförmiges Blatt. Kleine weißrosa Blütchen. Die dreikantigen, weizengroßen Früchte ähneln in ihrer Form den Bucheckern und man kann sie essen.

**NÜTZLICHE TEILE:**
Blühendes Kraut; Erntezeit Juni bis Oktober. Für die Gefäßpflege wird nur das Kraut, nicht die Frucht verwendet.

**DAS IST DRIN:**
Flavonoide (bis zu 90 % Rutin), Kaffeesäurederivate, Phenylcarbonsäure, Fagopyrin, Salicylsäure, Gerbstoffe und Anthozyane.

**SO WIRKT SIE:**
Die antioxidativen Flavonoide helfen, schädliche Sauerstoffradikale abzufangen, schützen damit Zellen und beugen der Arteriosklerose vor. Buchweizen verbessert die Elastizität und Blutzirkulation bis in die kleinsten Blutgefäße, normalisiert den Flüssigkeits- und Stoffaustausch und mindert die Anfälligkeit für Entzündungen. Bei chronischem Venenleiden sehr gut einsetzbar.

**TAGESDOSIS:**
5–6 g Buchweizenkraut, 150 mg Rutin (in Fertigarzneimitteln). Gut verträglich und zur Langzeitanwendung empfohlen.

**BITTE BEACHTEN**
Nach der Einnahme von Buchweizen treten selten Kopfschmerzen auf. Sicherheitshalber nicht in den ersten 3 Monaten der Schwangerschaft einnehmen. Vorsicht bei der Ernte, die an sonnigen Nachmittagen geschehen soll: Kommt dabei Pflanzensaft auf die Haut, wird diese sonnenempfindlich und kann sich stark entzünden.

### WIRKUNG AUF DIE VENEN

Eine Gefäßkur mit Buchweizenkraut schützt beide Arten von Blutgefäßen – Arterien und Venen. Denn Buchweizen reduziert die Brüchigkeit meiner Blutgefäße und erhöht deren Elastizität. Das bedeutet, dass das Blut optimal bis in die kleinsten Kapillare fließen kann. Außerdem sind die antioxidativen Flavonoide mit ihrer Fähigkeit, Radikale abzufangen, gute Zellschützer. Sie unterstützen bei der Arteriosklerose-Vorbeugung, bei Schwindel und Gedächtnisschwäche. Buchweizenkraut ist darüber hinaus bei der Vorbeugung und Nachbehandlung eines Schlaganfalls, bei Durchblutungsstörungen und bei Beingeschwüren hilfreich. Buchweizen wird sogar begleitend bei der Behandlung von Netzhautblutungen des Auges eingesetzt.
Ich möchte aber mit Buchweizen ganz besonders meine Venen unterstützen. Denn ich sitze wie viele andere auch viele Stunden täglich am Schreibtisch und, wenn ich Seminare halte, stehe ich lang – beides ist nicht gerade venenfreundlich. Wenn ich müde, schwere Beine oder leicht geschwollene Knöchel habe, dann weiß ich, es ist höchste Zeit für Bewegung – und für Buchweizen!

» Buchweizenkraut enthält eine große Menge des gefäßschützenden Flavonoids Rutin, das die zarte Wand meiner Venen abdichtet, eine **übermäßige Brüchigkeit und Durchlässigkeit der Gefäße reduziert** und deren Elastizität erhöht.
» Zudem **verbessert er die Zirkulation in meinen Kapillaren,** normalisiert dort den Flüssigkeits- und Stoffaustausch und lässt die Entzündungsbereitschaft zurückgehen.
» Damit beugt er Wasseransammlungen im Gewebe (Ödemen) vor, wirkt abschwellend bei venösen Stauungen, **mindert Spannungsschmerzen und Schweregefühl in den Beinen.**

**Venenpflege mit Buchweizenkraut** ist praktisch und unkompliziert: Man kann es ganz einfach als Tee trinken. Vor allem wer beruflich viel stehen muss, könnte Buchweizentee allmorgendlich zum Frühstück trinken, um einer Gefäßerkrankung beizeiten vorzubeugen. Ich empfehle eine mindestens dreimonatige Anwendung. Sie können aber auch langfristig zu dem Kraut greifen.

### SELBER SAMMELN ODER KAUFEN

» Normalerweise kauft man Buchweizentee und auch Buchweizenpräparate in der Apotheke.
» Sie können Buchweizen aber auch selbst anbauen. Er wächst unkompliziert und kommt schnell zur Blüte. Das blühende Kraut bitte nachmittags nach intensiver Sonnenbestrahlung ernten, dann hat die Pflanze am meisten Rutin entwickelt. Aber Achtung: Bringen Sie dann eben keinen Pflanzensaft auf Ihre Haut um Entzündungen zu vermeiden.

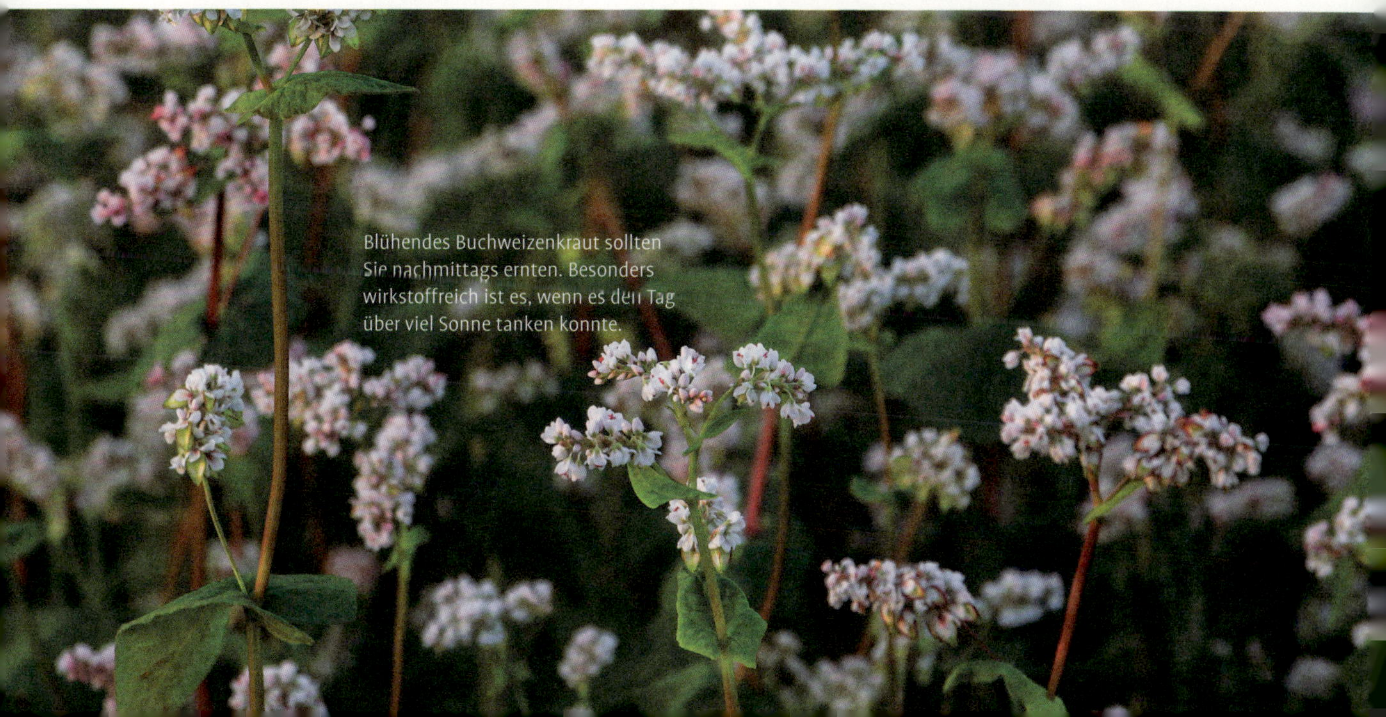

Blühendes Buchweizenkraut sollten Sie nachmittags ernten. Besonders wirkstoffreich ist es, wenn es den Tag über viel Sonne tanken konnte.

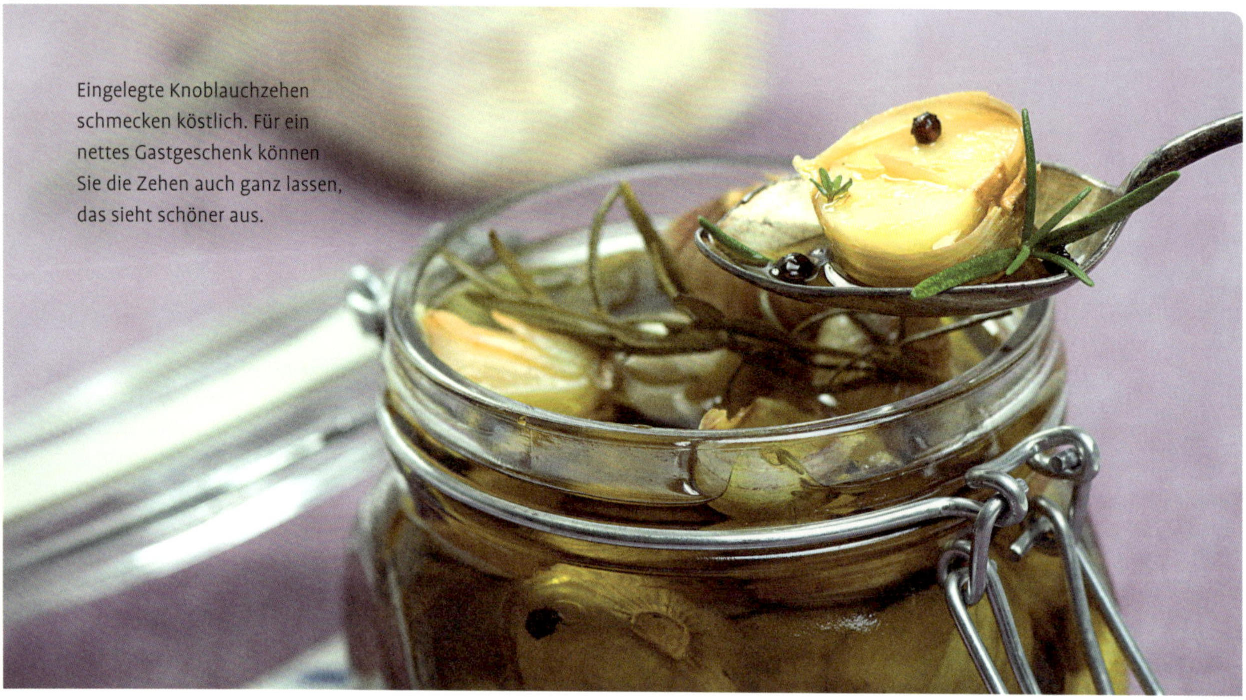

Eingelegte Knoblauchzehen schmecken köstlich. Für ein nettes Gastgeschenk können Sie die Zehen auch ganz lassen, das sieht schöner aus.

## *Knoblauch-Genuss-Kur*

*Das Zauberwort jeglicher Gefäßpflege heißt Vorbeugung. Das sagt sich so einfach. Und das ist es auch, besonders dann, wenn man mit so leicht erhältlichen Lebensmitteln wie dem Knoblauch kuren kann.*

KUR-ANLEITUNG

» Frischen Knoblauch besorgen.
» Auswahl an Gerichten treffen und die Zutaten entsprechend einkaufen.
» Auf Wunsch Vorräte ansetzen.
» Nicht mehr als 1–2 kleine Zehen pro Tag essen.

**Ligurische Paste:** 3 Brötchen (1 Tag alt) zerkrümeln und mit 3 EL gutem mildem Essig übergießen. Im Mixer 8 Knoblauchzehen mit je 3 Bund Basilikum und Petersilie kurz pürieren und in die Brot-Essig-Masse zugeben. Mit 200 ml Olivenöl auffüllen und mit Salz und Zitrone gut abschmecken. Passt zu Fleisch, Fisch oder Pasta. Diese Portion können Sie innerhalb einer Woche verbrauchen – so lange ist die Paste im Kühlschrank haltbar.

**Zaziki** (für 1–2 Personen): ½ Salatgurke fein reiben und mit 150 g Joghurt, 150 g Sauerrahm und 1 EL Olivenöl verrühren. 2 geschälte Knoblauchzehen dazu pressen, 2 Bund frischen, kleingehackten Dill zugeben und mit etwas Zitrone, Pfeffer und Salz abschmecken. Fein zu Salzkartoffeln, Fisch, Gemüse.

**QUETSCHEN IST BESSER ALS SCHNEIDEN**

T

Sie kennen sicher eine Reihe von Gerichten, in denen Sie eine Spur Knoblauch mögen. Wichtig ist, er sollte unbedingt frisch und gut gequetscht sein. Denn das hochwirksame Allicin wird erst gebildet, wenn die Zellen der Zehen „verletzt" werden, dann entfaltet er auch seinen typischen Geruch. Je besser Knoblauch gequetscht wird, desto intensiver seine Wirkung. Deshalb ist Quetschen mit der Knoblauchpresse viel besser als ihn nur zu schneiden. Übrigens: Wird Knoblauch gekocht oder gebraten, baut sich seine Wirksamkeit ab.

**Knofelgeist:** Ein helles Schraubglas locker mit geschälten, klein gequetschten Knoblauchzehen füllen und mit 38 %igem Korn auffüllen. 2 Wochen stehen lassen, danach filtern und in kleine dunkle Flaschen abfüllen. Zur Vorbeugung oder Behandlung altersbedingter Gefäßerkrankungen je 1 EL vor dem Mittagessen einnehmen.

**In Öl eingelegter Knoblauch:** Ein helles Schraubglas schichtweise mit frisch gepressten Knoblauchzehen und Rosmarin-, Salbei- oder Majoranzweiglein locker füllen. Mit Olivenöl aufgießen, sodass alles gut bedeckt ist. Kühl und dunkel lagern. Die gequetschten Zehen können nach Belieben für Antipasti, Nudelgerichte oder Salate verwendet werden. Und das Öl, das sämtliche Zutaten stets bedecken sollte, können Sie natürlich auch nehmen.

**„Das magische tibetanische Präparat“** (für 1 Person): 350 g Knoblauch zerstoßen und mit ¼ l Branntwein in ein Glas geben. 10 Tage lang im Kühlschrank aufbewahren, dann abfiltern und weitere 2 Tage im Kühlschrank aufbewahren. Die fertige Arznei dreimal täglich tropfenweise mit etwas Wasser oder Milch einnehmen.
Dabei bitte die Dosis wie folgt verändern: Die Anzahl der einzunehmenden Tropfen erhöht sich von der 1.–18. Einnahme, also vom 1.–6. Tag (da die Tropfen dreimal täglich genommen werden) jeweils um einen Tropfen. Das heißt am 1. Tag nimmt man morgens 1, mittags 2, abends 3 Tropfen; am 2. Tag morgens 4, mittags 5 und abends 6 Tropfen. Dies wird so weitergeführt bis man am 6. Tag abends 18 Tropfen erreicht.
Danach wird die Tropfenzahl wieder um jeweils 1 Tropfen reduziert bis man am 10. Tag abends bei 6 Tropfen angelangt ist. Ab dem 11. Tag nimmt man dreimal täglich 25 Tropfen ein und zwar so lange bis die Flasche leer ist. Das verbessert den Stoffwechsel und beugt der Arteriosklerose und ihren Begleiterscheinungen vor.

**KNOBLAUCHGERUCH MACHT EINSAM**

T

Wenn Sie wegen des „Dufts“ Angst vor dem Magischen Präparat haben: Verlegen Sie die Einnahme auf zweimal/Tag: am Spätnachmittag nach der Arbeit sowie abends; oder auf Wochenend- und Urlaubskuren. Den typischen Geruch mindern auch Kardamomfrüchte, Milch, Petersilienstängel, Gewürznelken, Ingwer oder Pfefferminzbonbons.

## *Knoblauchpräparate-Kur*

*Verlässlich wirksame Präparate erhalten Sie in der Apotheke. Es gibt sie als Heilpflanzensaft, Dragees oder Kapseln.*

KUR-ANLEITUNG

» Bei Kurbeginn Knoblauchpräparate kaufen.
» Nach Packungsbeilage mindestens 4 Wochen lang einnehmen.

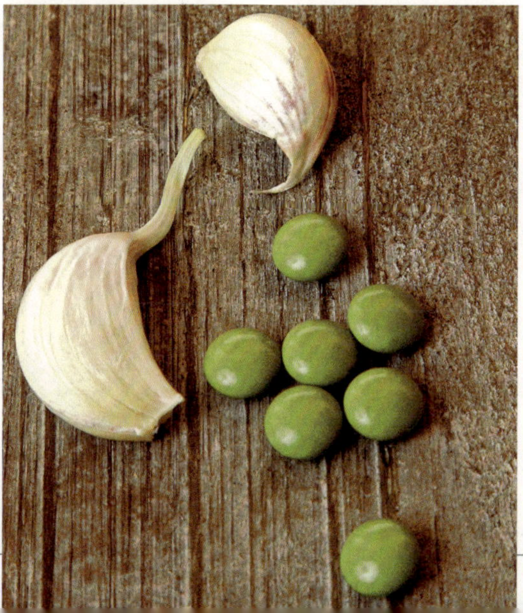

## *Knoblauch-Kur für Wochenendaktive*

*Für Menschen, die am Arbeitsplatz keinesfalls nach Knoblauch duften wollen, empfiehlt sich – neben einer Anwendung im Urlaub – die Wochenendkur. Sie beginnt Freitagabend und endet Sonntagmittag.*

KUR-ANLEITUNG

» Knoblauchpräparate in der Apotheke besorgen oder Knoblauchgerichte auswählen und entsprechende Zutaten einkaufen.
» mindestens 8 Wochenenden lang Knoblauchpräparate nach Packungsbeilage einnehmen oder Knoblauchgerichte genießen. Bei den Speisen darauf achten, die Tagesdosis von 4 g (1–2 Zehen) nicht zu überschreiten.

**WENN DIE GEFÄSSE UNTERSTÜTZUNG BRAUCHEN**

Knoblauch wird auch in der Medizin zur Vorbeugung und Therapie bei Erkrankungen oder Ablagerungen der Gefäße eingesetzt. Er hilft bei leichteren Formen von Bluthochdruck, bei erhöhten Blutfettwerten und Arteriosklerose.

Knoblauch ist, wie jede andere Pflanze auch, ein Naturprodukt. Die Menge der Wirkstoffe schwankt je nach Standort und Erntezeitpunkt.

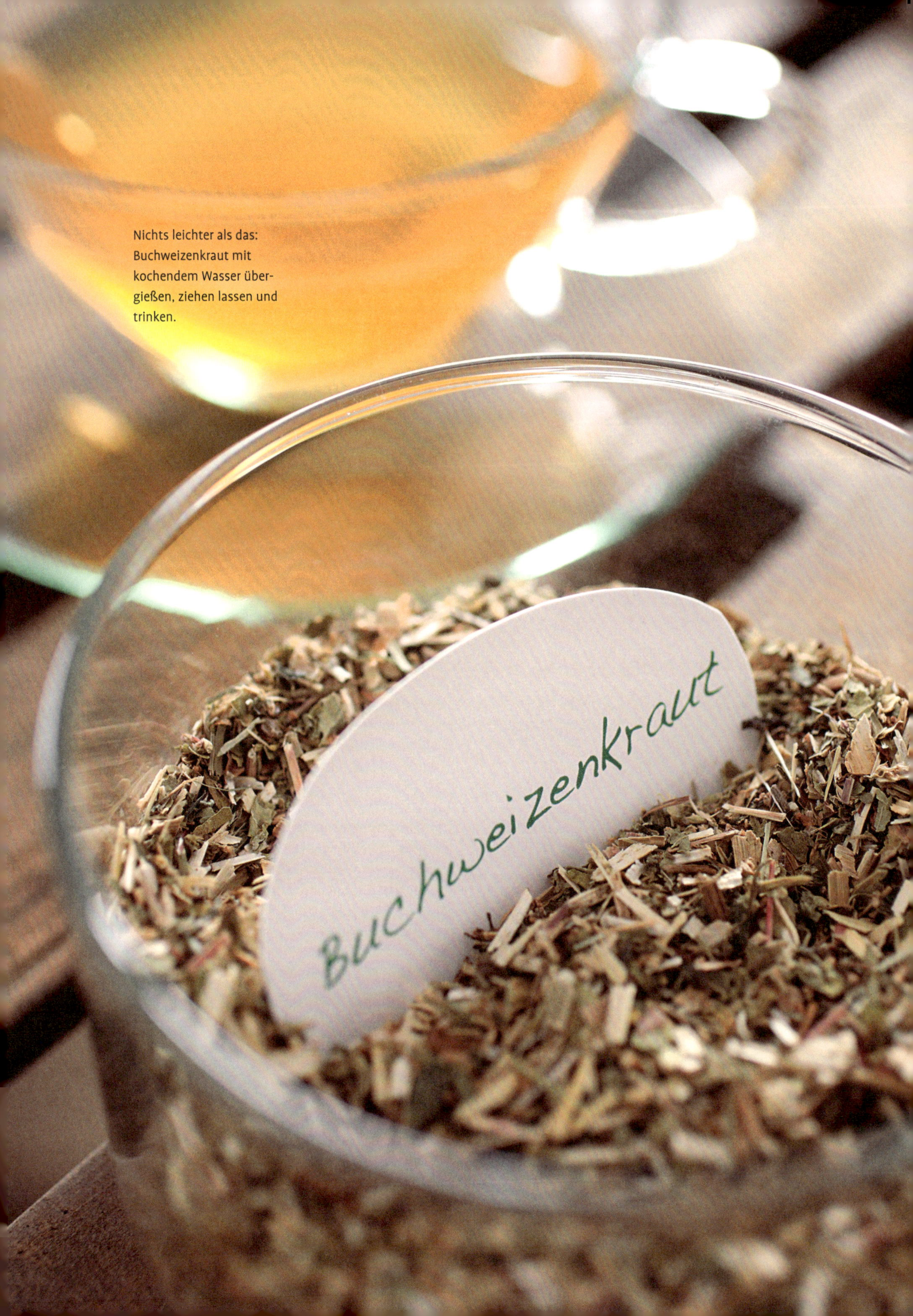


Nichts leichter als das: Buchweizenkraut mit kochendem Wasser übergießen, ziehen lassen und trinken.

## *Buchweizentee-Kur*

*Buchweizenkrauttee gibt es fix und fertig in der Apotheke zu kaufen. Wächst er in Ihrem Garten, können Sie das blühende Kraut selbstverständlich auch selbst ernten. Danach bitte gut trocknen.*

KUR-ANLEITUNG

- 250 g Buchweizenkraut besorgen. Die Menge reicht für eine Vier-Wochen-Kur.
- Drei- bis viermal täglich 1 Tasse Tee trinken.
- Kann problemlos mehrere Monate lang getrunken werden.

**Buchweizentee:** 2 g (2 TL) zerkleinertes Kraut mit 150 ml kochendem Wasser übergießen, 10–20 Minuten ziehen lassen und durch ein Teesieb abgießen.

## *Buchweizentinktur-Kur*

*Nicht jeder mag Tees. Eine Tinktur ist eine gute und genauso wirkungsvolle Alternative. Und vielleicht macht Ihnen das Ansetzen auch noch Spaß.*

KUR-ANLEITUNG

- 50 g klein geschnittenes Buchweizenkraut und 300 ml 40 %igen Alkohol besorgen.
- 1 helles verschließbares Glasgefäß bereitstellen.
- Dreimal täglich 20 Tropfen einnehmen; das reicht für eine Drei-Monats-Kur.

**Buchweizentinktur:** Das Buchweizenkraut mit dem Alkohol übergießen, 3 Wochen stehen lassen, dabei regelmäßig schütteln. Danach in Tropffläschchen abfiltern.

## *Buchweizenpräparate-Kur*

*Einfacher geht es nicht: Präparate kaufen, einnehmen, fertig. Und das Gute ist, diese Kur ist zur Langzeittherapie geeignet. Das heißt, Sie können sie gut und gerne 3 Monate lang anwenden.*

KUR-ANLEITUNG

- In der Apotheke Buchweizenpräparat kaufen.
- Nach Packungsbeilage anwenden.

**WENN DIE VENEN UNTERSTÜTZUNG BRAUCHEN**

Neben diesen eben beschriebenen Buchweizenkuren, gibt es noch weitere Pflanzenkuren, die speziell auf die Venen positiv wirken. Sie können sie in regelmäßigen Abständen abwechselnd einsetzen. Zu den Venenpflanzen gehören die Rosskastanie, der Mäusedorn und der Steinklee. Auf den folgenden Seiten erhalten Sie weitere Tipps zur Anwendung. Eine Venenschwäche besteht lebenslang, daher ist es von Vorteil, wenn Sie ständig etwas dagegen tun.

# Gefäßtraining hält jung

*Es klingt nach Urlaub mit Wellnesscharakter: Saunen, wandern oder joggen, Köstlichkeiten essen oder den Stress weglachen. Legen Sie los und machen Sie sich und Ihre Gefäße fit!*

## 1: Reizvolles Training

Das beste Gefäßtraining ist eine Abwechslung von Wärme- und Kältereizen, wie beim Saunieren, Tautreten und Kneippen (nur bei gesunden Gefäßen zur Vorbeugung!). Das trainiert den Kreislauf, das vegetative Nervensystem und die Blutgefäße; er regt auch das Immunsystem an.

**Wärme** weitet die Blutgefäße, fördert die Durchblutung und entspannt die Muskeln. Die vermehrte Durchblutung regt wiederum den Zellstoffwechsel an, reguliert die Produktion von Stresshormonen und tut der Psyche gut.

**Bei Kälte** ziehen sich die Blutgefäße zusammen, der Stoffwechsel wird herabgesetzt und die Muskeln spannen sich an. Nach einem kurzen Kältereiz stellen sich die Blutgefäße weit, die Muskeln entspannen sich wieder und der Bereich fühlt sich für längere Zeit angenehm warm und entspannt an.

## 2: Lachen Sie sich gesund

Lachen tut einfach gut, das wusste ich schon immer. Die Deutsche Gesellschaft für Kardiologie hat es nun bewiesen: „Lachen erweitert die Blutgefäße und verbessert den Blutfluss, Stress hat den gegenteiligen Effekt". Herzhaftes Lachen wirkt ähnlich wie cholesterinsenkende Arzneien.

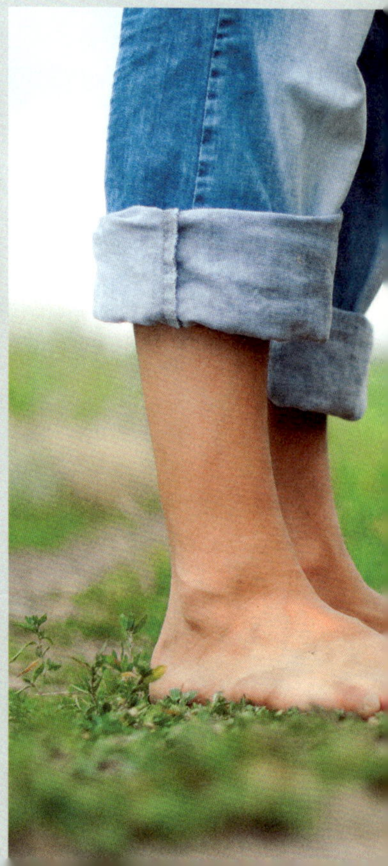

## 3: Hilfreiche Venenpflanzen

*Rosskastanie* (*Aesculus hippocastanum*) fördert den Rückfluss des Blutes in den Venen, strafft erschlaffte Venen, lindert Wadenkrämpfe, beugt Schwellungen und schweren Beinen vor, verhindert die Thrombosebildung und setzt die Brüchigkeit der Kapillare herab.

*Mäusedorn* (*Ruscus aculeatus*) wirkt wie ein Stützstrumpf von innen, weil er die körpereigenen Stützfasern schützt.

*Steinklee* (*Melilotus officinalis*) fördert den Abfluss von Lymphe und lindert somit Lymph- und Venenstauungen.

## 4: Gesundes Essen, gesunde Gefäße

Zwischen unserem Essen und der Gesundheit unserer Gefäße gibt es erwiesenermaßen einen Zusammenhang. Also essen Sie so oft es geht gefäßgesund.

- Olivenöl und 1 kleines Gläschen Rotwein pro Tag haben gefäßschützende Eigenschaften.
- Äpfel, Holunderbeeren, Kirschen, Himbeeren, Weintrauben, Rotkohl und Petersilie schützen besonders gut vor Arteriosklerose.
- Tomaten beugen ebenfalls Arteriosklerose vor. Die Besonderheit hierbei ist: Je länger sie gekocht werden, desto höher ist ihr Gehalt an wertvollem, antioxidativ wirkenden Lycopin. Ich glaube, das wussten italienische Mamas, die schon immer stundenlang die Tomatensoße kochten, intuitiv.
- Sesamöl, Granatapfel und Sellerie senken den Blutdruck.
- Basilikum und Oregano wirken antioxidativ und Tulsi, das Indische Basilikum, senkt erhöhte Blutfette.
- Der Genuss von Zwiebeln und farbigem Obst und Gemüse senkt das Herzinfarktrisiko. Wenn Sie Obst und Gemüse in verschiedenen Farben essen, sind alle schützenden Flavonoide auf Ihrem Speiseplan vertreten. Und auch Nüsse sind gefäßgesund!
- Grüner Tee besitzt Herz und Kreislauf schützende Eigenschaften.
- Dunkle Schokolade ist gut für das Herz. Der tägliche Verzehr von 10–40 g Schokolade mit über 70 % Kakaoanteil erweitert die Herzkranzgefäße und mindert die Bildung von Blutgerinnseln.
- Bittermittel, ob Chicoreesalat, Ingwer oder Gelbwurz, senken den Cholesterinspiegel; Gelbwurz kann das besonders gut.

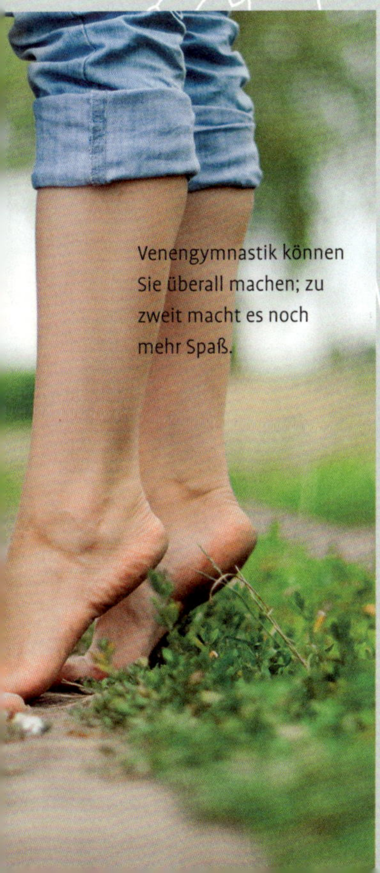

Venengymnastik können Sie überall machen; zu zweit macht es noch mehr Spaß.

## 5: Gymnastik für die Venen

Optimal sind 10–15 Minuten tägliches Wassertreten, Walken oder Fahrradfahren. Aber ich habe auch ein paar Büro-Tipps für Sie:

*Fuß-Wippe:* Im Sitzen die Füße auf die Fußspitzen stellen, über die Fersen abrollen und dann die Fußspitzen nach oben ziehen. Das ist ein bisschen wie Gasgeben beim Autofahren.

*Fußkreisen:* Aus dem Sprunggelenk heraus nach außen und nach innen kreisen.

*Zehenspitzenstand:* Auf die Zehenspitzen stellen (am Stuhl oder Tisch festhalten) und Füße wieder zurück auf den Boden bringen.

*Trippeln auf den Zehen, Fersengang oder Seilspringen.*

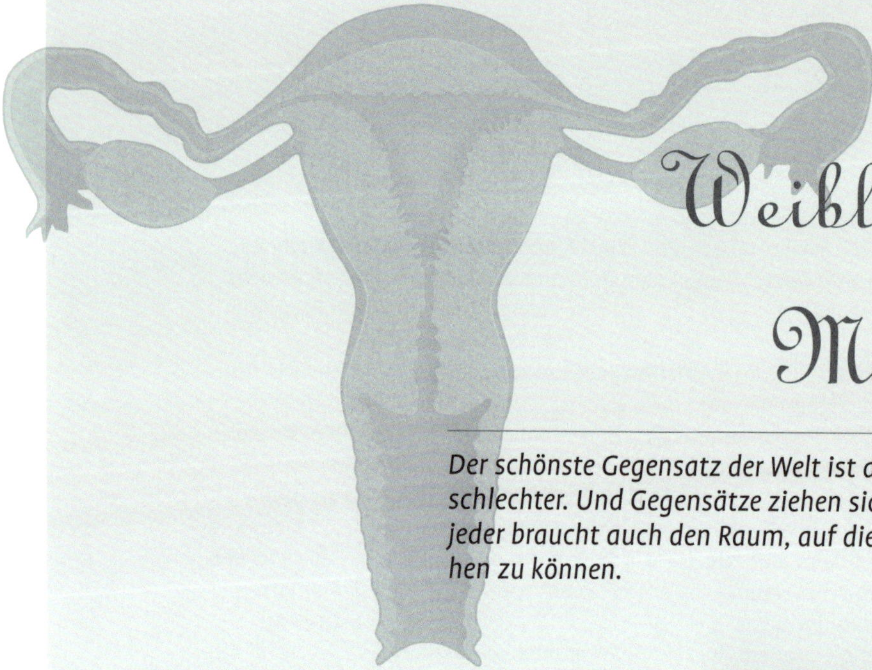

# Weiblichkeit und Männlichkeit

**Der schönste Gegensatz der Welt ist die Verschiedenheit der Geschlechter. Und Gegensätze ziehen sich bekanntlich an. Aber ein jeder braucht auch den Raum, auf die Verschiedenartigkeiten eingehen zu können.**

***Weiblichkeit pflegen heißt:***

- *Sich mit Bewegung, Ernährung und Lebensfreude gesund halten.*
- *Ja sagen zu dem, was Monat für Monat in mir passiert.* » *Wissen, dass Frauenbeschwerden und Wechseljahre keine Krankheit sind.*

***Männlichkeit pflegen heißt:***

- *Sich mit Bewegung, Ernährung und Lebensfreude gesund halten.*
- *Nachhaltige Gesundheitsvorsorge. Sie hat neben Fitness auch mit einem ausgeglichenen Lebenswandel zu tun.*

## *Ganz Frau-sein*

SO FÄNGT ES AN: DIE PUBERTÄT

Während dieser Phase kommen Mädchen zur sexuellen und körperlichen Reifung: Die erste Menstruation steht an. Körper und Seele haben dann ordentlich zu tun, bis sie wieder im Gleichgewicht sind, denn die hormonelle Umstellung dauert ihre Zeit. Was Monat für Monat in ihrem Körper passiert, macht die Frau zur Frau.
Länge und Verlauf der Periode ist bei den verschiedenen Frauen so unterschiedlich wie das Empfinden des Frau-seins als solches.

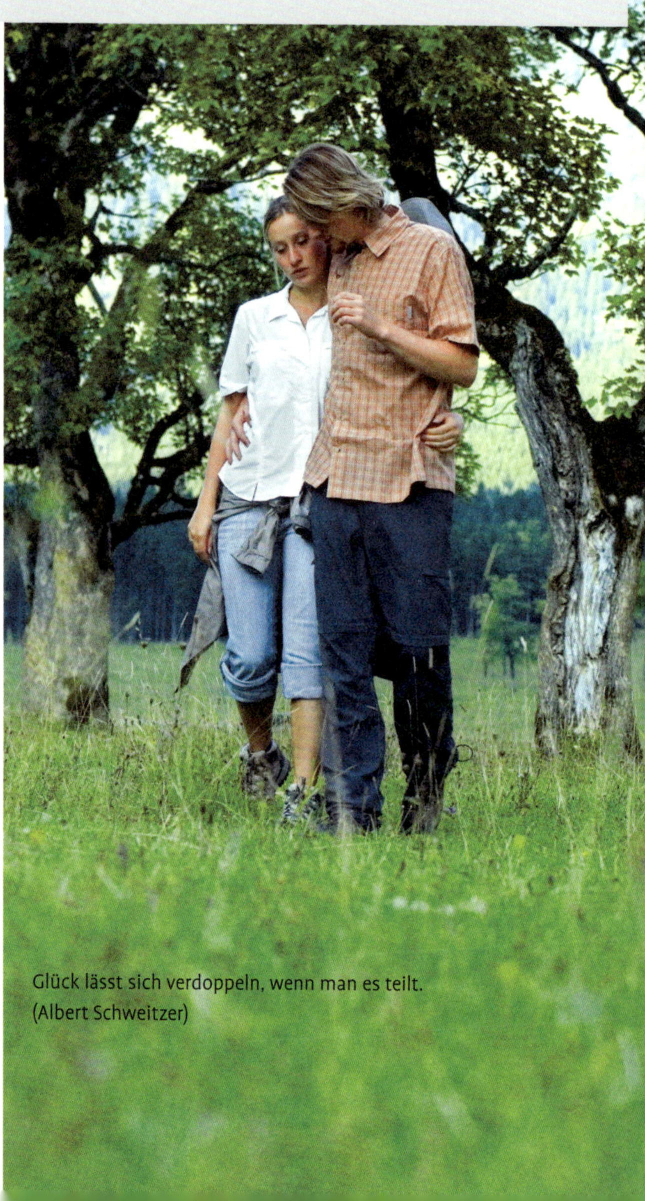

Glück lässt sich verdoppeln, wenn man es teilt.
(Albert Schweitzer)

DANN KOMMEN DIE WECHSELJAHRE

Sie werden von der Frau häufig als eine Zeit des Umbruchs, neuer Chancen und Freiheiten wahrgenommen, auch wenn das gesellschaftliche Image dieses Lebensabschnitts nicht sehr positiv besetzt ist. Eine Phase im Frausein, in der nicht mehr die biologische Fruchtbarkeit zählt, sondern Frauen ihre Kräfte stärker politisch, als Lehrende oder visionär entfalten wollen. Wechseljahre und Frauenbeschwerden sind weder ein Fehler der Natur noch eine Krankheit! Doch genauso wie bei der Umstellung der Hormone während der Pubertät kann es auch in den Wechseljahren zu körperlichen und seelischen Turbulenzen kommen, zu Blutungsunregelmäßigkeiten, Hitzewallungen, Herzrasen, Stimmungsschwankungen oder gesteigerter Nervosität. Dies alles zeigt den langsamen Rückgang der Hormonproduktion an, bis durch den einsetzenden Östrogenmangel die Regelblutung schließlich ganz ausbleibt. In dieser Zeit ändern sich durch die Veränderung des Hormonhaushalts auch häufig Gewicht, Fett- und Knochenstoffwechsel, Haut und Haare.

DA FREUEN SICH FRAUEN UND MÄNNER

» Ernährung, Bewegung und eine positive Work-Life-Balance, also das Gleichgewicht zwischen Arbeit und Privatleben, spielen die Hauptrolle eines gesunden Lebens.
» Ausgewogen und lustvoll mediterran ernähren, das heißt vital-, basen-, farben- und ballaststoffreich.
» Ernährungssünden wie raffinierten Zucker und Mehl, Zigaretten, Alkohol und Fette reduzieren.
» Joggen, Walken, Fahrradfahren oder Ballspiele: sich eine Bewegungsart suchen, die langfristig Freude macht.
» Wer sich bewusst genügend Auszeiten für sich selbst, für Freunde und Familie, für Kreativität, Ruhephasen und Aktivität einräumt und wieder lernt, sich selbst zu beschenken, öffnet erfülltem Leben die Tür.

## *Ganz Mann-sein*

WÄHREND DER PUBERTÄT

In der Pubertät bewirkt vor allem das Geschlechtshormon Testosteron die Wandlung vom Knaben zum Mann. Es sorgt für die Entwicklung der männlichen Sexualorgane und für die Reifung der Spermien, fördert die Körperbehaarung, den Muskelaufbau und die Knochendichte.

MIT ZUNEHMENDEM ALTER

Im Alter nimmt nicht nur bei der Frau die körpereigene Produktion der Hormone ab, sondern auch beim Mann. Ein 60-Jähriger hat nur noch etwa 30 % der Testosteronmenge im Körper, die er als 30-jähriger Mann hatte.
Jenseits der 40 fühlen sich viele Männer antriebsloser als früher. Erektionsstörungen, innere Unruhe und Nervosität nehmen zu. Der Bartwuchs, Haare und Muskelmasse werden weniger, aber auch die allgemeine Leistungsfähigkeit und Motivation lassen nach. Dafür legt der Bauchumfang zu.
Auch Männer kommen übrigens in den „Wechsel". Die Wechseljahre beim Mann sind – wie die der Frau auch – eine völlig natürliche Lebensphase. Eine positive Lebenseinstellung hat einen entscheidenden Einfluss auf den Verlauf dieser Zeit. Wenn man und auch frau die Wechseljahre als Beginn eines neuen Lebensabschnitts akzeptiert und den Körper mit gesunder Ernährung und Sport fit hält, ist es ein Zugewinn an Lebensqualität mit neuen Werten und Körperwahrnehmungen.
Durch die Abnahme des Testosteronspiegels verändert sich das hormonelle Gleichgewicht beim Mann. Im Zuge dessen kommt es häufig zu einer meist ganz normalen gutartigen Vergrößerung der Vorsteherdrüse (Prostata). Das engt die Harnröhre mehr und mehr ein und schwächt den Harnstrahl ab, das sehr lästig ist. Restharn bleibt dann in der Harnblase zurück. Dies ist ein potentieller Entzündungsherd, der sich häufig mit Schmerzen bemerkbar macht. Über 50 % der 50-jährigen Männer und etwa 75 % der über 80-Jährigen sind davon betroffen. Doch dagegen ist ein Kraut beziehungsweise ein Gemüse gewachsen: Kürbis (siehe Seite 170).

## *Frauenmantel beschützt die Frau*

*Das Blatt des Frauenmantels ist so wunderschön zu einer Schale gefaltet, als warte es auf ein Geschenk, das vom Himmel fällt. Und tatsächlich, am späten Vormittag liegt dort eine glänzende, kristallklare Zauberperle: Himmelswasser nannten das die Alchemisten.*

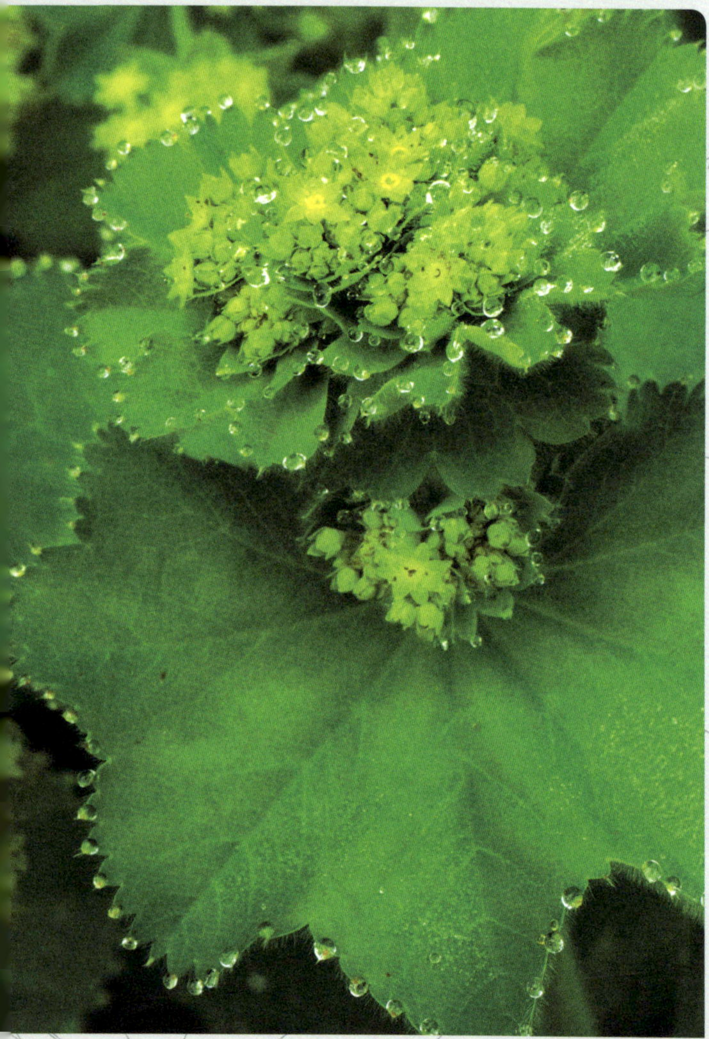

Frauenmantel, Alchemilla vulgaris, Alchemilla xanthochlora

**DIE PFLANZE:**
Ein Rosengewächs mit über 60 einheimischen Arten. Ihre wunderbare Besonderheit sind die glitzernden „Tauperlen" am Blattrand ihrer gefälteten, edel gezähnten Blätter. Sie sind sogenannte Guttationstropfen, die die Pflanze durch winzige Spaltöffnungen nach außen ausscheidet und die sich im Laufe des Tages in der Mitte des Blattes sammeln.

**NÜTZLICHE TEILE:**
Blühendes Kraut.

**DAS IST DRIN:**
Gerbstoffe, Bitterstoffe, Flavonoide und Karotinoide, Phytosterine, Saponine, Spuren von Salicylsäure, Cumarine, Pflanzensäuren, Phenolcarbonsäure und Mineralien wie Eisen, Kalium, Kalzium, Kieselsäure und Magnesium. In den Blüten ätherisches Öl und Leukocyanidine.

**SO WIRKT SIE:**
Frauenmantel gilt als wichtigstes Frauenheilmittel. Er ist entzündungshemmend, leicht krampflindernd, zusammenziehend, keimwidrig, kapillarabdichtend, äußerlich blutungsstillend sowie juckreiz- und schmerzlindernd. Aus diesem Grund verwendet man Frauenmantel innerlich als Tee bei leichtem Durchfall. Äußerlich setzt man ihn ein zur Wundbehandlung und als hautstraffendes Kosmetikum bei Akne, zum Gurgeln bei Mundschleimhautentzündung und Angina und auch zum „Hochschneuzen" bei Nasenbluten. Laut neuester Studien hilft er auch gegen Lippenherpes.

**TAGESDOSIS:**
5–10 g blühendes getrocknetes Kraut.

**BITTE BEACHTEN**
Frauenmantel macht Ihnen die Anwendung leicht: Es sind weder Nebenwirkungen noch Gegenanzeigen bekannt.

### WIRKUNG AUF DIE FRAU

Eine Frauenmantelkur stärkt und schützt die Organe der Frau – und beugt damit im Vorfeld Beschwerden vor. Seit Jahrhunderten vertrauen Frauen auf die bewährte Heilkraft des Frauenmantels. Auch wenn er wegen fehlender klinischer Erfahrungsberichte von der Schulmedizin nicht angenommen wird, wirkt keine andere Pflanze so vielseitig ausgleichend und regulierend auf den gesamten weiblichen Organismus. Gerade deshalb ist sie die beste Frauenheilpflanze für die Selbstanwendung, zur Gesunderhaltung und zur Vorbeugung. Sie tut gute Dienste in der Geburtsheilkunde, bei Menstruations- und Wechseljahrsbeschwerden und in der Kosmetik, denn sie strafft die Haut.
Im Mittelalter hieß es: „Er bringt den Frauen nach der Entbindung ihr jungfräuliches Aussehen zurück und festigt die durch Mutterschaft und Alter erschlafften Brüste.“ Ausprobieren lohnt sich ...!

- *Alchemilla* **lindert Menstruationsbeschwerden** jeglicher Art. Der leicht krampflösende Effekt tut vor allem kurz vor der Periode als vorbeugende Maßnahme sehr gut.
- Frauen setzen Frauenmantel mit Erfolg bei Gelbkörperschwäche (eine häufige Ursache von Unfruchtbarkeit) oder bei starken Blutungen ein. Auch an den „Tagen vor den Tagen“ (**prämenstruelles Syndrom,** PMS), die in der zweiten Zyklushälfte mit Wassereinlagerung, Brustschmerzen und Stimmungsschwankungen auftreten, lindert er die Beschwerden.
- **Rund um die Geburt** ist Frauenmantel ebenfalls die Nummer eins: Er kräftigt die Gebärmutter, vermindert Geburtsblutungen und stärkt das Bindegewebe nach der Geburt. Kräuterpfarrer Künzle riet jeder „Kindbetterin“, täglich Frauenmanteltee zu trinken, damit sie selbst unter schwierigsten Umständen eine leichte Geburt haben und ein gesundes Kind zur Welt bringen könne.
- **Nach der Geburt** beugt die Pflanze Wochenflussstau vor, unterstützt eine rasche Rückbildung der Gebärmutter und fördert die Wundheilung der Geburtswege.
- Frauenmantel fördert die Milchbildung und beugt Brustdrüsenentzündung vor.
- Bei Neigung zu Fehlgeburten wird er ab dem 3. Schwangerschaftsmonat empfohlen.
- **In den Wechseljahren** begleitet Alchemilla ebenfalls die Frau: Er lindert Beschwerden wie Hitzewallungen und Krämpfe und stabilisiert den Hormonhaushalt.

**Pflege der Organe der Frau:** Hier ist der „Frauen-Mantel“ die richtige Pflanze. Man kann ihn wirklich sinnbildlich verstehen: Er umhüllt, schützt und begleitet die Organe durch das Leben der Frau – vom Mädchen bis zur alten Frau. Der Schweizer Kräuterpfarrer Künzle meinte sogar, dass eine rechtzeitige und lang dauernde Anwendung des Frauenmantels viele Frauenoperationen überflüssig machen könnte.

### SELBER SAMMELN ODER KAUFEN

- Das blühende Kraut, also Blätter samt Blüten, können Sie selber von Mai bis September sammeln. Verwenden Sie die wilden Frauenmantel-Arten auf der Wiese und nicht das für den Garten erhältliche große, weich behaarte *Alchemilla mollis* – dieses soll lediglich Garten und Sträuße zieren.
- Frauenmanteltee können Sie problemlos im Reformhaus, Naturkostladen oder in der Apotheke kaufen.
- Frauenmantelpräparate gibt es nur wenige; fragen Sie in der Apotheke nach Tinkturen oder Urtinktur und nach der entsprechenden Dosierung.

## *Kürbiskerne für den Mann*

*Kürbisse sind botanisch betrachtet Riesenbeeren, die es heutzutage in vielfältigen Formen gibt. Und sie werden so vielseitig verwendet: zum Essen, zum Schnitzen, ausgehöhlt als Musikinstrument oder Laterne – oder eben die Samen zum Heilen.*

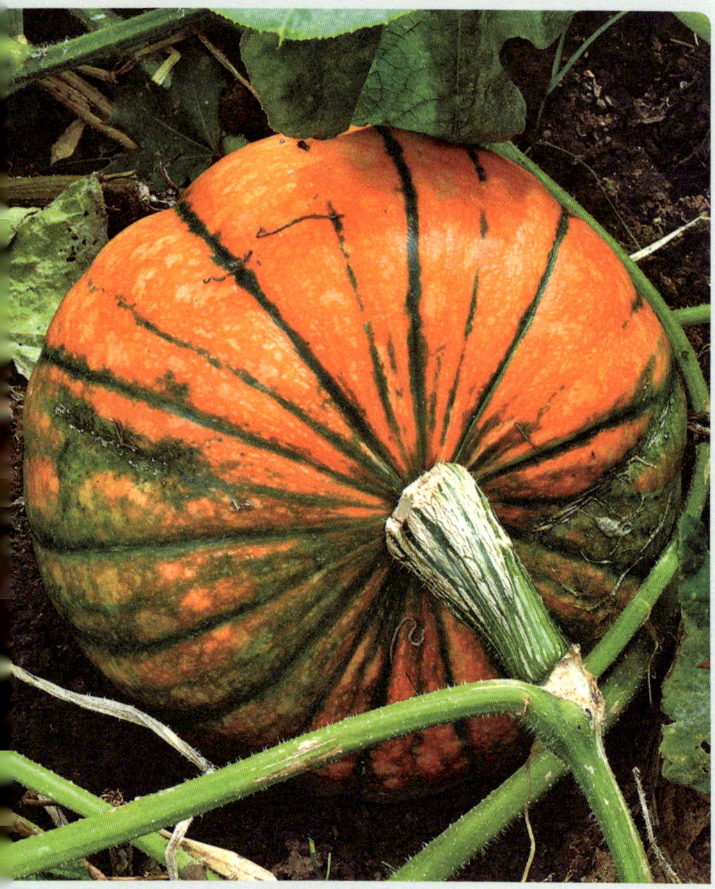

Arznei-Kürbis, Cucurbita pepo

**DIE PFLANZE:**
Ein Kürbisgewächs aus Mittel- und Südamerika mit kletternden Ranken, gelben essbaren Blüten und im Herbst goldenen samenreichen Früchten mit gelbrotem Fruchtfleisch.

**NÜTZLICHE TEILE:**
Reife, getrocknete, schalenlos gewachsene Kerne von *Cucurbita pepo,* dem Medizin-Kürbis. Die Samen des Gemüse-Kürbis sind zwar auch eine leckere Knabberei, deren spezifische Heilwirkung aber nicht nachgewiesen wurde.

**DAS IST DRIN:**
Phytosterine, Mineralstoffe (Magnesium, Kalium, Kieselsäure), Spurenelemente, Vitamin A, B1, B2, B6, C, D und E, Carotinoide, fettes Öl, Linolsäure, Aminosäuren, Salizylsäure.

**SO WIRKT SIE:**
Die **Samen** wirken blasenkräftigend bei Blasenschwäche, Bettnässen und Reizblase von Mann und Frau. Außerdem kräftigen sie allgemein das Blasen-Beckenboden-System und unterstützen die Ausleitung von Würmern. Vor allem aber sind sie wirksam bei gutartiger Prostatavergrößerung. Das **Fleisch** und die **Kerne** des Kürbis fördern die Verdauung, senken Blutfettspiegel und mindern dadurch das Risiko für Arteriosklerose und andere Herz-Kreislauf-Erkrankungen. Kürbisfleisch unterstützt die Gewichtsreduktion, wirkt harntreibend und gegen Verstopfung.

**TAGESDOSIS:**
10 g Kürbissamen zur Therapie, 3–5 g zur Vorbeugung. Kürbissamen sind bestens verträglich und zur Langzeitanwendung geeignet.

**BITTE BEACHTEN**
Kürbiskerne können Sie unbedenklich jederzeit knabbern. Es sind weder Nebenwirkungen noch Gegenanzeigen bekannt.

WIRKUNG AUF DEN MANN

Ab dem 50. Lebensjahr beginnt bei vielen Männern die Vergrößerung der Prostata. Die gutartige Wucherung ist die häufigste Ursache für Probleme bei der Blasenentleerung beim älteren Mann. Diese weit verbreiteten Funktionsstörungen im Blasen-Prostata-Bereich sind im Alter meist völlig normal. Doch wenn die Herren mindestens einmal pro Jahr eine „Männerkur“ durchführen, können sie damit die Schwierigkeiten hinauszögern oder abschwächen. Bewährt hat sich ein jährlicher Wechsel von zum Beispiel Kürbiskernkur im 1. Jahr, Brennnesselwurzelkur im 2. Jahr und ein Präparat aus Sägepalmenfrüchten im 3. Jahr.

Kürbiskerne, Brennnesselwurzeln und Sägepalmenfrüchte sind allesamt reich an Phytosterolen, die den Problemen, die die Prostatavergrößerung hervorruft, vorbeugen und sie lindern. Vor allem helfen sie gegen die unangenehmen Beschwerden: häufiges Wasserlassen, besonders in der Nacht, mit dem ständigen Gefühl, die Blase nicht richtig entleeren zu können.

Kürbiskerne beseitigen die Schwellung im Prostatabereich und der unteren Harnwege, stärken den Blasenschließmuskel und sorgen für eine verbesserte Entleerung der Harnblase. Sie können zwar die Vergrößerung der Prostata hinauszögern und die Beschwerden lindern, ihr aber leider nicht direkt Einhalt gebieten.

» Kürbiskerne normalisieren, kräftigen und unterstützen die normale Funktion und Muskulatur von Blase und Prostata.
» Die enthaltenen Phytosterine sind dem Testosteron chemisch nah verwandt und bremsen **das vermehrte Wachstum der Vorsteherdrüse** (Prostata),
» Die Blasenfunktion wird verbessert und die Probleme durch häufigen Harndrang, Nachträufeln des Harns und schwachem Harnstrahl werden gemildert. Vor allem die nächtlichen Beschwerden beim Wasserlassen, die als lästiges Hauptsymptom der Prostatavergrößerung gelten, werden rasch und deutlich gebessert.
» Kürbiskerne wirken harntreibend, entzündungshemmend und lindern damit die Irritationen der Blase.
» Sie sind erfolgreich bei **Blasenschwäche** und **Reizblase** – von Mann und Frau. Denn sie stärken den Blasenschließmuskel und sorgen damit für eine verbesserte Harnblasenentleerung.
» Kürbissamen enthalten einen genialen Mix aus wirksamen Stoffen wie Vitamin E, welches das Bindegewebe und die Muskulatur kräftigt, Magnesiumsalzen, die das Zusammenspiel von Muskeln und Nerven verbessern und entzündungshemmendes, antioxidatives Selen.

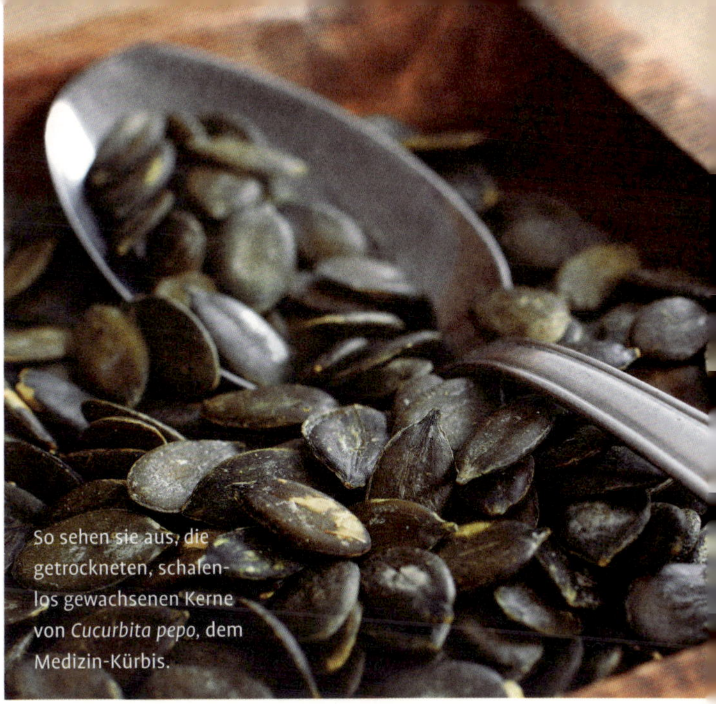

So sehen sie aus, die getrockneten, schalenlos gewachsenen Kerne von *Cucurbita pepo*, dem Medizin-Kürbis.

**Pflege der Organe der Männer mit Kürbissamen** ist einfache und wohlschmeckende Vorsorge.

SELBER SAMMELN ODER KAUFEN

» Wer einen größeren Garten besitzt, kann den Kürbis selbst anbauen und dann die Kerne ernten. Die Samen werden Anfang Mai gesteckt und die Früchte ab Mitte Oktober geerntet. Nach der Ernte die Kerne waschen, von anhaftendem Fruchtfleisch befreien und anschließend in der Sonne 1–2 Wochen lang trocknen. Bitte auf die richtige Art, den Arznei-Kürbis *Cucurbita pepo* achten, andere Kürbis-Arten wurden nicht für die Heilkunde untersucht.
» In der Apotheke, im Naturkostladen und dem Reformhaus gibt es die Samen und Präparate zu kaufen.

**AUF DEN GENAUEN NAMEN KOMMT ES AN**

Zur therapeutischen Anwendung verwenden Sie bitte nur Samen und Präparate der Spezialzüchtungen des Steirischen Öl- oder Arznei-Kürbis (*Cucurbita pepo* var. *styriaca*). Nur hier sind nachweislich ausreichende Wirkstoffkonzentrationen enthalten.

## *Frauenkur mit Frauenmanteltee*

*Machen Sie es zu einem besonderen Genuss und vielleicht zu einem Ritual: Nehmen Sie sich die Zeit, dreimal täglich Ihre Teestunde mit Frauenmantel zu zelebrieren – ganz gemütlich auf dem Sofa.*

KUR-ANLEITUNG

- » 250 g Frauenmantelkraut bereithalten.
- » Falls Sie eine meiner unten beschriebenen Teemischungen ausprobieren wollen, auch die anderen benötigten Teekräuter besorgen.
- » Täglich 3 Tassen trinken. Die Dauer der Kur variiert bei den verschiedenen Anwendungen, genaue Angaben finden Sie in den nachfolgenden Rezepten.

**Frauenmanteltee:** 1–2 TL Frauenmantelkraut mit 1 Tasse heißem Wasser übergießen, 7 Minuten ziehen lassen, abgießen. Trinken Sie den Tee 4 Wochen lang. Wenn es zu Verstopfung kommt, absetzen.
Diesen Tee können Sie auch äußerlich einsetzen (dann doppelt stark zubereiten) als Gesichtswasser bei großporiger Haut oder Akne. Nehmen Sie ihn zu Waschungen oder Auflagen bei einer Wunde, bei Juckreiz im Scheidenbereich oder als Auflage bei einer Brustentzündung.

**Tee bei Menstruationskrämpfen:** Je 25 g Frauenmantel-, Schafgarben- und Gänsefingerkraut und Kamillenblüten mischen. 1–2 TL davon mit 1 Tasse heißem Wasser übergießen, 7 Minuten bedeckt ziehen lassen. Mit dieser Teekur sollten Sie 1 Woche vor der Menstruation beginnen und 2 Wochen lang 3 Tassen täglich trinken, dann 2 Wochen Pause machen. Insgesamt sollten Sie ihn 3–4 Zyklen lang anwenden. Wichtig ist, nicht erst auf den Schmerz zu warten, bevor Sie sich den Tee kochen. Sondern vorzubeugen, dann verkrampft sich die Gebärmutter erst gar nicht. Einen bereits verkrampften Uterus zu entspannen ist weit schwieriger als so vorzubeugen.

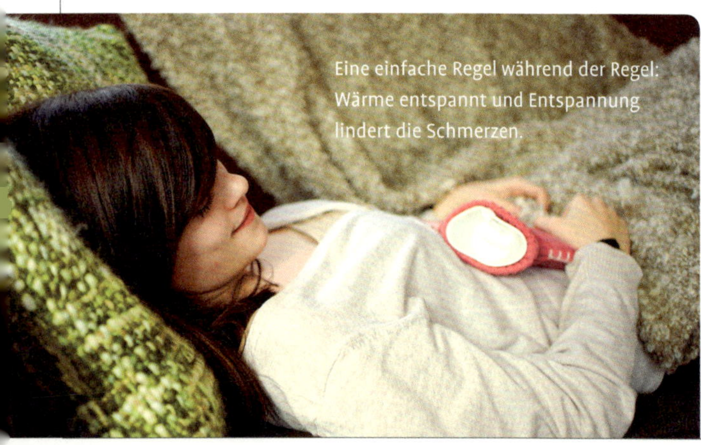

Eine einfache Regel während der Regel: Wärme entspannt und Entspannung lindert die Schmerzen.

**Tee bei starker Regelblutung:** Je 15 g Frauenmantel-, Schafgarben-, Salbei- und Hohlzahnkraut mit 40 g Hirtentäschelkraut mischen. 1 TL der Mischung mit 1 Tasse heißem Wasser übergießen, 7 Minuten ziehen lassen. 2 Wochen pro Zyklus trinken, beginnend 7 Tage vor der Menstruation.

**Tee bei schwacher Regelblutung:** Je 15 g Frauenmantelkraut, Rosmarinblätter, Schafgarben- und Beifußkraut, 10 g Fenchelsamen und 30 g Engelwurzwurzel mischen. 1 TL Tee auf 1 Tasse heißes Wasser, Ziehdauer: 7 Minuten. 7 Tage vor bis 7 Tage nach der Menstruation trinken.

**PMS-Tee:** Mischung aus je 30 g Frauenmantel-, Schafgarben- und Johanniskraut, Löwenzahnwurzel und -kraut, Melissenblätter und Fenchelsamen. 1 TL davon mit 1 Tasse heißem Wasser übergießen, 7 Minuten ziehen lassen. 4–6 Wochen lang trinken.

**Wechseljahrstee:** Je 25 g Frauenmantelkraut, Salbeiblätter, Hopfenzapfen, Melissenblätter sowie Weißdornblätter und -blüten mischen. 1 TL der Mischung mit 1 Tasse Wasser überbrühen, 7 Minuten ziehen lassen. 6–8 Wochen lang lauwarm trinken, danach 2 Wochen Pause machen. Dieser Tee lindert auch Schweißausbrüche während der Wechseljahre.

**Tee zur Geburtsvorbereitung:** Je 100 g Frauenmantelkraut und Himbeerblätter mischen und 1 TL davon anmörsern, mit 1 Tasse heißem Wasser übergießen, Ziehdauer: 7 Minuten. 6 Wochen vor dem errechneten Geburtstermin bis 4 Wochen nach der Geburt trinken. Bei Neigung zu Verstopfung geben Sie der Mischung je 20 g Pomeranzenschale und Fenchelsamen bei.

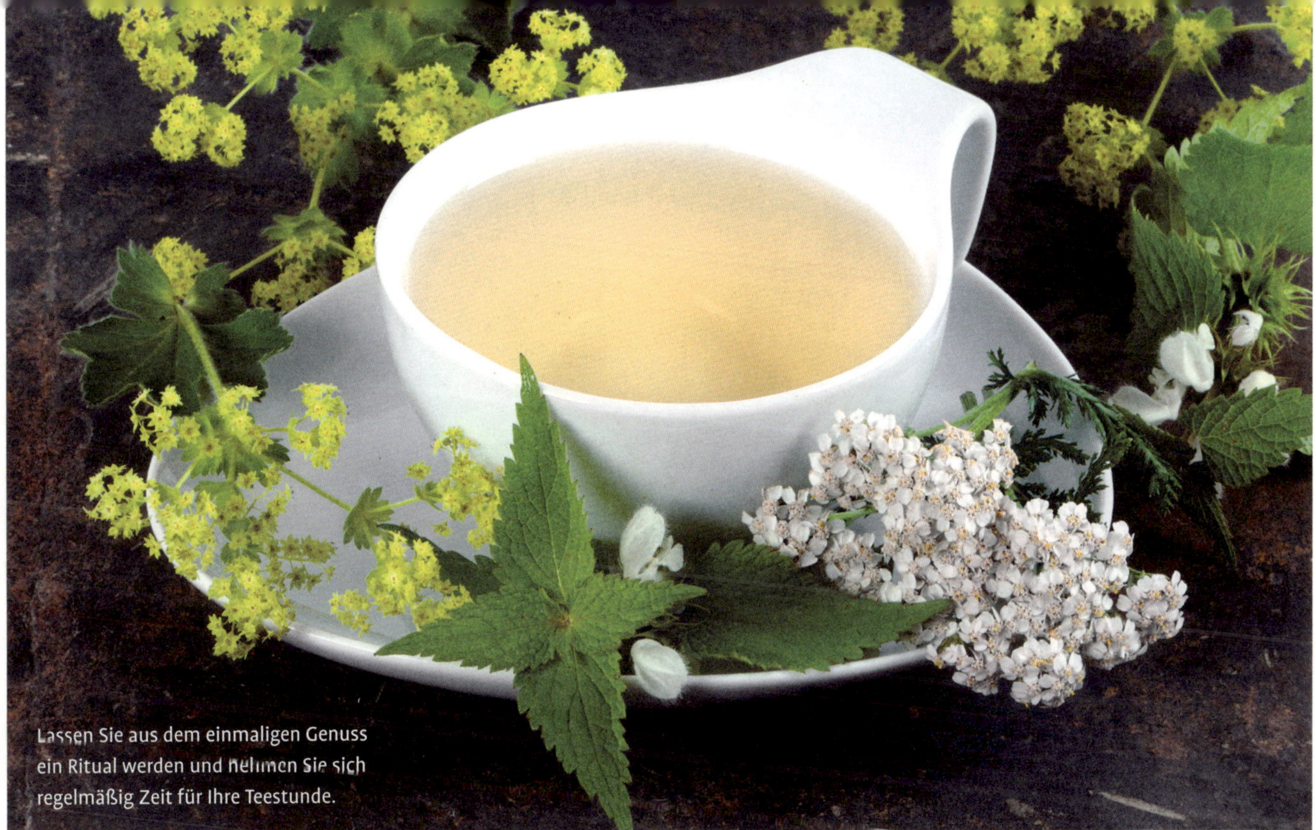

Lassen Sie aus dem einmaligen Genuss ein Ritual werden und nehmen Sie sich regelmäßig Zeit für Ihre Teestunde.

## *Frauenmanteltinktur-Kur*

*Tinkturen sind sehr praktisch. Ihre Zubereitung geht leicht, und frau kann sie überall mitnehmen und so stets parat haben. Einfach in ein kleines Fläschchen füllen und in die Handtasche stecken.*

KUR-ANLEITUNG

» 4 gute Handvoll Frauenmantelkraut sammeln.
» Eine verschließbare helle Ansatzflasche und 1 Flasche Wodka oder 38 %igen Korn bereithalten.
» Dreimal täglich 20–30 Tropfen einnehmen.

**Frauenmanteltinktur:** Das Kraut kleinschneiden, danach im Mörser mit wenig Alkohol fein mörsern. Die Masse in das Ansatzglas geben und so viel Alkohol darüber gießen, dass sämtliche Pflanzenteile gut bedeckt sind; der Alkohol sollte 1–2 cm über den Pflanzenteilen stehen. 3 Wochen lang stehen lassen, dabei zweimal täglich schütteln. Danach in dunkle Tropffläschchen abfiltern.

## *Frauenmantelpräparate-Kur*

*Für all diejenigen, die nicht gern Tee trinken oder die keine Zeit haben, eine Tinktur selbst anzusetzen, sind Präparate eine praktische und zeitsparende Lösung.*

KUR-ANLEITUNG

» Bei Kurbeginn Präparate im Reformhaus oder in der Apotheke kaufen.
» 4 Wochen nach Packungsbeilage einnehmen.

**WENN FRAU UNTERSTÜTZUNG BRAUCHT**

Frauenmantel ist für die Vorbeugung und Linderung von Beschwerden gleich gut geeignet. Sie können ihn bei sämtlichen „typischen“ Frauenleiden einsetzen, in der Geburtsheilkunde, bei Menstruations- und bei Wechseljahrsbeschwerden.

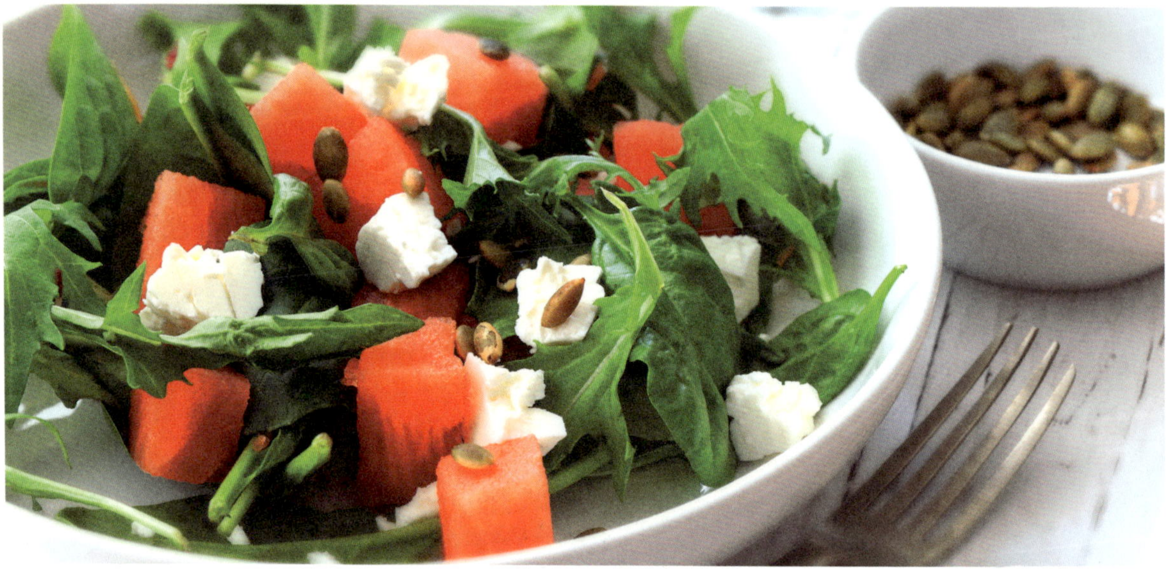

## *Kürbiskern-Genuss-Kur für den Mann*

*Einfacher geht es nicht: Gesundheit zum Essen! Kürbiskerne schmecken gut und die tägliche Ration lässt sich einfach nebenher knabbern, selbst im Auto oder am Schreibtisch.*

KUR-ANLEITUNG

» Eher jüngere Männer besorgen sich etwa 150 g Kürbiskerne zur Vorbeugung (Tagesdosis 3–5 g). Ältere Männer, die schon Beschwerden haben, sollten bis 300 g Kerne zur Therapie bereithalten (Tagesdosis 10 g). Das reicht jeweils für eine Vier-Wochen-Kur.

» Besorgen Sie sich auf alle Fälle in der Apotheke oder im Reformhaus die Spezialzüchtung vom schalenlosen Steirischen Öl-Kürbis (*Cucurbita pepo* var. *styriaca*), damit ist die Wirkung gesichert.

» Täglich 5–10 g der Samen pur knabbern oder unten stehende Gerichte ausprobieren, dann die weiteren Zutaten aus den Rezepten besorgen.

**Kürbiskern-Müsli:** 1 Becher Joghurt mit klein geschnittenen Früchten der Saison und Kürbiskernen ergibt ein schnelles und vollwertiges Frühstück oder eine Zwischenmahlzeit. Sie können es ohne Weiteres über einen längeren Zeitraum täglich essen.

**Kürbiskernsalate:** Fast zu jedem Salat passen Kürbiskerne, streuen Sie Ihre Portion über Blattsalate, Fenchel- oder Champignonsalat, Käse- und Wurstsalat, Kartoffel-, Reis- oder Nudelsalat. Roh sind die Kürbissamen in jeder Salatvariante gesund. Geröstete Samen bekommen zwar mehr Aroma, verlieren aber an Wirkung.

**Kürbiskern-Pesto:** 75 g Kürbiskerne, die Blätter von 1 Bund Basilikum, 2 geschälte und grob gehackte Knoblauchzehen mit je 75 ml Oliven- und Kürbiskernöl sowie 50 g frisch geriebenem Parmesan im Mixer kurz, aber fein pürieren. Mit Salz, Pfeffer, etwas abgeriebener Zitronenschale, 1–2 EL Zitronensaft und wenig frisch geriebenem Ingwer abschmecken. Die Zutatenmenge ergibt eine gute Wochen-Portion.

**Kürbiskern-Eis:** 50 g Kürbiskerne in der Pfanne ohne Fett 2–3 Minuten goldbraun anrösten, abkühlen lassen und im Mixer mit 100 g Rohrohrzucker sehr fein mahlen. 200 ml Sahne, 100 ml Milch, 1 EL Kürbiskernöl, 1 kleine Prise Salz und ½ TL Johannisbrotkernmehl mit dem Schneebesen unterrühren. Die Masse in die Eismaschine geben. Zugegeben, dieses Dessert ist eher köstlich denn heilsam.

**Knabberbällchen:** 150 g Butter mit 100 g Rohrohrzucker, 225 g Haferflocken, 2 EL Honig und 12 EL grob gehackten Kürbiskernen vermischen. Mit den Händen etwa 50 Walnuss-große Bällchen formen und auf ein mit Backpapier belegtes Blech legen. Im vorgeheizten Ofen 15 Minuten bei 180 °C backen. Ich bekenne: Auch diese Bällchen sind leider weniger heilkräftig, dafür köstlich für den Gaumen.

## *Kürbissamenpräparate-Kur*

*Für Menschen, die beruflich viel unterwegs sind, sind Kürbiskernpräparate aus der Apotheke perfekt.*

KUR-ANLEITUNG

» Besorgen Sie sich Kürbiskernpräparate (Granulat oder Kapseln) und nehmen Sie sie nach Packungsbeilage mindestens 4 Wochen lang ein.

**WENN MANN UNTERSTÜTZUNG BRAUCHT**

Die Vergrößerung der Vorsteherdrüse wird in drei Schweregrade unterteilt. Gerade am Anfang, im Stadium I und II, mildert eine Therapie mit Kürbissamen (in Kombination mit Brennnesselwurzeln und Sägepalmenfrüchten) die Symptome und führt zu einer merklichen Besserung der Beschwerden. Erfahrungsgemäß verbessert sich vor allem das lästige nächtliche Wasserlassen. Außerdem wird der Restharn, der in der Harnblase zurückbleibt, vermindert.
Im Stadium III, wenn kein Harn mehr ausgeschieden werden kann, kommt nur noch eine Operation in Frage.

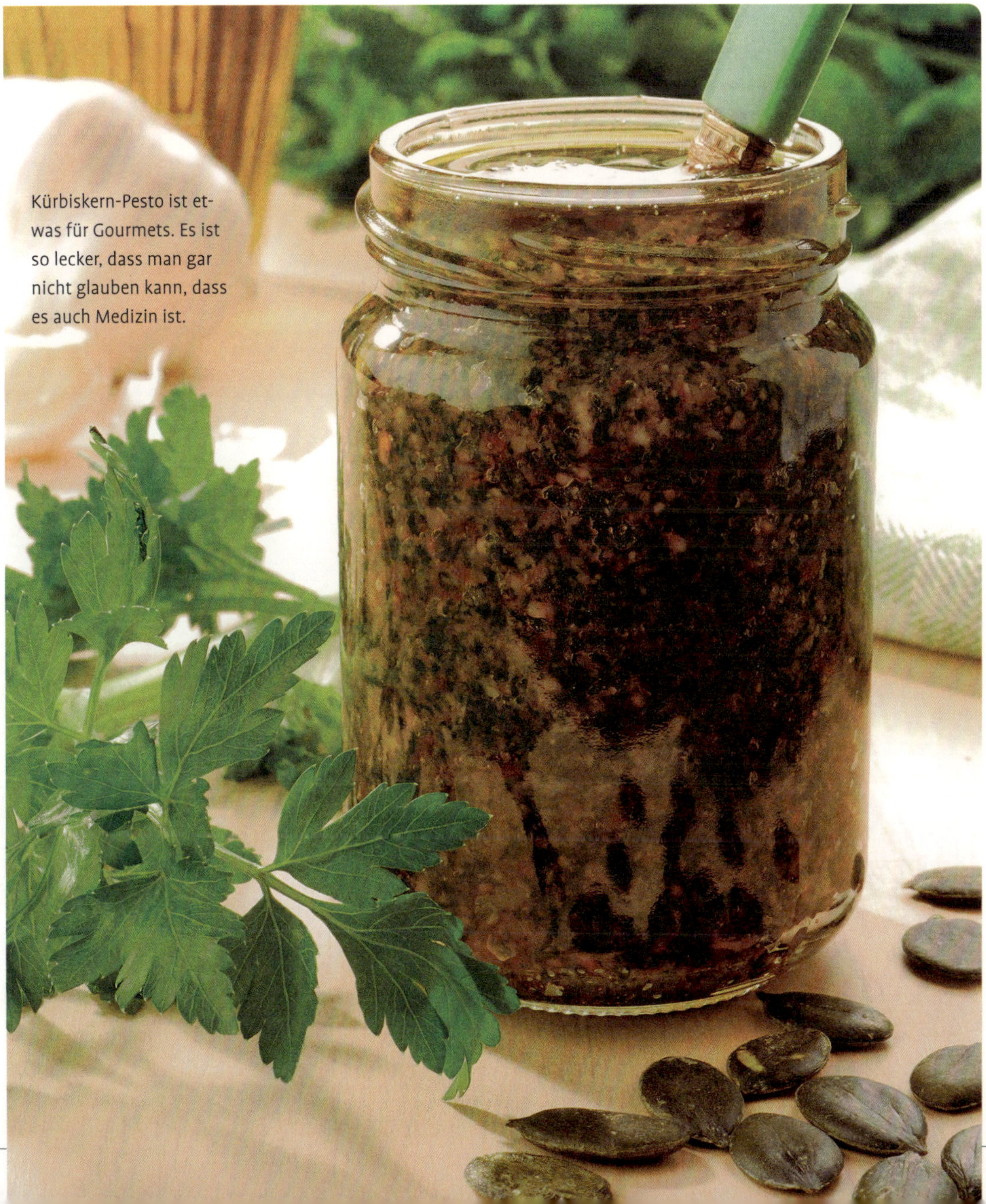

Kürbiskern-Pesto ist etwas für Gourmets. Es ist so lecker, dass man gar nicht glauben kann, dass es auch Medizin ist.

# Wenn wir mehr für uns tun wollen

*Mich rundherum wohlfühlen ist unabhängig vom Geschlecht. Deshalb finden Sie an dieser Stelle keine Kuren, sondern eher Geschenke an sich selbst. Es sind kleine Tipps aus dem Alltag, mit denen ich gute Erfahrungen gemacht habe.*

## 1: Rundum-Pflege

Jeder sorgt auf unterschiedliche Weise für sich: zweimal täglich Zähne putzen, morgens Gesicht und Körper cremen oder rasieren, regelmäßig die Zehennägel schneiden – die Körperpflege ist irgendwie „einprogrammiert". Aber wie pflegt man die Seele, damit sie gesund bleibt?

Jeder braucht sein individuelles Wohlgefühl und muss es bewusst pflegen und gestalten, um rundum gesund zu sein. Das kann jeder nur für sich allein, aber ein paar Impulse möchte ich Ihnen geben:

*Aktiv gestalten:* Dazu möchte ich Ihnen ein paar Fragen als Anreiz stellen: Machen Sie das, was Sie gerade tun, auf die für Sie richtige Art und Weise und wirklich gern? Wenn nicht, gibt es etwas, das Sie positiv verändern könnten? Mit ein bisschen Fantasie können Sie Ihre innere Einstellung ändern, den Zeitrahmen oder vielleicht auch äußere Bedingungen. Und schon haben Sie bewusst Ihre Umwelt mitgestaltet.

*Lebenszeit dritteln:* Acht Stunden Schlaf, acht Stunden Arbeit, acht Stunden Freizeit ist eine gesunde Mischung zwischen Anspannung und Entspannung. Vielleicht brauchen Sie eine abgewandelte Tagesaufteilung, aber wenn Sie den für sich passenden Rhythmus gefunden haben, werden Sie bald die positiven Auswirkungen spüren.

*Zeit hüten:* Eine alte chinesische Weisheit besagt: „Wenn du es eilig hast, gehe langsam". Das klingt besser als unser „Schneller ist besser". Stehen Sie, wenn irgend möglich, zu Ihrer individuellen Geschwindigkeit und lassen sich nicht von der Norm mitreißen.

*„Wer nicht genießt, ist ungenießbar",* sang Konstantin Wecker in seinem gleichnamigen Lied. Solange Sie noch richtig genießen können – ob die laue Luft, den Sonnenuntergang, die Fahrt mit dem Rad oder das Gläschen Wein – sind Sie im „grünen Bereich". Denn die Genussfähigkeit ist ein guter Gradmesser für den Zustand der Seele. Also, jeden Abend an Genuss-Momente erinnern!

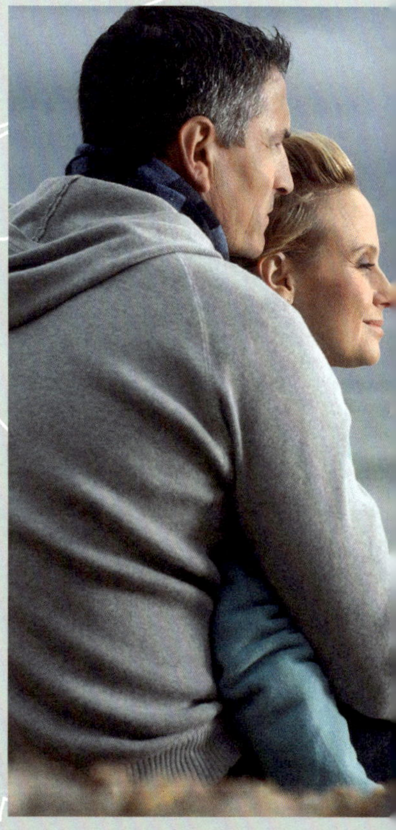

## 2: Rosen-Wohlfühl-Auflage

Diese duftende Anwendung harmonisiert, wärmt, entspannt und ist damit Seelenpflege pur. Kaufen Sie sich eine edle Wildrosenölmischung in der Apotheke oder im Reformhaus. Verteilen Sie 10 ml davon gleichmäßig auf ein etwa 20 × 20 cm großes Baumwoll- oder Seidentuch. Dieses Tuch legen Sie sich auf die Brust oder den Bauch. Dann bedecken Sie die Auflage mit einem weichen Schal, Handtuch oder auch einem Wattepäckchen. Der Schal oder das Handtuch sollte das Innentuch auf allen Seiten um 2 cm überlappen. Und dann ruhen Sie 30 Minuten. Bedecken Sie sich nur leicht, damit Sie den herrlichen Rosenduft schnuppern können. Sie können diese Auflage gut über Nacht auf Ihrem Körper liegen lassen.

**MEIN TIPP**

Warm fühlt sich das Rosenöltuch noch angenehmer an und duftet stärker. Legen Sie das ölgetränkte Tuch dazu auf einen Teller und stellen Sie ihn auf den mit kochendem Wasser gefüllten Wasserkocher (nicht heiß werden lassen, sonst „verduften" die feinen Rosenöle!). Am besten legen Sie bereits jetzt die Watte oder Rohwolle auf das Rosentuch, dann verdunstet das Rosenöl nicht so sehr und Ihr Warmhaltepäckchen ist gleich mit erwärmt.

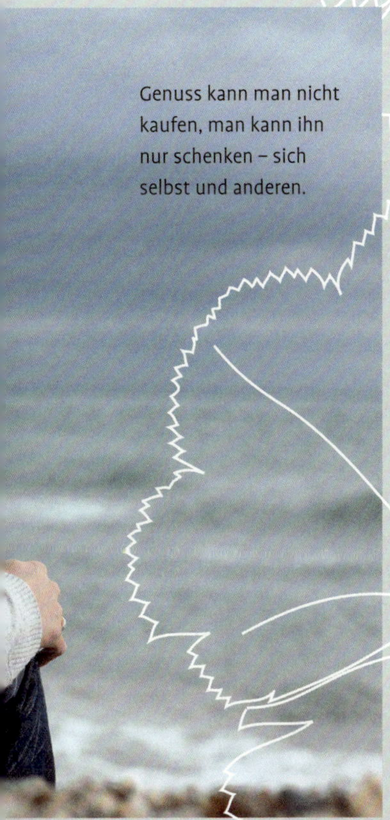

Genuss kann man nicht kaufen, man kann ihn nur schenken – sich selbst und anderen.

## 3: Der besondere Tag

Einmal nur für sich sein, niemand sein müssen, einmal für sich selbst die Einsamkeit suchen, nichts tun, den ganzen Tag nur laufen, träumen, was auch immer ... Sehnen Sie sich auch manchmal danach? Dann tun Sie es doch einfach. Schenken Sie sich einen einzigen Tag, an dem Sie Ihr Gewohntes unterbrechen und sich dem Besonderen zuwenden. Das, was Sie sonst nie machen, weil tausend Gründe dagegen sprechen, dazu nehmen Sie sich heute Zeit. Ein Tag, das kostet nichts und ist doch so kostbar! Ein Tag für Sie als Geschenk.

Einfach losgehen, einen Tag laufen. Von zu Hause weg. Vom frühen Morgen bis zum Abend. Alleine bleiben und mit niemandem, außer mit sich selbst ins Gespräch kommen. Und ohne Handy bitte – allein das ist für viele schon eine Herausforderung!

Seien Sie Vagabund. Sprechen Sie nur mit sich, folgen Sie Ihrer Neugier, staunen Sie über das, was am Wegrand wächst, über Wege, Wolken, Bäume. Lassen Sie den Alltag los und kommen Sie an bei sich. Sören Kierkegaard (1813–1855), der dänische Philosoph, sagte dazu: „Ich habe mir meine besten Gedanken angelaufen und ich kenne keinen Gedanken, der so schwer wäre, dass man ihn nicht beim Gehen loswürde".

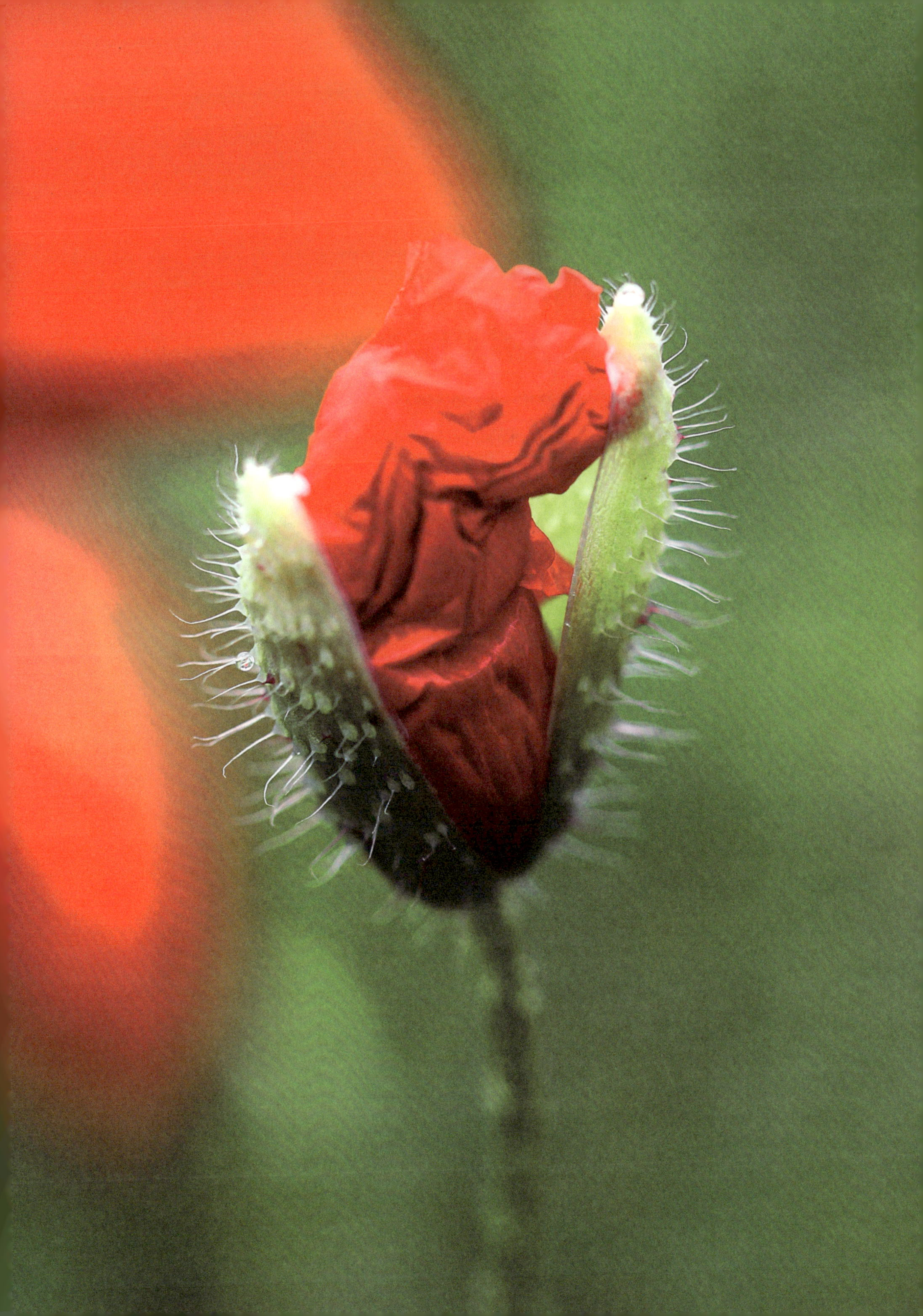

*Wollen Sie nun gleich loslegen mit Ihrer Kur? Ich möchte Ihnen den Start so leicht wie möglich machen und Ihnen auf den folgenden Seiten einige Informationen an die Hand geben: Adressen, wo Sie die im Buch vorgestellten Kräuter bekommen, oder Tipps, wann Sie welche Pflanze selbst sammeln oder im Garten ernten können. Jetzt sind Sie dran! Sie wissen ja: „Es gibt nichts Gutes, außer man tut es!“ Viel Freude beim Kuren!*

# Service

## *Gesund durchs Jahr: Mein Sammelkalender*

*Mein Service für alle diejenigen, die Pflanzen gern selbst sammeln und zubereiten: Kurz und knackig habe ich hier zusammengefasst, zu welcher Jahreszeit Sie welche Pflanze finden. Und natürlich, wo und wann Sie ernten sollten.*

| | WANN ERNTEN? | WELCHE PFLANZE FÜR WELCHES ORGAN? | WAS, WANN UND WO SAMMELN? | WIE VERWENDEN? |
|---|---|---|---|---|
| 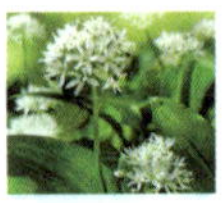 | Frühjahr | · Bärlauch<br>· Darm, Seite 40 | · junge zarte Blätter<br>· März bis Mai, vormittags, nachdem der Tau getrocknet ist<br>· Natur; Buchenwälder<br><br>Achtung: nicht verwechseln mit tödlich giftigen Maiglöckchen, Herbstzeitlose oder Aronstab | · FRISCH: Wildgemüse und Ansätze<br>· Selten getrocknet<br>· Rezepte ab Seite 47 |
| 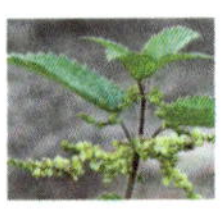 | Frühjahr | · Brennnessel<br>· Bewegungsapparat, Seite 90 | · Blätter, Triebspitzen und blühendes Kraut<br>· April bis Juli, am frühen Nachmittag<br>· Natur | · FRISCH: Wildgemüse und Ansätze<br>· GETROCKNET: Tee<br>· Rezepte ab Seite 96 |
| 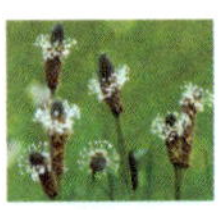 | Frühjahr | · Spitz-Wegerich<br>· Lunge, Seite 116 | · Blätter<br>· Mai bis August, bevorzugt bei Blühbeginn, mittags<br>· Natur | · FRISCH: Wildgemüse und Ansätze<br>· GETROCKNET: Tee<br>· Rezepte ab Seite 122 |
| 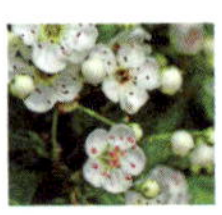 | Frühjahr | · Weißdorn<br>· Herz, Seite 142 | · Blätter, Blüten, Früchte<br>· Blätter und Blüten zur Vollblüte April bis Juni nachmittags, die Früchte bei Vollreife im September und Oktober<br>· Natur, Garten | · FRISCH: Ansätze<br>· GETROCKNET: Tee<br>· Rezepte ab Seite 148 |
| 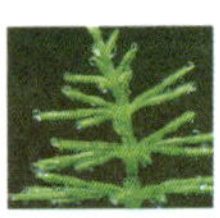 | Sommer | · Acker-Schachtelhalm<br>· Bewegungsapparat, Seite 90 | · die oberen 15 cm der Pflanze<br>· Juni bis August, am frühen Nachmittag<br>· Natur, Garten | · GETROCKNET: Tee, Ansätze<br>· Rezepte ab Seite 98 |
| 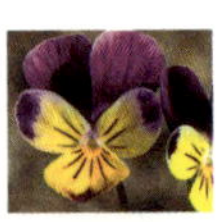 | Sommer | · Acker-Stiefmütterchen<br>· Haut, Seite 78 | · die oberen 10 cm des blühenden Krauts<br>· Juni bis September, vormittags<br>· Natur, Garten | · FRISCH: Ansätze<br>· GETROCKNET: Tee<br>· Rezepte ab Seite 84 |
| 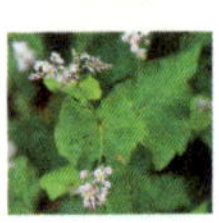 | Sommer | · Buchweizen<br>· Blutgefäße und Venen, Seite 154 | · blühendes Kraut<br>· Juli bis Oktober, an sonnigen Tagen, nachmittags<br>· Garten | · GETROCKNET: Tee, Ansätze<br>· Rezepte ab Seite 162 |
| 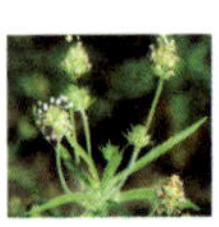 | Sommer | · Flohsamen<br>· Darm, Seite 40 | · Samen<br>· Juli und August, wenn die Samen rotbraun sind und erste Blütenstände ausfallen, nur an ganz trockenen Tagen<br>· Garten | · GETROCKNET: zum Aufpeppen verschiedener Speisen<br>· Rezepte ab Seite 49 |

| WANN ERNTEN? | WELCHE PFLANZE FÜR WELCHES ORGAN? | WAS, WANN UND WO SAMMELN? | WIE VERWENDEN? | |
|---|---|---|---|---|
| Sommer | · Frauenmantel<br>· Frausein, Seite 166 | · blühendes Kraut<br>· Mai bis Juli, mittags<br>· Natur, Garten | · **GETROCKNET ODER FRISCH:** Tee, Ansätze<br>· Rezepte ab Seite 172 | 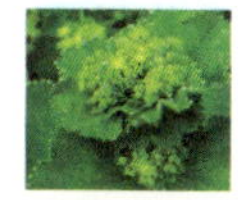 |
| Sommer | · Goldrute<br>· Nieren und Blase, Seite 66 | · die oberen 15 cm<br>· bei Blühbeginn, Juli und August, nachmittags<br>· Natur, Garten | · **FRISCH:** Ansätze<br>· **GETROCKNET:** Tee<br>· Rezepte ab Seite 72 | 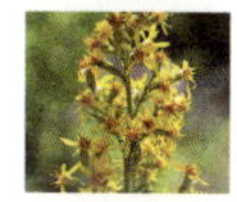 |
| Sommer | · Johanniskraut<br>· Seele, Seite 128 | · die oberen 15 cm des blühenden Krauts<br>· Juni und Juli, um die Mittagszeit<br>· Natur, Garten | · **FRISCH:** Ansätze<br>· **GETROCKNET:** Tee<br>· Rezepte ab Seite 134 | 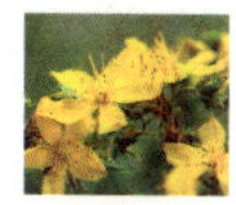 |
| Sommer | · Kapuzinerkresse<br>· Immunsystem, Seite 104 | · blühendes Kraut<br>· Juni bis September, vormittags<br>· Garten | · **FRISCH:** Ansätze, Küche<br>· Rezepte ab Seite 110 | 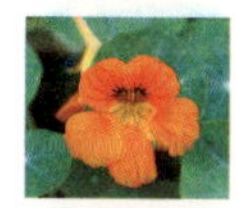 |
| Sommer | · Knoblauch<br>· Blutgefäße und Arterien, Seite 154 | · Zehen<br>· Juli und August, am frühen Vormittag<br>· Garten | · **FRISCH:** Ansätze, Küche<br>· Rezepte ab Seite 160 | 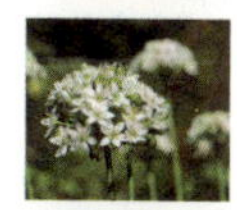 |
| Sommer | · Mariendistel<br>· Leber, Seite 28 | · vollreife Samen<br>· Juni bis August, nachmittags<br>· Garten | · **GETROCKNET:** Tee, Ansätze<br>· Rezepte ab Seite 34 | 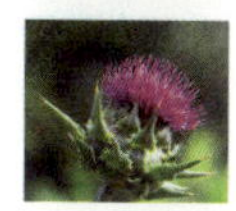 |
| Sommer | · Rosmarin<br>· Kreislauf, Seite 142 | · die oberen 10 cm<br>· Mai bis August, mittags<br>· Garten | · **FRISCH:** Ansätze, Küche, Schönheitspflege<br>· **GETROCKNET:** Tee<br>· Rezepte ab Seite 150 | 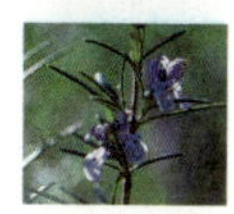 |
| Sommer | · Steinklee<br>· Lymphe, Seite 104 | · blühendes Kraut<br>· Juni bis August, mittags<br>· Natur, Garten | · **GETROCKNET:** Tee, Schönheitspflege<br>· Rezepte ab Seite 112 | 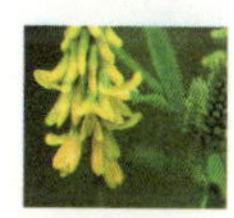 |
| Sommer | · Thymian<br>· Lunge, Seite 116 | · die oberen 5 cm<br>· bei Blühbeginn, Juni bis August, zur Mittagszeit<br>· Garten | · **FRISCH:** Ansätze, Küche<br>· **GETROCKNET:** Tee<br>· Rezepte ab Seite 124 | 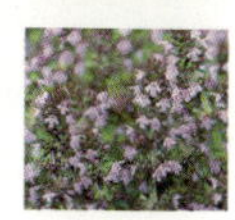 |
| Herbst | · Cranberry<br>· Nieren und Blase, Seite 66 | · vollreife Früchte<br>· August und September, nachmittags<br>· Garten | · **FRISCH:** Ansätze, Küche<br>· **GETROCKNET:** Snack<br>· Rezepte ab Seite 74 | 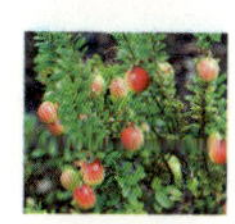 |
| Herbst | · Kürbiskerne<br>· Mannsein, Seite 166 | · Kerne<br>· September bis November, nachmittags<br>· Garten | · getrocknet: zum Aufpeppen verschiedener Speisen, zum Knabbern<br>· Rezepte ab Seite 174 | 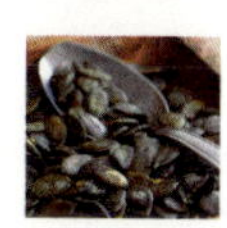 |

## Heilkraft aus dem Bioladen und der Apotheke

*Diese Pflanzen können Sie leider nicht selbst ernten beziehungsweise ihre Produkte nicht selbst herstellen. Aber Sie brauchen nicht auf ihre heilkräftige Wirkung zu verzichten, denn Sie können sie* ***jederzeit*** *kaufen und natürlich auch anwenden.*

| WELCHE PFLANZE FÜR WELCHES ORGAN? | WAS UND WO KAUFEN? | WIE VERWENDEN? |
|---|---|---|
| · Gelbwurz<br>· Leber, Seite 28 | · Wurzel bzw. Rhizom<br>· Apotheke, Bio- oder Asialaden | · FRISCH ODER GETROCKNET: Gewürz, Tee |
| · Ingwer<br>· Magen, Seite 52 | · Wurzel bzw. Rhizom<br>· Apotheke, Bio- oder Asialaden | · FRISCH ODER GETROCKNET: Gewürz, Tee |
| · Rosenwurz<br>· Nerven, Seite 128 | · Wurzel<br>· Apotheke | · GETROCKNET: Tee, Ansätze |
| · Sanddorn<br>· Haut, Seite 78 | · Fruchtfleischöl<br>· Apotheke | · Schönheitspflege<br>· Rezepte ab Seite 86 |
| · Süßholz<br>· Magen, Seite 52 | · Wurzel<br>· Apotheke | · GETROCKNET: Tee, Lakritze<br>· Rezepte ab Seite 58 |

## Die Organ-Wanderkarte

*Welches Organ möchten Sie gerade zur Kur schicken? Machen Sie den ersten Schritt mit dieser Übersicht. Suchen Sie das Organ heraus, welches gerade am meisten Aufmerksamkeit braucht, und schauen Sie nach, welche Pflanze ihm besonders guttut. Dann auf der entsprechenden Seite nachschlagen – und los geht's.*

| WELCHES ORGAN MÖCHTE ICH PFLEGEN? | WELCHE PFLANZE NEHME ICH DAFÜR? | INFOS AB SEITE: |
|---|---|---|
| Bewegungsapparat | Brennnessel<br>Acker-Schachtelhalm | 92<br>94 |
| Blutgefäße | Knoblauch<br>Buchweizen | 156<br>158 |
| Darm | Bärlauch<br>Flohsamen | 42<br>44 |
| Frau-sein | Frauenmantel | 168 |
| Haut | Acker-Stiefmütterchen<br>Sanddorn | 80<br>82 |
| Herz-Kreislauf | Weißdorn<br>Rosmarin | 144<br>146 |
| Immunsystem und Lymphe | Kapuzinerkresse<br>Steinklee | 106<br>108 |

| WELCHES ORGAN MÖCHTE ICH PFLEGEN? | WELCHE PFLANZE NEHME ICH DAFÜR? | INFOS AB SEITE: |
|---|---|---|
| Leber und Galle | Mariendistel<br>Gelbwurz | 30<br>32 |
| Lunge | Spitz-Wegerich<br>Thymian | 118<br>120 |
| Magen | Süßholz<br>Ingwer | 54<br>56 |
| Mann-sein | Kürbis (Samen) | 170 |
| Nerven und Seele | Johanniskraut<br>Rosenwurz | 130<br>132 |
| Nieren und Blase | Goldrute<br>Cranberry | 68<br>70 |

## *Bezugsquellen*

#### TEES

*Teedrogen erhalten Sie in Apotheken, Naturkostläden, Reformhäusern und Drogerien. Außerdem bei:*

**Bahnhofapotheke**
Dietmar Wolz
Teekräuter (u.a. Teemischungen nach Ursel Bühring), ätherische Öle
Bahnhofstraße 12
87435 Kempten
Telefon: 0831/522 66 11
www.bahnhof-apotheke.de

**Berglandkräuter**, Teemischungen und Gewürzkräuter, Bioland
Am Molkenborn 14
36279 Bebra
Telefon: 06622/91 98 46
E-Mail: Berglandkraeuter@berglandkraeuter.de
www.berglandkraeuter.de

**Alfred Galke**
Kontrolliert biologischer Anbau und konventionelle Ware
Am Bahnhof 1
37534 Gittelde/Harz
Telefon 05327/868 10
E-Mail:info@galke.com
www.galke.com

**Heuschrecke Naturkost**
Gewürze, Kräuter, Tee und ätherische Öle in Bioqualität
Redcarstraße 50 a
53842 Troisdorf-Spich
Telefon: 02241/39 72 60
E-Mail: bio@heuschrecke.com
www.heuschrecke.com

**Lebensbaum**
Ulrich Walter GmbH
Demeter-Betrieb, TransFair e.V.
(Die Produkte sind über den Naturkosthandel zu beziehen.)
Dr.-Jürgen-Ulderup-Straße 12
49356 Diepholz
Telefon: 05441/985 60
E-Mail: info@lebensbaum.de
www.lebensbaum.com

**Sidroga**
Medizinaltees
Mumpferfährstraße 68
79713 Bad Säckingen
Telefon: 07761/93 97 60
administration@sidroga.com
www.sidroga.com

**Sonnentor**
Biotees in Demeterqualität (Über den Naturkosthandel zu beziehen.)
Sprögnitz 10
A-3910 Zwettl
Österreich
Telefon: 0043-(0)2875/72 56
E-Mail:office@sonnentor.at
www.sonnentor.com

**kräuter schulte**
kontrolliert biologischer Anbau und konventionelle Ware
Kräuter der Welt, Biokräuter, Tees, Tinkturen, Flüssigextrakte, Öle
Schlossstraße 7
76593 Gernsbach/Schwarzwald
kraeuterschulte@aol.com
www.kraeuterschulte.de
Telefon: 07224/38 76

#### FRISCHPFLANZEN-PRESSSÄFTE

**Herbaria-Frischpflanzensäfte**
(Deutschlandweit in Bio-Supermärkten erhältlich.)
www.herbaria.com

**Walther Schoenenberger**
Pflanzensaftwerk GmbH & Co. KG
Hutwiesenstraße 14
71106 Magstadt
Telefon: 07159/403-0
www.schoenenberger.com

#### URTINKTUREN BESTER QUALITÄT

**Ceres Urtinkturen**
(Produkte sind in Apotheken erhältlich.)
Ceres Heilmittel AG Schweiz
Bachtobelstraße 6
CH-8593 Kesswil
Schweiz
Telefon: 0041-(0)71 466 82 82
www.ceresheilmittel.ch

Ceres-Vertriebspartner für Deutschland und Österreich:
Ceres Heilmittel GmbH
Schloss Türnich
50169 Kerpen
Deutschland
Telefon: 02237/63803-0
www.ceresheilmittel.de

#### ÄTHERISCHE UND FETTE ÖLE BESTER QUALITÄT

*Sind in Apotheken und über das Internet erhältlich. Außerdem bei:*

**Primavera Life**
kontrolliert biologischer Anbau, Demeter und konventioneller Anbau, Herstellung und Vertrieb von 100 % naturreinen ätherischen Ölen
Naturparadies 1
87466 Oy-Mittelberg
Telefon: 08366/89 88-0
E-Mail: info@primaveralife.com
www.primaveralife.de

**Farfalla Essentials AG**
Florastraße 18
CH-8610 Uster
Telefon: 0041-(0)44/905 99 00
E-Mail: farfalla@aon.at
www.farfalla.ch

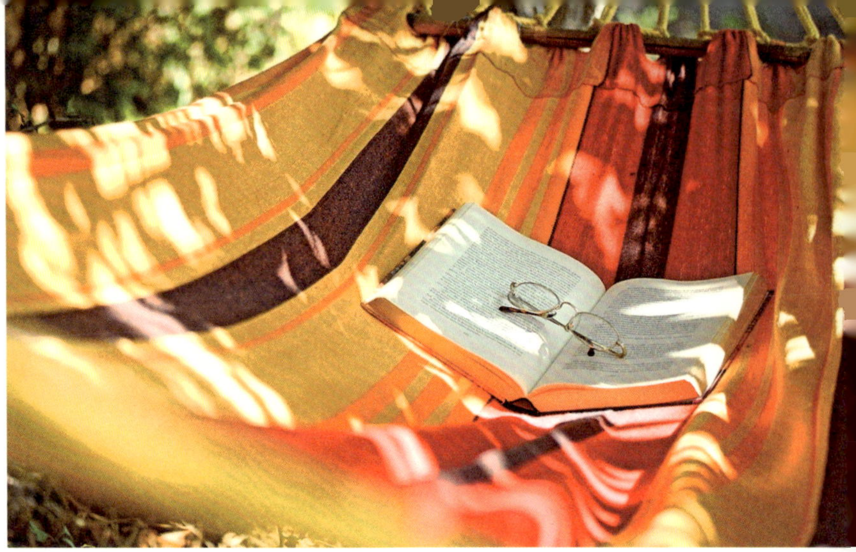

**EMPFEHLENSWERTE ANTHROPOSOPHISCH-HOMÖOPATHISCHE ARZNEIMITTEL UND NATURKOSMETIKARTIKEL**

*Sind in Drogerien, Reformhäusern, Naturkostläden und Apotheken erhältlich. Außerdem bei:*

**WALA Heilmittel GmbH**
Dorfstraße 1
73087 Bad Boll/Eckwälden
Telefon: 07164/930-0
E-Mail: info@wala.de
www.wala.de

**Weleda AG Deutschland**
Möhlerstraße 3
73525 Schwäbisch Gmünd
Telefon: 07171/919-0
Bezug in der Schweiz:
Dychweg 14
CH-4144 Arlesheim
Telefon: 0041-(0)61/70521-21
www.weleda.de

**SCHAUGÄRTEN UND GÄRTNEREIEN**

**Artemisia Allgäuer Kräutergarten**
Heilkräuter und Teemischungen, Bücher, Seminare
Tillmann Schlosser
Hopfen 29
88167 Stiefenhofen im Allgäu
Telefon: 08386/96 05 10
E-Mail: info@artemisia.de
www.artemisia.de

**Klostergarten der Abtei Fulda Benediktinerinnenabtei zur Hl. Maria**
Nonnengasse 16
36037 Fulda
Telefon: 0661/9 02 45-0
www.abtei-fulda.de

**Staudengärtnerei Gaissmayer**
Bioland Betrieb, Förderpreis Ökologischer Landbau 2006
Jungviehweide 3
89257 Illertissen
Telefon: 07303/72 58
E-Mail: info@staudengaissmayer.de
www.gaissmayer.de

**Weleda Heilpflanzengarten**
Am Pflanzengarten 1
73527 Schwäbisch Gmünd
Telefon: 07171/919-0
www.weleda.de/unsere-welt/erlebniszentrum

## Gut zu wissen

**BASENREICHE LEBENSMITTEL**

*Eine ausführliche Liste finden Sie im Buch von Sabine Wacker „Basenfasten – Das große Kochbuch: Gesund abnehmen, entschlacken und satt werden" (siehe „Zum Weiterlesen"). Weiterhin finden Sie Informationen im Internet unter:*

www.zentrum-der-gesundheit.de/saure-und-basische-lebensmittel.html
www.basische-produkte.de/lebensmittel/
www.saeure-basen-forum.de/pdf/IPEV-Nahrungsmitteltabelle.pdf

**SEMINARE UND FORTBILDUNGEN**

*Zwischenzeitlich gibt es in Deutschland ungefähr 80 Heilpflanzenschulen, die Fort- und Weiterbildungen anbieten, sowie zahlreiche Seminarangebote und Exkursionen zum Thema Heilpflanzen und Wildkräuter. Über das Internet werden Sie sicher an Ihrem Heimatort fündig. Auch Volkshochschulen und der BUND bieten Kräuterseminare und Exkursionen an.*
*Meine eigenen Seminare finden Sie über* **www.ursel-buehring.de**

## Zum Weiterlesen


- AID Verbraucherinformation „Wildgemüse", Faltblatt Nr. 2521. Bezugsadresse: AID-Verbraucherdienst, Konstantinstraße 124, 53179 Bonn.
- Beiser, Rudi: Heilpflanzen finden, Verlag Eugen Ulmer, 2012.
- Beiser, Rudi: Mein Heilpflanzengarten: Gesunde Kräuter pflanzen, ernten und anwenden, Verlag Eugen Ulmer, Stuttgart, 2012.
- Bocksch, Manfred: Das praktische Buch der Heilpflanzen: Kennzeichen, Heilwirkung, Anwendung, Brauchtum. 6. Auflage, BLV, München, 2011.
- Bühring, Ursel, Schneider Jutta: Blütenrezeptkarten. 3 Postkartenbücher, Selbstverlag. Bezugsadresse: www.ursel-buehring.de.
- Bühring, Ursel: Alles über Heilpflanzen: erkennen – anwenden – gesund bleiben, 3. Auflage, Verlag Eugen Ulmer, Stuttgart, 2014.
- Bühring, Ursel: Aus Freya's Zaubergarten: Kochen mit Wildkräu-

tern, Band 1–4, Edition Achillea, Freiburg, Selbstverlag. Bezugsadresse: www.ursel-buehring.de.
- Bühring, Ursel: Blütenküche, 3. Auflage, Verlag Eugen Ulmer, Stuttgart, 2015
- Bühring, Ursel; Ell-Beiser, Helga; Girsch, Michaela: Heilpflanzen für Kinder – Gesundheit aus der Natur. Verlag Eugen Ulmer, Stuttgart, 2015.
- Bühring, Ursel: Meine Heilpflanzenschule. Mit Ursel Bühring die Kraft der Natur entdecken, Kosmos Verlag, Stuttgart, 2009.
- Bühring, Ursel: Mit Ursel Bühring durchs Heilpflanzenjahr: gesund bleiben & wohlfühlen, Verlag Eugen Ulmer, Stuttgart, 2010.
- Bühring, Ursel: Praxis-Lehrbuch Heilpflanzenkunde. 4. Auflage, Haug Verlag, Stuttgart, 2014.
- Deutsche Gesellschaft für Kardiologie – Herz und Kreislaufforschung e.V., Düsseldorf, Michael Miller et al., Studie Lachen ist gut für die Blutgefäße, 2011. www.dgk.org.
- Fintelmann, Volker: Praktische Tee-Therapie: Wissenschaftliche Verlagsgesellschaft, Stuttgart, 2005.
- Golte-Bechtle, Marianne; Spohn, Margot und Roland: Was blüht denn da? Wildwachsende Blütenpflanzen Mitteleuropas, 2. Auflage, Kosmos Verlag, Stuttgart, 2015.
- Grünwald, Jörg; Jänicke Christof: Grüne Apotheke, Gräfe und Unzer, München, 2015.
- Kalbermatten Roger und Hildegard: Pflanzliche Urtinkturen: Wesen und Anwendung, 2. Auflage, AT-Verlag, Aarau/Schweiz, 2011.
- Künzle, Johann: Chrut und Uchrut, aktualisiert und erweitert von Peter Oppliger, AT-Verlag, Aarau/Schweiz, 2008.
- Schneider, Christine: Wildpflanzen finden, Verlag Eugen Ulmer, 2012.
- Schönfelder, Ingrid und Peter: Der neue Kosmos-Heilpflanzenführer, Kosmos Verlag, Stuttgart, 2015.
- Volm, Christine: Wild und roh – Die besten Smoothies mit Wildpflanzen. Verlag Eugen Ulmer, Stuttgart 2015.
- Vonarburg, Bruno: Natürlich gesund mit Heilpflanzen, AT-Verlag, Aarau/Schweiz, 2001.
- Wacker, Sabine: Basenfasten – Das große Kochbuch: Gesund abnehmen, entschlacken und satt werden, 3. Auflage, Trias, Stuttgart, 2014.
- Wecker, Konstantin: Wer nicht genießt, ist ungenießbar, Songtitel aus dem Album: Eine ganze Menge Leben, 1978.

ROTE LISTE

Die Rote Liste gibt Auskunft darüber, welche Pflanzenarten (auch Tierarten und Biotope) geschützt sind. In Deutschland werden die nationalen Roten Listen vom Bundesamt für Naturschutz in Bonn herausgegeben. Auch für einzelne Bundesländer gibt es gesonderte Rote Listen. Informationen erhalten Sie beim Bundesamt für Naturschutz unter www.bfn.de. Dort können auch die Roten Listen bestellt werden.

## Bildquellen

**FOTOS:** Africa Studios/Shutterstock.com: 81; Angelina Babil/Shutterstock.com: 36; Arco/C. Wermter: 94 (180); Arco/J. Pfeiffer: 45; Arco/O. Diez: 18, 72, 84, 87, 99, 122, 123, 125; audaxi/Shutterstock.com: 76/77; Belodarova Kseniya/Shutterstock.com: 164/165; Bühring, Ursel: 12, 23, 35, 62, 74, 82, 114, 120 (181), 130 (181), 131, 148, 150, 158 (180), 178, 190; Daumann, Joachim: 32; e2dan/Shutterstock.com: 129; Flora Press: 173; Flora Press/MAP: 30 (181); Flora Press/Otmar Diez : 168 (181); gettyimages/Harald Eisenberger: 52/53; gettyimages/Peter von Felbert: 166; Gucio_55/Shutterstock.com: 126; Hecker, Frank: 80 (180), 132; HildaWeges Photography/Shutterstock.com: 159; Hutschenreuther, Christine: Umschlagrückseite u., 93 (180), 106 (181); Krystof Slusarcyk/Shutterstock.com: 29; Kuttelvaserova Stuchelova/Shutterstock.com: 56; Ldprod/Shutterstock.com: 110; LFRabanedo/Shutterstock.com: 145; Magdalena Kucova/Shutterstock.com: 96; matin/Shutterstock.com: 33; mauritius images: Umschlagrückseite o., 2 u. (26), 3 o. (140), 5, 6, 11, 21, 42 (180), 46, 66/67, 88/89, 79, 91, 108 (181), 118 (180), 134 (189), 135, 137 (184), 142/143, 144 (180), 146 (181), 152/153, 154/155, 161, 176/177; Möhrle, Bigi: 10/11, 13, 14/15; Olga Rosi/Shutterstock.com: 105; Peter Raymond Llewellyn/Shutterstock.com: 117; Quanthem/Shutterstock.com: 3 u. (102), 59; Robyn Mackenzie/Shutterstock.com: 174; Schmidt-Röger, Heike: Umschlagvorderseite, Umschlagrückseite (Hintergrund), 2 o. (64, 153), 9, 16, 24, 34, 38/39, 49, 63, 100/101, 109, 114/115, 138/139, 162, 171 (181), 172; Schneider, Jutta/Will, Michael: 25; Schönfelder, Peter: 50/51; Simone Andress/Shutterstock.com: 175; Spohn, Roland: 44 (180); Stockfood/F. Strauss: 48; Stockfood/Krieg, Roland: 112; Vitaliy Mateha/Shutterstock.com: 41; Volker Rauch/Shutterstock.om: 170; Zeller, Susi: 191 o.; Zoonar/Bernd Kroeger: 160; Zoonar/Cgissemann: 60; Zoonar/Himmelhuber: 54; Zoonar/Jörn Kastens: 156 (181); Zoonar/Lothar Hinz: 68 (181), 89; Zoonar/Manfred Ruckszio: 70 (181)

**GRAFIKEN:** Die Pflanzenzeichnungen im Layout stammen von Claudia Eder mit Ausnahme der folgenden:
Junker, Susanne: 56, 57, 60, 61.
Die Organgrafiken fertigte der Verlag Eugen Ulmer mit Ausnahme der folgenden: Flubacher, Helmuth: 28, 166.

## Nachgeschlagen

### A



### B



### C



### D



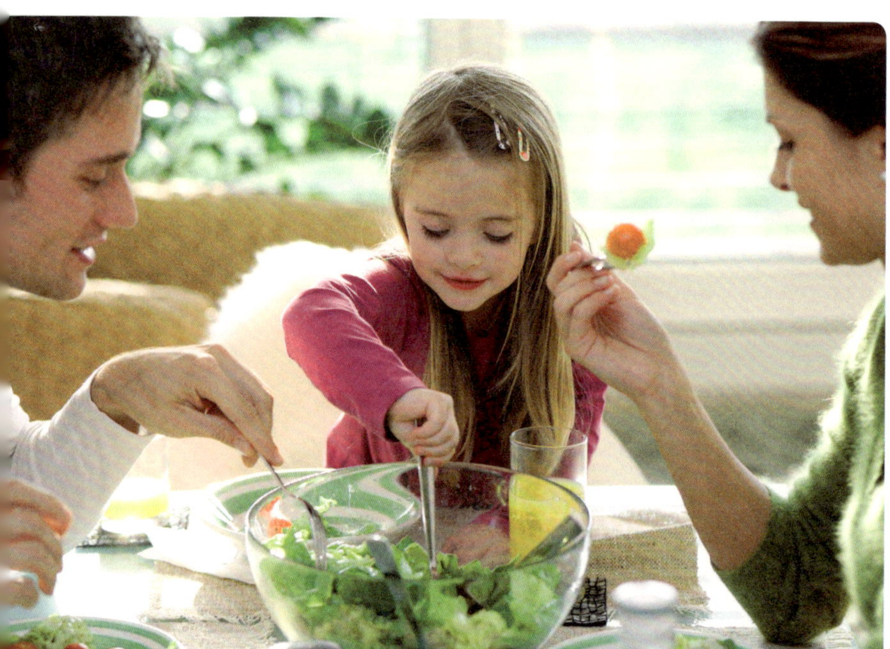

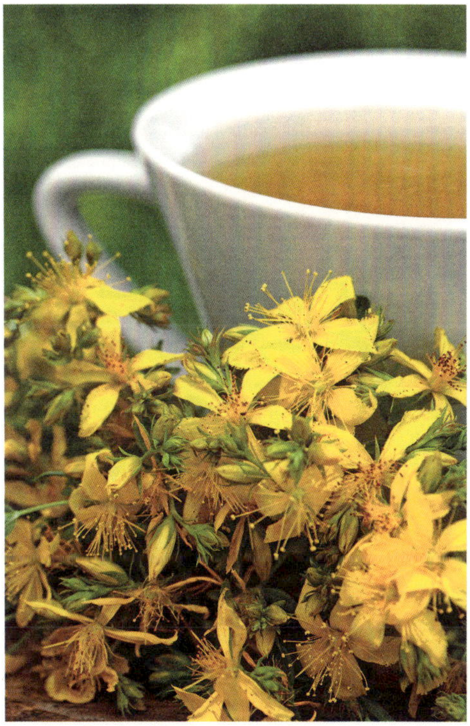

## *Vielen Dank*

Ein Buch wie dieses wächst und gedeiht über etliche Monate und wird rund mit der Zeit – und mit den Begegnungen, die es wachsen lassen. Deshalb an dieser Stelle mein Dank: den vielen TeilnehmerInnen meiner Kurse und Ausbildungen, die, neugierig und fasziniert von dieser einfachen Art der Gesundheitsvorsorge, sie gleich übernahmen und mir dadurch erst die Bedeutung der Heilpflanzen-Kuren vor Augen führten. Danken möchte ich auch dem Verlag Eugen Ulmer, der so schöne Bücher mit viel Liebe und Sorgfalt möglich macht. Da darf frau sich als Autorin glücklich schätzen.
Ich danke hier vor allem meinen beiden Lektorinnen Christine Hutschenreuther und Antje Krause, der Grafikerin Susanne Junker und der Zeichnerin Claudia Eder. Mit Feingefühl, klarer Struktur, spitzem Bleistift, verständiger Bildauswahl und Geduld verhalfen sie diesem Buch zu seiner heutigen Erscheinung.
Nicht zuletzt danke ich meinen „Pflanzen-Freundinnen", ohne die dieses Buch gar nicht hätte entstehen können.



**Bibliografische Information der Deutschen Nationalbibliothek**
Die Deutsche Nationalbibliothek verzeichnet diese Publikation in der Deutschen Nationalbibliografie; detaillierte bibliografische Daten sind im Internet über http://dnb.d-nb.de abrufbar.


Wollgrasweg 41, 70599 Stuttgart (Hohenheim)
E-Mail: info@ulmer.de
Internet: www.ulmer.de
Lektorat: Antje Krause, Christine Hutschenreuther
Herstellung: Gabriele Wieczorek
Umschlagentwurf: Verlag Eugen Ulmer
Satz: red.sign, Susanne Junker, Stuttgart
Reproduktion: timeRay, Herrenberg
Druck und Bindung: Firmengruppe APPL, aprinta druck, Wemding
Printed in Germany

**ISBN 978-3-8001-0814-5**

# Erfahren Sie mehr von Ursel Bühring

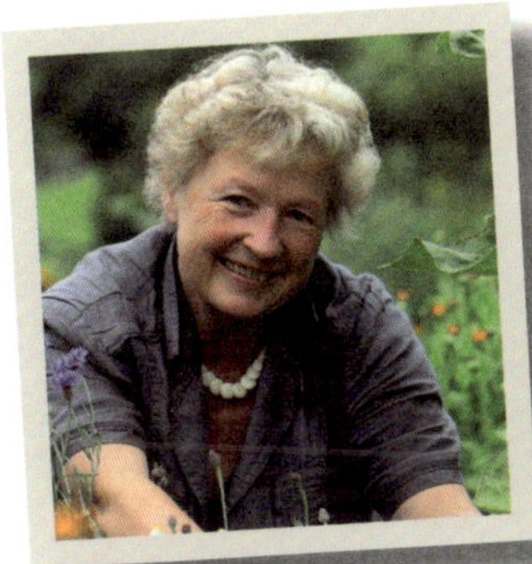

Ursel Bühring ist Heilpraktikerin, Krankenschwester und Natur- und Umweltpädagogin. 1997 gründete sie die erste Heilpflanzenschule in Deutschland. Sie fasste dafür das überlieferte Heilpflanzenwissen mit modernen Phytotherapie-Kenntnissen als Lehrwerk zusammen, damit der Schatz der Heilpflanzenkunde in strukturierter Form angewendet und weitergegeben werden kann. Der Same ging auf. Ihr Wissen, ihre Erfahrung und ihre Begeisterung gibt sie seit vielen Jahren als Dozentin in Institutionen, auf Kongressen, im Fernsehen und Rundfunk sowie als Autorin in Büchern und Zeitschriften weiter.

**www.ursel-buehring.de | www.phytoapp.de**

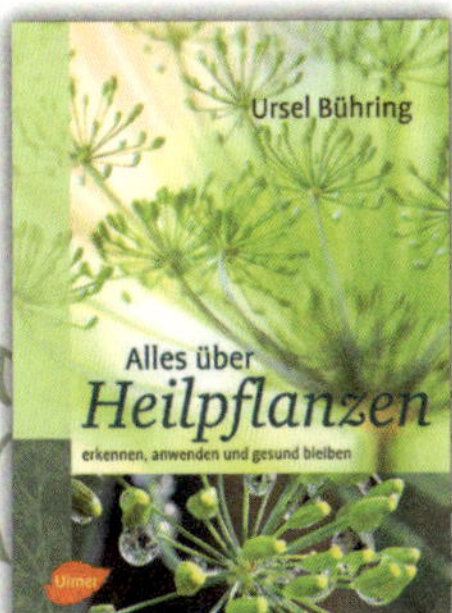


368 Seiten, 279 Abbildungen
ISBN 978-3-8001-8384-5

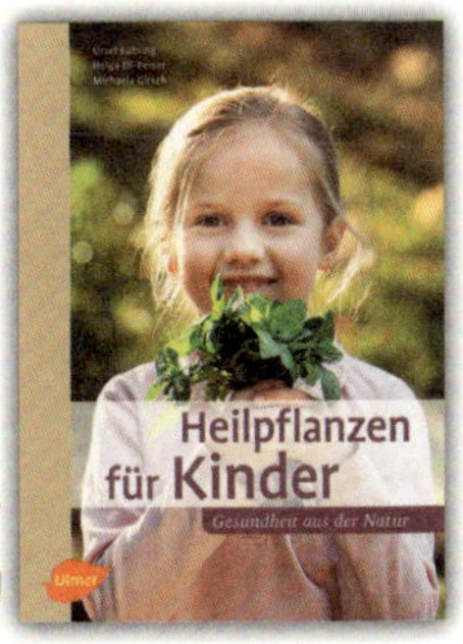


286 Seiten, 218 Abbildungen
ISBN 978-3-8001-8358-6

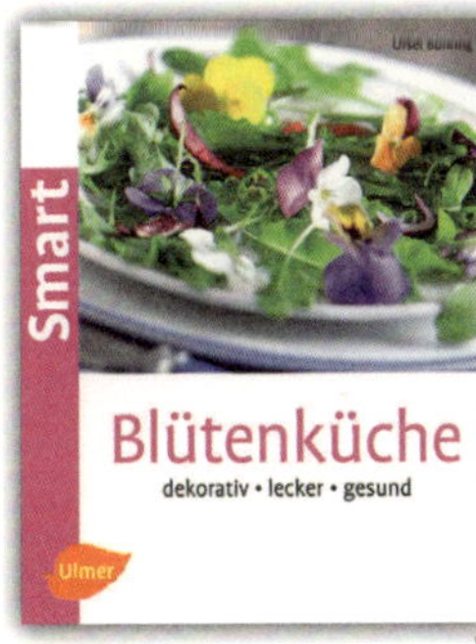


64 Seiten, 52 Farbfotos
ISBN 978-3-8001-8378-4

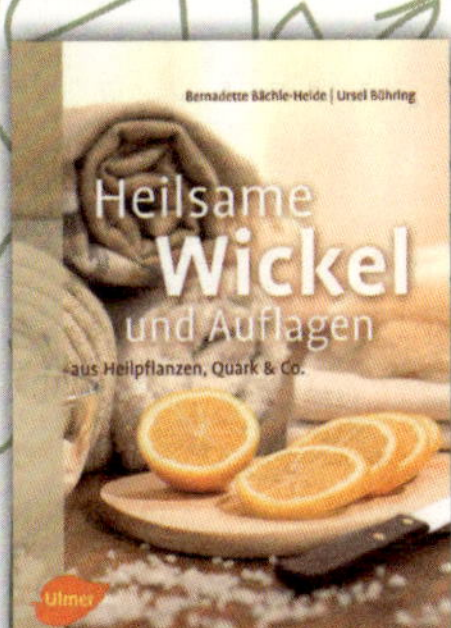


144 Seiten, 80 Farbfotos
ISBN 978-3-8001-7978-7

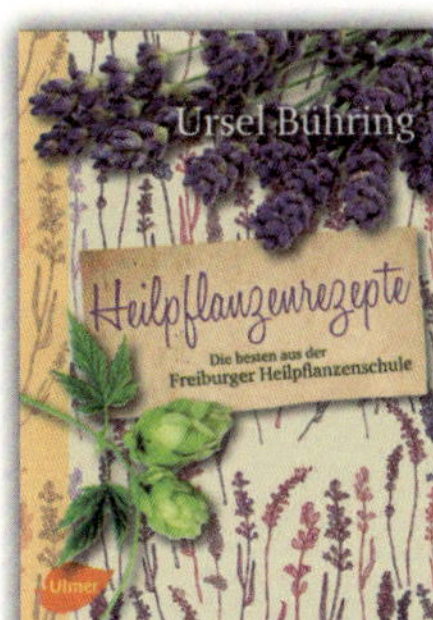


144 Seiten, 60 Farbfotos
ISBN 978-3-8001-7996-1

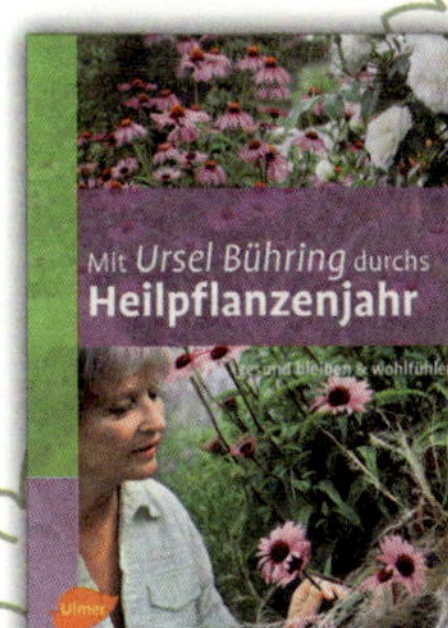


120 Seiten, 118 Abbildungen
ISBN 978-3-8001-5987-1

www.ulmer.de Ulmer